Gabriele Schreib

Diabeteswissen für Pflegeberufe

Gabriele Schreib

Diabeteswissen für Pflegeberufe

Ein Praxisbuch zu Diabetes mellitus Typ 2

Von der Pflege – für die Pflege

facultas

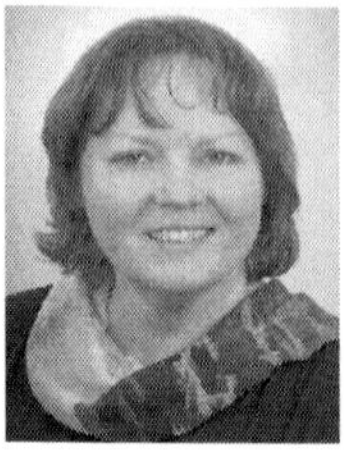

Gabriele Schreib
Diplom des gehobenen Dienstes für Gesundheits- und Krankenpflege, Weiterbildungen im Bereich Diabetes Care, Universitätslehrgang für Diabetes Care an der medizinischen Universität Graz, Fachhochschullehrgang Advanced Nursing Practice (ANP) mit der Spezialisierung Diabetes Care (D. C.) an der Fachhochschule Oberösterreich in Linz. Freiberufliche DGKP und akad. APN D. C. im niedergelassenen Bereich.

Eine geschlechtergerechte Schreibweise wird in diesem Buch vorwiegend durch die Verwendung der Schreibung mit Doppelpunkt : realisiert. Ist eine korrekte, alle Endungen berücksichtigende Schreibung auf diese Weise nicht möglich oder erfordert sie Ergänzungen, die den Lesefluss hemmen, so wird – stellvertretend für alle Geschlechter – die weibliche Form gewählt.

Bibliografische Information der Deutschen Nationalbibliothek
Die Deutsche Nationalbibliothek verzeichnet diese Publikation in der Deutschen Nationalbibliografie; detaillierte bibliografische Daten sind im Internet über http://dnb.dnb.de abrufbar.

1. Auflage 2025

facultas Verlag, A-1050 Wien
www.facultas.at, office@facultas.at
Satz: Florian Spielauer, Wien
Umschlagbild: Adobe Stock, WindyNight
Illustrationen S. 37–38, 72–74, 102–104, 111, 161: Michael Schreib
Lektorat: Laura Hödl, Wien
Druck: Facultas Verlags- und Buchhandels AG
Printed in Austria
ISBN 978-3-7089-2605-6
E-ISBN 978-3-99111-996-8

Inhalt

Vorwort und Dank

Diabeteswissen für Pflegeberufe

Die Betreuung von Menschen mit Diabetes mellitus erfordert von Pflegenden sowohl im intra- wie auch im extramuralen Bereich genaue Kenntnis rund um das Krankheitsbild und den Umgang mit Betroffenen einer chronischen Krankheit. Dieses Praxisbuch vermittelt das nötige aktuelle Wissen zu Diabetes mellitus Typ 2 und ist auch als Nachschlagwerk für den Einsatz in der Praxis geeignet. Es bietet weiters einen Einblick in die freiberufliche Tätigkeit im niedergelassenen Bereich als Diplomierte Gesundheits- und Krankenpflegerin (DGKP)/ APN Diabetes Care in der Diabetesberatung.

Die Zielgruppe dieses Buches sind in erster Linie Kolleg:innen der Pflege wie auch alle anderen Gesundheitsprofessionals, die an der Betreuung von Menschen mit Diabetes mellitus Typ 2 beteiligt sind. Weiters ist dieses Buch auch eine Informationsquelle für Betroffene, Angehörige und Interessierte, die sich vertiefendes Wissen rund um Diabetes mellitus Typ 2 aneignen möchten.

Bei meiner Familie möchte ich mich herzlich für ihr Verständnis und die Geduld während der Entstehung dieses Buches bedanken.

Besonderer Dank gilt meinem Mann Michael für die Illustrationen im Buch.

Herbst 2025 — Gabriele Schreib

1 Diabetes mellitus (DM)

Diabetes mellitus ist eine chronische Stoffwechselerkrankung (Zuckerstoffwechsel), die sich in unterschiedlichen Diabetesformen präsentiert und deren Hauptmerkmal eine Erhöhung der Glukose (Zucker) im Blut ist (ÖDG, 2023b, S. 8).

Diabetes mellitus – „honigsüßer Durchfluss" – wird im Volksmund als „Zuckerkrankheit" bezeichnet, wobei das Wort Diabetes bzw. Diabainein im Altgriechischen „hindurchfließen" und mellitus im Lateinischen „honigsüß" bedeutet (Therapie Aktiv, o. D. b).

1.1 Zahlen und Fakten in Österreich

In Österreich leben rund 800.000 Menschen mit Diabetes mellitus (DM). Im Jahr 2045 werden Schätzungen zufolge mehr als 1 Million Menschen von Diabetes betroffen sein. Manche Expert:innen gehen davon aus, dass die Million bereits 2030 erreicht wird. Der Großteil der Betroffenen, 85–90 %, leidet an Diabetes mellitus Typ 2 (DM Typ 2). Bereits rund 350.000 Menschen haben die Vorstufe des Diabetes, den sogenannten Prädiabetes. Mehr als 1,1 Millionen Menschen in Österreich sind somit von einer Störung im Glukosestoffwechsel betroffen – jeder zehnte Mensch. Rund ein Drittel weiß nichts von seiner Diabeteserkrankung. Ungefähr 30.000 Menschen in Österreich sind an Diabetes mellitus Typ 1 erkrankt, davon etwa 1.600 Schulkinder. In etwa jede 10. schwangere Frau entwickelt in der Schwangerschaft einen Gestationsdiabetes. Auch bei den Folgeerkrankungen sind die Zahlen alarmierend. Jährlich erblinden rund 200 Menschen aufgrund von Diabetes, etwa 300 Menschen werden im Laufe ihrer Diabeteserkrankung dialysepflichtig und ungefähr 3.000 Amputationen werden bei Menschen mit Diabetes mellitus durchgeführt. Die Gesamtkosten betreffend Diabetes mellitus belaufen sich jährlich auf rund 3 Milliarden Euro (ÖDG, o. D. b; ÖDG, 2019).

Die Anzahl der Menschen mit Diabetes mellitus weltweit lag laut Statista im Jahr 2021 bei 537 Millionen. Bis zum Jahr 2045 soll die Zahl einer Prognose zufolge bei 783 Millionen Betroffenen liegen (Statista, 2024).

2 Anatomie und Physiologie

Die Bauchspeicheldrüse oder das Pankreas ist eine der größten Drüsen im Körper. Sie ist ein längliches Organ mit Kopf (Caput), Körper (Corpus) und Schwanz (Cauda) und liegt quer im Oberbauch hinter dem Magen. In den Langerhans-Inseln der Bauchspeicheldrüse liegen unter anderem die Betazellen, die das Insulin bilden. Insulin ist das einzige Hormon, das den Zucker im Blut senken kann. Insulin ist somit das wichtigste Hormon im Kohlenhydratstoffwechsel, neben dem Glucagon, dem Gegenspieler des Insulins, das in den Alphazellen der Langerhans-Inseln gebildet wird. Wenn die Glukose (der Zucker) im Blut steigt, schüttet die Bauchspeicheldrüse Insulin aus. Das Insulin fungiert als „Türöffner – Schlüssel-Schloss-Prinzip", sodass der Zucker aus dem Blut als Energielieferant in die Körperzellen gelangen kann. Bei Diabetes mellitus ist dieser Vorgang gestört. (Thieme, 2024; Öffentliches Gesundheitsportal Österreichs, 2023b; diabinfo, o. D. r)

3 Diabetestypen

Grundsätzlich werden 5 Diabetes-Typen unterschieden:

1. Diabetes mellitus Typ 1 (DM Typ 1)
2. Diabetes mellitus Typ 2 (DM Typ 2)
3. andere spezifische Diabetesformen
4. Gestationsdiabetes (GDM) oder Schwangerschaftsdiabetes
5. Diabetes mellitus Typ 5

3.1 Diabetes mellitus Typ 1 (DM Typ 1)

Diabetes mellitus Typ 1 ist eine Autoimmunerkrankung, die meist im Kindes- oder Jugendalter manifestiert wird. Auch Erwachsene können an DM Typ 1 erkranken, er wird als sogenannter LADA (late autoimmune diabetes in adults) beschrieben. Bei Menschen mit DM Typ 1 besteht ein absoluter Insulinmangel, sie sind somit lebenslang insulinpflichtig. Akutkomplikationen sind die Hypoglykämie (Unterzuckerung) und die Hyperglykämie, mit einer ausgeprägten Neigung zur diabetischen Ketoazidose (DKA).

3.2 Diabetes mellitus Typ 2 (DM Typ 2)

Diese Form kommt mit rund 85–90 % der Betroffenen am häufigsten vor. Risikofaktor ist vor allem die Vererbung, sie spielt eine wesentliche Rolle. Das Risiko steigt beträchtlich, wenn bereits eine Vorbelastung in der Familie besteht. Weitere Risikofaktoren sind Übergewicht und Adipositas, erhöhter Blutdruck und Blutfette, eine Fettleber, der Gestationsdiabetes, Bewegungsmangel, eine ungesunde Ernährungsweise, Depressionen und höheres Lebensalter. Auch diverse Medikamente, verschiedene hormonelle Erkrankungen sowie Nikotin und Alkohol erhöhen das Risiko, an Diabetes Typ 2 zu erkranken. Diese Form kann aber auch bei normalgewichtigen Menschen auftreten. Die Bezeichnung „Altersdiabetes" für DM Typ 2 ist nicht zutreffend, denn auch Kinder und Jugendliche können davon betroffen sein. Heute liegt das durchschnittliche Manifestationsalter für DM Typ 2 um das 50. Lebensjahr. Bei dieser Diabetesform steht die Insulinresistenz im Vordergrund. Insulin ist zu Beginn der Erkrankung noch ausreichend vorhanden, die Wirkweise ist aber unzureichend. Mit zunehmender Diabetesdauer nimmt auch die Insulinproduktion ab, Betroffene können somit insulinpflichtig werden. Zu den Akutkomplikationen bei Menschen mit DM Typ 2 zählt die Hyperglykämie mit dem Risiko einer Stoffwechselentgleisung, des Hyperglykämischen Hyperosmolaren Syndroms (HHS).

3.3 Andere spezifische Diabetesformen

Dazu zählen Erkrankungen der Bauchspeicheldrüse, Diabetes bedingt durch verschiedene Medikamente wie z. B. Cortison oder Substanzen, die das Immunsystem unterdrücken, hormonelle Störungen, genetische Defekte, durch Infektionen verursachter Diabetes, seltene Formen des autoimmunvermittelten Diabetes und andere Formen.

3.4 Gestationsdiabetes (GDM) oder Schwangerschaftsdiabetes

Rund 10 % der Schwangeren sind von Gestationsdiabetes betroffen. Dabei besteht eine Störung der Glukosetoleranz. Bei jeder Schwangeren wird verpflichtend zwischen der 24. und 28. Schwangerschaftswoche ein oraler Glukosetoleranztest (Zuckerbelastungstest) durchgeführt. Bei Frauen mit Gestationsdiabetes besteht ein erhöhtes Risiko für die Entwicklung eines Diabetes mellitus Typ 2. (ÖDG, 2020; ÖDG, 2023b, S. 8, S. 12 ff.; diabinfo, o. D. f)

3.5 Diabetes mellitus Typ 5

Dieser Diabetes-Typ ist gekennzeichnet durch eine Mangelernährung, vor allem durch chronische Unterernährung, und tritt meist im Kindes- und Jugendalter auf. Im Frühjahr 2025 wurde diese Diabetesform, die seit rund 70 Jahren bekannt ist, durch die „International Diabetes Federation (IDF)" als „Typ-5-Diabetes" klassifiziert. Betroffen sind Schätzungen zufolge weltweit rund 20–25 Millionen Menschen, vor allem aus Asien und Afrika. (IDF, 2025)

4 Seltene Diabetesformen

Zu den seltenen Diabetesformen zählen der MODY-Diabetes, pankreopriver Diabetes, mitochondrialer Diabetes und andere.

MODY-Diabetes

MODY (Maturity Onset Diabetes of the Young) ist eine rein erbliche Form des Diabetes mit einer starken erblichen Vorbelastung. Diese Form entsteht im frühen Erwachsenenalter. Die Ursache ist eine Genveränderung, sie bewirkt eine Störung in den Betazellen der Bauchspeicheldrüse.

Pankreopriver Diabetes

Pankreopriv bedeutet, einen Mangel an Bauchspeicheldrüsengewebe zu haben. Die Ursache ist eine verminderte Insulinproduktion durch z. B. Operationen, chronische Entzündungen oder Tumore der Bauchspeicheldrüse (Pankreas).

Mitochondrialer Diabetes

Der mitochondriale Diabetes ist eine vererbte Form (mütterlicherseits, abgesehen von Spontanmutationen). Es kommt zu einer Zerstörung der Betazellen im Pankreas. Weitere Beeinträchtigungen sind neuromuskuläre Symptome und auch Probleme mit dem Gehör.

Insgesamt gibt es mehr als 30 unterschiedliche, seltene Diabetesformen und -ursachen. (ÖDG, 2020; ÖDG, 2023b, S. 8, S. 12 ff.; ÖDG, 2023c, S. 24; diabinfo, o. D. f)

5 Prädiabetes

Unter Prädiabetes versteht man die Vorstufe des Diabetes mellitus Typ 2. Es besteht bereits ein erhöhter Nüchternblutzucker oder eine gestörte Glukosetoleranz. Die wichtigste Maßnahme bei einem Prädiabetes ist eine Lebensstiländerung zur Vermeidung einer Manifestation der chronischen Erkrankung DM Typ 2. In Österreich sind mittlerweile rund 350.000 Menschen von Prädiabetes betroffen.

> **Wichtig:**
>
> Für Menschen mit Prädiabetes sind Prävention und Gesundheitsförderung unerlässlich!

Diese Störung im Stoffwechsel entwickelt sich symptomlos über längere Zeit (meist über Jahre) und bleibt oft unerkannt. Gründe für einen Prädiabetes sind unter anderem ein ungesunder Lebensstil wie z. B. durch eine ungünstige Ernährungsweise, Übergewicht, Bewegungsmangel und Nikotinkonsum. Auch die Vererbung, d. h. Diabetes Typ 2 in der Familie, ein vorangegangener Schwangerschaftsdiabetes sowie ein höheres Lebensalter spielen hierbei eine große Rolle. Die Risikofaktoren des Prädiabetes decken sich mit den Risikofaktoren des Diabetes mellitus Typ 2. Bei Menschen mit Prädiabetes und auch mit Diabetes Typ 2 können sich die Werte durch eine Lebensstilanpassung wieder im Normalbereich einpendeln. Eine gesunde Lebensweise mit einer Ernährungsschulung und mehr Bewegung in den Alltag zu integrieren, ermöglicht schon große Erfolge. Wichtig ist die Beibehaltung des neu erlangten Lebensstils. Gruppenschulungen und Selbsthilfegruppen können dabei zentral sein.

Therapie bei Prädiabetes ist die Adaptierung eines gesunden Lebensstils:

- gesunde Ernährung
- Gewichtsreduktion
- Bewegung/sportliche Aktivitäten erhöhen
- Nikotinkonsum einschränken bzw. stoppen

(ÖDG, 2020; ÖDG, o. D. b; diabinfo, o. D. s)

6 Symptome und Risikofaktoren des Diabetes mellitus Typ 2

Die chronische Stoffwechselerkrankung DM Typ 2 entsteht meist sukzessive über einen längeren Zeitraum und die Betroffenen merken zunächst nichts von der Krankheit. Die Diagnosestellung erfolgt oftmals zufällig bei einer Vorsorgeuntersuchung bei der Hausärztin oder auch, wenn bereits eine Folgeerkrankung des Diabetes aufgetreten ist.

Bei dieser Form des Diabetes steht die Insulinresistenz im Vordergrund, d. h., dass die Wirkung des Insulins an den Körperzellen nachlässt und in der Folge die Glukose im Blut hoch bleibt. Bei längerer Diabetesdauer nimmt auch die Insulinproduktion in den Betazellen des Pankreas ab.

6.1 Symptome DM Typ 2

Wenn die Blutglukose bereits über einen längeren Zeitraum sehr hoch ist, treten typische diabetesspezifische Symptome auf:

- gesteigerter Durst (Polydipsie)
- häufiges Urinieren (Polyurie)
- Müdigkeit
- Schwäche
- Verwirrtheit
- Konzentrationsschwäche
- Vergesslichkeit
- Abnahme der Leistungsfähigkeit
- Niedergeschlagenheit, depressive Verstimmung
- Sehstörungen
- Schwindel
- erhöhte Infektanfälligkeit

- Wundheilungsstörungen
- trockene Haut und Juckreiz
- Gewichtsverlust

6.2 Risikofaktoren DM Typ 2

Verschiedene Risikofaktoren begünstigen die Entstehung eines Typ-2-Diabetes. Auf manche Faktoren, wie z. B. die erbliche Komponente, den Gestationsdiabetes oder das Alter, haben Betroffene keinen Einfluss. Doch bei einigen Risikofaktoren, wie etwa dem Lebensstil, kann aktiv gegengesteuert werden, um eine Manifestation der chronischen Krankheit zu verhindern oder zu verzögern.

Wichtig:
Durch einen gesunden Lebensstil mit Anpassung der Ernährung und durch den Einbau von mehr Bewegung in den Alltag kann die Entwicklung des Diabetes mellitus Typ 2 verhindert oder wenigstens verzögert werden. Auch der Einsatz oraler Antidiabetika kann mit diesen Maßnahmen hinausgezögert werden.

Risikofaktoren:

- familiäre Disposition von Diabetes mellitus Typ 2
- höheres Lebensalter
- Übergewicht und Adipositas
- erhöhter Blutdruck
- erhöhte Lipidwerte (Blutfette)
- Fettleber
- ungesunder Lebensstil, wie durch eine fett- und zuckerreiche sowie ballaststoffarme Ernährung, Bewegungsmangel, Nikotin und Alkohol
- Gestationsdiabetes

- Medikamente (z. B. Cortison)
- psychische Erkrankungen wie z. B. Depression
- hormonelle Erkrankungen (z. B. polyzystisches Ovar)

Es gibt einige Tests zur Feststellung eines erhöhten Diabetesrisikos. Mit diesen Befragungen kann eine Risikoabschätzung vorgenommen werden, wie wahrscheinlich eine Erkrankung an DM Typ 2 in den nächsten 10 Jahren ist. Ein Beispiel ist der „GesundheitsCheck DIABETES" (FINDRISK), ein in Finnland entwickelter Test zur Risikoabschätzung. Ein weiteres Instrument ist der Deutsche Diabetes-Risiko-Test®, er wurde vom Deutschen Institut für Ernährungsforschung Potsdam-Rehbrücke (DIfE) und vom Deutschen Zentrum für Diabetesforschung (DZD) entwickelt. Bei diesem Test werden neben dem Risiko auch Möglichkeiten zur Senkung des individuellen Risikos genannt. Beide Tests sind im Internet abrufbar.

Wenn bereits ein erhöhtes Diabetesrisiko festgestellt wurde, sollen Betroffene regelmäßige Kontrolluntersuchungen durchführen lassen. Wichtige Parameter sind hier der HbA1c-Wert, der Nüchternblutzucker, die Blutfette sowie Nieren- und Leberwerte. Auch die Blutdruckwerte sollten kontrolliert werden. (diabinfo, o. D. q; Hodeck & Bahrmann, S. 20)

Wichtig:

Bei erhöhtem Diabetesrisiko sind regelmäßige Kontrolluntersuchungen ein maßgebliches Instrument zur Prävention!

7 Prävention des Diabetes mellitus Typ 2

Eine Reihe an Maßnahmen, die Personen aktiv umsetzen können, stehen zur Verhinderung eines DM Typ 2 zur Verfügung. An erster Stelle steht die Änderung des Lebensstils:

- gesunde Ernährung
- Steigerung der Aktivität durch regelmäßige Bewegung
- Reduktion von Stress
- Verzicht auf Nikotin
- Verzicht auf Alkohol
- Reduktion von Übergewicht

Durch eine ausgewogene, gesunde und ballaststoffreiche Ernährung mit viel frischem Gemüse, Salat und Obst (mind. 3 Portionen Gemüse und Salat, max. 2 Portionen Obst pro Tag), mit Fisch, ausreichend Flüssigkeit in Form von Wasser und/oder ungesüßtem Tee etc. ist der erste Schritt getan. Des Weiteren sind die Reduktion von Fleisch und Süßem sowie die Vermeidung von Fertigprodukten, gesüßten Getränken und dergleichen zentral. Regelmäßige, körperliche Aktivität von mindestens 150 Minuten pro Woche ist eine wichtige Ergänzung zur gesunden Ernährung. Diese beiden Maßnahmen führen meist schon zu einer Verbesserung der Werte und zu Gewichtsreduktion.

Die Maßnahmen zur Lebensstiländerung sind eine der wichtigsten Säulen zur Prävention eines Diabetes mellitus Typ 2. (ÖDG, 2021; diabinfo, o. D. c)

8 Diabetes-Diagnostik

Um der Entwicklung von Folgeerkrankungen vorzubeugen und zeitnah eine Diabetestherapie einzuleiten, ist eine frühzeitige Diagnose wichtig. Regelmäßige Vorsorgeuntersuchungen sind hierbei eine essenzielle Ressource. Bei bestehenden Risikofaktoren für die Entwicklung eines Diabetes ist eine kontinuierliche Kontrolle umso wichtiger (siehe Kapitel 6.2 Risikofaktoren DM Typ 2).

Möglichkeiten der Diabetes-Diagnostik:

- Nüchternblutzucker
- Gelegenheitsblutzucker
- HbA1c (Langzeitzucker)
- oraler Glukosetoleranztest (oGTT)

Der Nüchternblutzuckerwert wird im venösen Blut nach einer rund 8-stündigen Nahrungskarenz (meist am Morgen) gemessen. Der Normalwert liegt bei unter 100 mg/dl. Ein Prädiabetes liegt bei einer Höhe zwischen 100 und 125 mg/dl vor. Bei einem Nüchternwert über 126 mg/dl soll die Messung wiederholt werden und/oder es sollen weitere Untersuchungen eingeleitet werden, um die Diagnose Diabetes zu bestätigen oder auszuschließen.

Unter einem Gelegenheitsblutzuckerwert aus dem venösen oder dem kapillaren Blut versteht man eine Blutuntersuchung, in die eine Nahrungskarenz nicht miteinbezogen wurde. Bei einem Wert von 200 mg/dl oder mehr muss an einem weiteren Tag erneut ein Gelegenheitsglukosetest (oder eine weitere Untersuchung) durchgeführt werden, um die Diagnose Diabetes zu bestätigen oder auszuschließen. Wenn bei einem Gelegenheitsblutzuckerwert von 200 mg/dl oder mehr Diabetes-Symptome bestehen, ist bereits nach dem einmaligen Test die Diagnose Diabetes mellitus gegeben.

Die Messung des HbA1c (Hämoglobin A1c) oder Langzeitzuckers gibt Aufschluss über die durchschnittliche Höhe des Blutzuckers der letzten 2 bis 3 Monate. Kein Diabetes liegt vor, wenn der HbA1c unter 5,7 % (< 39 mmol/mol) liegt. Bei einem Wert zwischen 5,7 % und 6,4 % (39–46 mmol/mol) spricht man von Prädiabetes. Bei einem HbA1c ab 6,5 % (48 mmol/mol) und höher (Messung an 2 Tagen) besteht ein Diabetes mellitus.

Tab. 1: Diabetes-Diagnostik – HbA1c (Öffentliches Gesundheitsportal Österreichs, 2023a)

HbA1c: < 5,7 %	Kein Diabetes
HbA1c: 5,7 %–6,4 %	Prädiabetes
HbA1c: ab 6,5 %	Diabetes

Eine weitere Möglichkeit ist der orale Glukosetoleranztest (Zuckerbelastungstest, oGTT). Dieser Test sagt aus, wie gut der Körper die Glukose verwerten kann. Der Test wird morgens nüchtern nach einer 8–12-stündigen Nahrungskarenz durchgeführt. Nach einer ersten Blutabnahme aus der Vene wird der Nüchternglukosewert bestimmt. Anschließend wird eine Glukoselösung (75 g Glukose in 300 ml Wasser aufgelöst) getrunken. Nach einer Stunde wird erneut Blut aus der Vene abgenommen und nach zwei Stunden erfolgt die letzte Blutabnahme, wobei der 2-Stunden-Wert ausschlaggebend für die Diagnostik ist. Während der Untersuchung sollen die Patient:innen möglichst keine Bewegung machen, weil dadurch die Blutglukose schneller abgebaut würde. Dieser Test wird vor allem bei Schwangeren zur Diagnose bzw. zum Ausschluss eines Gestationsdiabetes durchgeführt. Der oGTT kann aber auch zur Diagnostik eines DM Typ 2 herangezogen werden. Bei einem 2-Stunden-Wert von 200 mg/dl und höher an 2 Tagen ist die Diagnose Diabetes mellitus gesichert. (ÖDG, 2023b, S. 9 ff.; Öffentliches Gesundheitsportal Österreichs, 2023a; diabinfo, o. D. o).

Tab. 2: Standarddiagnostik des Diabetes mellitus (ÖDG, 2023b, S. 10)

Standarddiagnostik des Diabetes mellitus	
	Manifester Diabetes mellitus
nicht nüchtern – Gelegenheitsglukose (aus venösem oder kapillarem Blut)	> 200 mg/dl (11,1 mmol/l) an 2 Tagen oder > 200 mg/dl (11,1 mmol/l) mit klassischen Symptomen des DM
Nüchternglukose (aus venösem Plasma)	> 125 mg/dl (7,0 mmol/l) an 2 Tagen
2-Stunden-Glukose nach 75 g oGTT (aus venösem Plama)	> 200 mg/dl (11,1 mmol/l) an 2 Tagen
HbA1c	> 6,5 % (48 mmol/mol) an 2 Tagen

9 HbA1c

Das HbA1c oder Hämoglobin A1c ist der glykosylierte, „verzuckerte" rote Blutfarbstoff in den roten Blutkörperchen (Erythrozyten). Der Zucker lagert sich im Blut an das Hämoglobin an. Dieser Vorgang ist nicht reversibel, somit kann eine Aussage über die durchschnittlichen Blutzuckerwerte der letzten 8 bis 12 Wochen getroffen werden. Zu einem erhöhten HbA1c im Blut kommt es durch zu hohe Glukosewerte über einen längeren Zeitraum (bis zu 3 Monate). Durch diese irreversible Glykierung (Verzuckerung) wird der HbA1c auch als Blutzuckergedächtnis oder Langzeitzucker bezeichnet. Aufgrund der Höhe des HbA1c kann aber keine Aussage über die Qualität des Blutzuckers getätigt werden. Die Höhen und Tiefen in diesem Zeitraum können mit dem HbA1c nicht identifiziert werden. Deshalb ist es für Diabetiker:innen wichtig, ein Blutzucker-Tagebuch zu führen und sich Notizen bei höheren und niedrigeren Werten zu machen. Um die Qualität der Therapieeinstellung beurteilen zu können, sollte der HbA1c alle drei Monate kontrolliert werden (je nach Diabetestherapie variiert die Häufigkeit der jährlichen Kontrolluntersuchungen).

Mittlerweile ist die HbA1c-Laboruntersuchung eine Leistung der Sozialversicherungen. Sie kann als Screening-Methode angewendet werden, um so frühzeitig die Diagnose Diabetes zu stellen. Ab dem 45. Lebensjahr sind HbA1c-Kontrollen sinnvoll, bei verschiedenen Indikationen auch bei jüngeren Menschen:

- bei Diabetes-Symptomen wie starkem Durst, vermehrtem Harnlassen, Gewichtsabnahme, Müdigkeit,
- Diabetes in der Familie (Eltern, Geschwister),
- Übergewicht/Adipositas,
- bei metabolischem Syndrom,
- Fettstoffwechselstörungen,
- Bluthochdruck,

- Fettleber,
- bei Frauen, die in der Schwangerschaft einen Gestationsdiabetes hatten, und
- bei polyzystischem Ovar (PCO)

(Öffentliches Gesundheitsportal Österreichs, 2022b; Zuckertante, 2016; Zuckertante, o. D. a; Zuckertante, o. D. b; Zuckertante, o. D. c)

9.1 HbA1c – verfälschte Werte

Durch verschiedene Erkrankungen oder Einflussfaktoren kann es zu falsch hohen und falsch niedrigen Werten kommen. Damit sind HbA1c-Werte gemeint, die höher oder niedriger sind als durch die gemessenen durchschnittlichen Blutzuckerwerte erwartet.

HbA1c falsch hoch:

- Eisenmangel und Eisenmangelanämie oder Vitamin-B12-Mangelanämie (die Lebensdauer der roten Blutkörperchen ist dabei verlängert, dadurch kommt es zu einer Erhöhung der HbA1c-Werte)
- eventuell nach einer Entfernung der Milz und nach Organtransplantationen (immunsupprimierende Medikamente, die das Immunsystem unterdrücken, sind notwendig)
- bei Infekten
- aplastische Anämie
- Hämoglobinopathien
- Nierenfunktionsstörungen/Nierenversagen
- durch Medikamente (z. B. hohe Dosen von Acetylsalicylsäure, kurz ASS, Proteaseinhibitoren)
- bei hohem Alkohol- und/oder Opiat-Konsum
- weitere Einflussfaktoren sind das Alter und das Geschlecht

HbA1c falsch niedrig:

- in großer Höhe
- Folsäuremangel (z. B. in der Schwangerschaft)
- hämolytische Anämie
- Hämochromatose
- Leberzirrhose (verkürzte Lebensdauer der Erythrozyten)
- bei einer ungesunden Lebensweise (Alkohol, Fett)
- chronische Nierenschwäche (verkürzte Lebensdauer der Erythrozyten bei chronischer Niereninsuffizienz)
- durch Medikamente (z. B. Erythropoetin, Eisensupplementierung)
- starker Blutverlust
- nach Bluttransfusionen
- bei Erkrankungen, bei denen die roten Blutkörperchen sehr schnell zerstört werden und/oder sehr schnell aufgebaut werden (seltene Fälle von Anämien)

(Öffentliches Gesundheitsportal Österreichs, 2022b; Zuckertante, 2016; Zuckertante, o. D. a; Zuckertante, o. D. b; Zuckertante, o. D. c; Puskuris, 2018)

9.2 HbA1c – Einheiten

Der HbA1c-Wert wird in Prozent (%) und Millimol pro Mol (mmol/mol) angegeben. International wird mmol/mol verwendet, in Österreich wird die Verwendung der Prozent-Angabe bevorzugt und in Laborbefunden werden beide Einheiten angeführt. (Kogler, 2021, S. 177f.)

Tab. 3: Umrechnungstabelle HbA1c in % und HbA1c in mmol/mol (Kogler, 2021, S. 178)

%	mmol/mol	%	mmol/mol
5,5	37	8,1	65
5,6	38	8,2	66
5,7	39	8,3	67
5,8	40	8,4	68
5,9	41	8,5	69
6,0	42	8,6	70
6,1	43	8,7	72
6,2	44	8,8	73
6,3	45	8,9	74
6,4	46	9,0	75
6,45	47	9,1	76
6,5	48	9,2	77
6,6	49	9,3	78
6,7	50	9,4	79
6,8	51	9,5	80
6,9	52	9,6	81
7,0	53	9,7	83
7,1	54	9,8	84
7,2	55	9,9	85
7,3	56	10,0	86
7,4	57	10,5	91
7,5	58	11,0	97
7,55	59	11,5	102
7,6	60	12,0	108
7,7	61	12,5	113
7,8	62	13,0	119
7,9	63	13,5	124
8,0	64	14,0	130

10 Blutglukose (BG) oder Blutzucker (BZ)

Die Blutglukose bzw. der Blutzucker ist eine Momentaufnahme. Er gibt die aktuelle Höhe des Zuckers im Blut an, die Konzentration an gelöstem Traubenzucker (Glukose). Der Blutzucker wird in Österreich in mg/dl (Milligramm pro Deziliter) angegeben, in vielen anderen Ländern in mmol/l (Millimol pro Liter).

Tab. 4: Umrechnungstabelle mg/dl in mmol/l und mmol/l in mg/dl (diabinfo, o. D. g)

mg/dl	mmol/l	mmol/l	mg/dl
50	2,8	2,5	45
80	4,4	3,0	54
90	5,0	4,0	72
100	5,6	5,0	90
110	6,1	6,0	108
120	6,7	7,0	126
130	7,2	7,5	135
140	7,8	8,0	144
150	8,3	8,5	153
160	8,9	9,0	162
170	9,4	9,5	171
180	10,0	10,0	180
190	10,6	10,5	189
200	11,1	11,0	198
230	12,8	12,0	216
250	13,9	13,0	234
280	15,6	15,0	270
300	16,7	17,0	306

Die Bestimmung des Blutzuckers bei der Selbstmessung erfolgt im Kapillarblut durch einen Stich in die Fingerbeere, die Untersuchung des Blutzuckers im Labor durch eine venöse Blutabnahme. Die Ergebnisse der Laboruntersuchungen sind genauer als die Werte durch die Selbstmessung, dies hat aber in der Praxis keine Auswirkungen. Wichtig ist die richtige Durchführung der Blutzuckerselbstmessung. Die Häufigkeit der Messungen hängt von der Diabetestherapie ab. In Österreich gibt es von den Sozialversicherungen eine einheitliche Verordnung der Blutzucker-Messstreifen inklusive Lanzetten. (diabinfo, o. D. g; Öffentliches Gesundheitsportal Österreichs, 2022a; ÖGK, 2024)

11 Blutglukoseselbstmessung (BGSM) und Dokumentation

Die Blutglukose- oder Blutzuckerselbstmessung (BZSM) ist ein wichtiges Instrument für Diabetiker:innen und dient der Ermittlung des aktuellen Blutglukosewertes. Weitere Bezeichnungen bzw. Abkürzungen sind Selbstmessung der Blutglukose (SMBG) und Self-monitoring of blood glucose (SMBG). Um die BGSM richtig anwenden zu können, bedarf es einer umfassenden, strukturierten Schulung. Betroffene benötigen theoretisches Wissen rund um ihre chronische Krankheit und müssen dieses Wissen auch in die Praxis umsetzen können. Es muss nicht nur die korrekte Messung beherrscht werden, sondern auch die richtige Interpretation. Was bedeuten zu hohe und zu niedrige Werte, was sagt der Zeitpunkt der Messung aus, welche Maßnahmen können daraus abgeleitet werden?

Ziel der Schulung zur blutigen Glukoseselbstmessung ist, dass Betroffene und Angehörige den Ablauf der BGSM beherrschen, das Blutzuckermessgerät und die Stechhilfe kennen sowie eventuell aufgetretene Fehlermeldungen bzw. Fehlerquellen beseitigen können. Sie sollen die gemessenen Werte richtig beurteilen, sie dokumentieren und eventuell notwendige Maßnahmen einleiten können.

Die Messung des Blutzuckers dient Betroffenen und dem Gesundheitspersonal als Verlaufskontrolle zur Therapieeinstellung bzw. Therapieanpassung. Die gemessenen Werte sollten in ein Blutzuckertagebuch (Vordrucke diverser Firmen oder individuell erstellte Tabellen) eingetragen werden. Bei höheren Werten sollten, zwecks besseren Verständnisses, für das Betreuungsteam Anmerkungen gemacht werden, z. B. sollten Ereignisse wie Einladungen und Feiern sowie Nahrungsmittel wie Obst, Eis oder Mehlspeisen hervorgehoben und auch Vorfälle wie „Insulininjektion vergessen“, „Diabetesmedikation vergessen“ etc. vermerkt werden. Dasselbe gilt bei niedrigeren Werten, z. B.

„längerer Spaziergang", „vermehrte körperliche Arbeit", „mehr Sport als gewöhnlich", „Mahlzeit verspätet eingenommen", „Mahlzeit ausgelassen", „zu langer Spritz-Ess-Abstand", „Diabetesmedikation doppelt eingenommen" und dergleichen.

Die Frequenz der Messung ist abhängig von der Therapieform. Insulinpflichtige Diabetiker:innen messen je nach Häufigkeit der Insulinverabreichungen jeweils unmittelbar vor der Insulininjektion und vor dem Schlafengehen bzw. auch in Sondersituationen wie bei Blutzucker-Abfall, Krankheit, vor Autofahrten und dergleichen. Je nach Form der Insulintherapie haben Betroffene laut Österreichischer Gesundheitskasse (ÖGK) Anspruch auf ihre erforderlichen Diabetesmaterialien zur Selbstmessung über einen gewissen Zeitraum. Bei einer Basis-Bolus-Therapie, einer Insulinpumpentherapie oder bei schwangeren Diabetikerinnen sind das, als höchste Ausgabemenge, 650 Teststreifen und Lanzetten im Quartal.

Diabetiker:innen mit einer kontinuierlichen Glukosemessung, also einem Sensor, der im Unterhautfettgewebe über einen bestimmten Zeitraum belassen werden kann, haben zur Kontrolle der Sensordaten Anspruch auf eine gewisse Menge an Blutglukose-Teststreifen und Lanzetten.

Die Blutglukoseselbstmessung ist auch für Menschen mit einer Lebensstiladaptierung sinnvoll und dient der Kontrolle. Sie unterstützt die Betroffenen bei der langfristigen Anpassung an eine gesunde Lebensweise durch die Beobachtung der Blutzuckerwerte. Die ermittelten Werte geben Aufschluss darüber, ob sie sich auf einem guten Weg befinden. Dies gilt auch für Diabetiker:innen mit einer oralen Diabetesmedikation. Bei einer Lebensstiländerung allein erhalten Betroffene im Halbjahr 50 Teststreifen und Lanzetten, bei einer oralen Diabetestherapie sind es 200 Teststreifen und Lanzetten. Dies ermöglicht ein 7-Punkt-Profil pro Woche sowie eine Reserve für Sondersituationen wie z. B. bei Krankheit, dem Verdacht auf Hypoglykämie und Ähnliches.

Damit die Betroffenen ihre Diabetesmaterialien bei der Sozialversicherung in Anspruch nehmen können, müssen in manchen Bundesländern Schulungsbestätigungen vorgelegt werden. Diesbezüglich gibt es keine österreichweite Regelung.

Diabetiker:innen müssen wissen, wo, wie und wann sie ihre Materialien zur Blutglukoseselbstmessung bestellen können. Dies ist in den Bundesländern ebenfalls unterschiedlich geregelt. (VDBD, 2019, S. 10 ff.; VÖD, 2024a; Öffentliches Gesundheitsportal Österreichs, 2022a; Therapie Aktiv, 2023, S. 95 ff; Therapie Aktiv, o. D. b; diabinfo, o. D. g; ÖGK, 2024)

Wichtig:
Die Blutglukoseselbstmessung ist für alle Diabetiker:innen, unabhängig von der Therapieform, ein wichtiges Instrument für das Diabetes-Selbstmanagement. Betroffene bekommen hiermit die Möglichkeit, in das Therapiegeschehen aktiv einzugreifen!

11.1 Ablauf Blutglukoseselbstmessung

Die strukturierte Schulung zur korrekten Durchführung der Blutglukoseselbstmessung ist für Betroffene eine Notwendigkeit im Umgang mit der chronischen Krankheit Diabetes mellitus. Diabetiker:innen müssen Fertigkeiten in der Handhabung ihrer Diabetesmaterialien erlangen, um im Alltag zurechtzukommen und das Selbstmanagement ihrer Krankheit zu bewältigen bzw. auszubauen.

Ablauf der Messung:

1. Für die Messung müssen die benötigten Materialien – das Blutzuckermessgerät und die Teststreifen, die Stechhilfe mit den Lanzetten sowie ein Taschentuch oder Tupfer zur Entfernung des Blutstropfens nach der Messung und gegebenenfalls ein Pflaster – vorbereitet werden. Für die Dokumentation ist das Blutzucker-

tagebuch oder eine individuell gestaltete Liste mit Schreibgerät notwendig.

2. Vor der Messung sollen die Hände gründlich mit Wasser und einer neutralen Seife gewaschen werden (keine Honigseife oder Ähnliches), damit eventuell vorhandene Reste von Speisen wie Eiweiß, Fett und Kohlenhydrate entfernt werden können. Warmes Wasser fördert die Durchblutung, so kann leichter ein Blutstropfen gewonnen werden. Auch das Ausstreichen der Finger von der Handfläche bis zu den Fingerkuppen fördert die Durchblutung und dient der Gewinnung eines Blutstropfens.
3. Hände gut abtrocknen, damit es durch das Restwasser nicht zu falsch niedrigen Werten kommt. Eine Desinfektion mit Alkohol wird bei der Selbstmessung nicht empfohlen, um eine Austrocknung der Haut zu vermeiden. Bei der Messung durch Gesundheitspersonal ist nach einer Desinfektion auf die Einwirkzeit zu achten. Die Haut muss trocken sein.
4. Die Stechhilfe mit einer neuen Lanzette bestücken – IMMER eine NEUE Lanzette verwenden, die gewünschte Stechtiefe einstellen und die Stechhilfe spannen (je nach Gerät). Einen Teststreifen aus der Dose oder der Schutzhülle entnehmen und in das Messgerät einbringen, das Gerät schaltet sich dabei ein. Der Teststreifen soll immer erst unmittelbar vor der Messung aus der Dose oder Schutzhülle entnommen werden.
5. Ausstreichen der Finger: Mehrmals die Finger von der Handfläche bis zu den Fingerkuppen streichen.
6. Die Stechhilfe seitlich an der Fingerbeere anhalten und den Auslöseknopf tätigen. Mittel-, Ring- und kleiner Finger sind dabei am besten geeignet, denn die Punktion seitlich an der Fingerbeere ist weniger schmerzhaft. Wichtig ist das regelmäßige Wechseln der Einstichstellen. Bei dialysepflichtigen Personen ist die Punktion der Fingerbeeren am Shunt-Arm zur Vermeidung von Infektionen zu unterlassen.

7. Für die Gewinnung des Blutstropfens den Finger leicht drücken, aber nicht quetschen, weil dadurch Gewebswasser das Blut verdünnen und somit das Testergebnis verfälschen kann.
8. Das Messgerät mit dem Teststreifen an den Blutstropfen halten und das Blut ansaugen lassen. Das Gerät gibt ein akustisches Signal ab, wenn genug Blut angesaugt wurde. Blutstropfen mit dem Taschentuch oder Tupfer entfernen, gegebenenfalls Einstichstelle mit einem Pflaster versorgen.
9. Das Testergebnis wird nach wenigen Sekunden am Display angezeigt. Wert in das Blutzuckertagebuch oder die Liste eintragen und den Wert, wenn notwendig, mit Anmerkungen erläutern. Interpretation der ermittelten Werte und gegebenenfalls Einleitung einer Intervention.
10. Zur Vermeidung von Verletzungen durch Dritte müssen gebrauchte Lanzetten aus der Stechhilfe entfernt und in einen bruchsicheren Behälter (z. B. Hartplastikbehälter oder -flasche) entsorgt werden. Für die endgültige Entsorgung den Behälter fest verschließen und sich nach den Vorschriften der örtlichen Abfallverordnung richten. Die Teststreifen können im Hausmüll entsorgt werden.

Wichtig:

Beachten der Bedienungsanleitungen der unterschiedlichen Blutglukosemessgeräte und Stechhilfen vor Inbetriebnahme zur genauen Erläuterung der Funktionsweise und Durchführung!

Die Häufigkeit und der Zeitpunkt der Messungen richten sich nach der individuell verordneten Diabetestherapie. (VDBD, 2019, S. 10 ff.; VÖD, 2024a; Therapie Aktiv, 2023, S. 95 ff.; Therapie Aktiv, o. D. b; diabinfo, o. D. g)

Tab. 5: Kurzanleitung zur Blutglukoseselbstmessung (Illustrationen: M. Schreib, Quellen: VDBD, 2019, S. 10 ff.; Therapie Aktiv, 2023, S. 95 ff.; Therapie Aktiv, o. D. b; diabinfo, o. D. g; VÖD, 2024a)

1.	Bereitlegen aller benötigten Materialien: Messgerät, Teststreifen, Stechhilfe, Lanzette, Taschentuch oder Tupfer, (Pflaster) Blutzuckertagebuch oder Liste, Schreibgerät	
2.	Hände mit neutraler Seife waschen	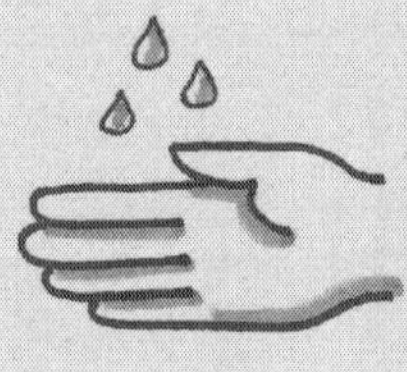
3.	Hände gut abtrocknen	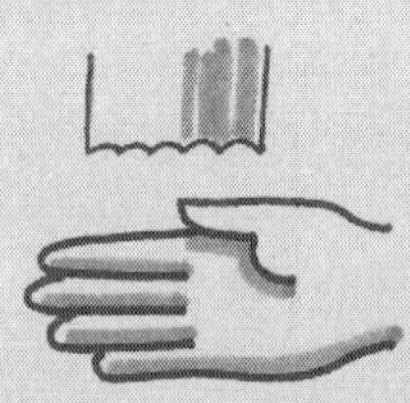
4.	neue Lanzette in die Stechhilfe einlegen; Teststreifen in das Messgerät einbringen	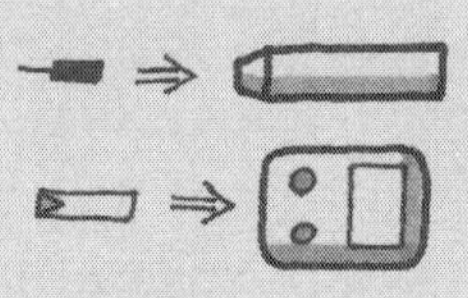
5.	Ausstreichen der Finger von der Handfläche zur Fingerbeere	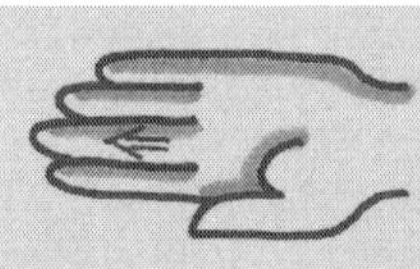
6.	Punktion mit der Stechhilfe seitlich an der Fingerbeere (Mittel-, Ring- oder kleiner Finger)	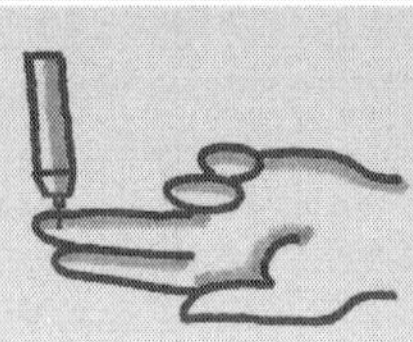

7.	Gewinnung des Blutstropfens durch leichtes Drücken – nicht quetschen!	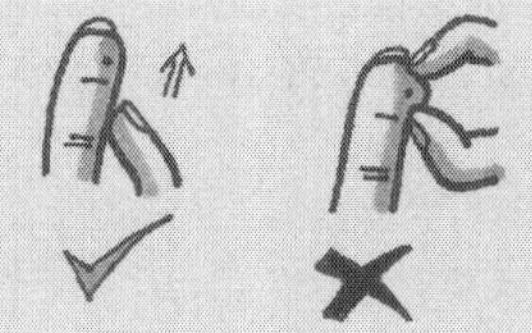
8.	Messgerät mit Teststreifen an den Blutstropfen halten und Blut ansaugen lassen bis ein akustisches Signal ertönt, Blutstropfen mit Taschentuch oder Tupfer entfernen, ev. mit Pflaster versorgen	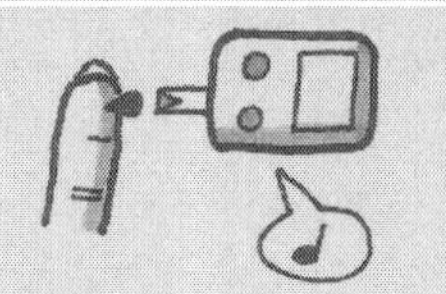
9.	Messergebnis erscheint nach wenigen Sekunden am Display – Dokumentation im Blutzuckertagebuch (Liste) und Interpretation der Daten	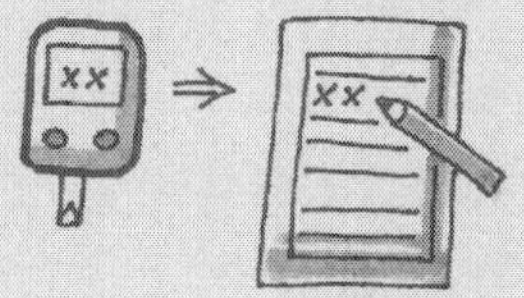
10.	Entsorgung der Lanzette (bruchsicherer Behälter); Entsorgung der Teststreifen im Hausmüll möglich	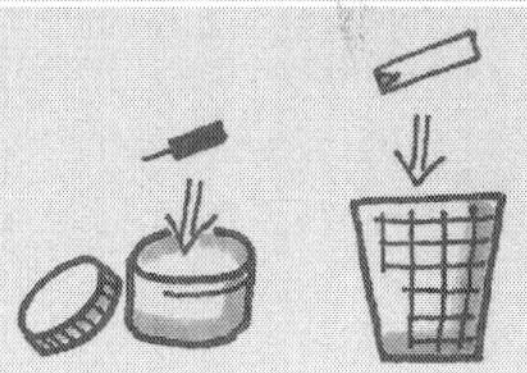

Wichtig:

Der richtige Ablauf der Blutglukoseselbstmessung muss von Betroffenen und Angehörigen erlernt werden. Schulungen und eventuelle Schulungswiederholungen zur Selbstmessung sind ein wesentlicher Bestandteil der Diabetesberatung. Die Messergebnisse werden unter anderem als Grundlage für die Berechnung der Insulineinheiten herangezogen. Aus diesem Grund muss die BGSM einwandfrei durchgeführt werden!

(VDBD, 2019, S. 10 ff.; Therapie Aktiv, 2023, S. 95 ff.; Therapie Aktiv, o. D. b; diabinfo, o. D. g; VÖD, 2024a)

In den Leitlinien der ÖDG wird explizit darauf hingewiesen, dass die Blutzuckerselbstmessung jeder Betroffenen mit Diabetes mellitus zur Verfügung gestellt werden soll. Bestreben durch die Selbstmessung sind die Reduktion von Spätkomplikationen durch die Verbesserung der Blutzuckerwerte und somit auch die Senkung des HbA1c. Die Selbstmessung führt auch zur Erhöhung der Sicherheit für Patient:innen durch eine Reduktion von Hypoglykämien und letztlich zu einer verbesserten Krankheitsbewältigung durch die Übernahme des Diabetes-Selbstmanagements wie auch durch Empowerment. Ausschlaggebend ist die Teilnahme der Betroffenen an Schulungen zur Blutzuckerselbstmessung und zu weiterer Wissensaneignung (Hypoglykämie, Hyperglykämie usw.). Diese Fertigkeiten sollen laut Leitlinien jährlich überprüft werden (ÖDG, 2023c, S. 143).

Dieses Vorgehen kann aus Sicht der Praxis nur bestätigt werden. Betroffene, die sich Hilfe suchen und ihr Diabetes-Management selbst in die Hand nehmen wollen, profitieren von der Blutzuckerselbstmessung. Anhand der Selbstmessung kann der Verlauf der Blutzuckerwerte beobachtet und dokumentiert werden. Eine Verschlechterung wird von den Betroffenen rascher bemerkt und es kann gegengesteuert werden. Verbesserungen der Blutzuckerwerte wirken sich positiv auf die Betroffenen aus und der Erfolg wird sichtbar.

Fallbeispiel Herr F. (61 Jahre)

Prädiabetes seit Februar 2020, manifestierter Diabetes mellitus Typ 2 mit einem HbA1c-Wert von 6,5 % seit Mai 2021. Beginn der medikamentösen Therapie mit Metformin® (Biguanide) 500 mg 0–0–1. Sukzessiver Anstieg der Hba1c-Werte bis 7,7 %. Erhöhung der Metformintherapie auf 1.000 mg 1–0–1. Da das HbA1c bei der Kontrolle nach weiteren 3 Monaten unverändert auf 7,7 % war, wurde eine zusätzliche Medikation mit Jardiance® (SGLT2-Hemmer) 10 mg 1–0–0 eingeleitet und eine Diabetesschulung empfohlen. Der Betroffene vereinbarte einen Termin zur Beratung und Diabetesschulung bei der freiberuflichen APN Diabetes Care, es wurden mehrere Termine für Beratungen inklusive Schulungswiederholungen festgelegt. Herr F. hatte bis zur Schulung kein Blutzuckermessgerät zur Selbstmessung. Nach ärztlicher Rücksprache wurde ein Gerät verordnet und der Patient geschult. Durch das Selbstmonitoring gewann Herr F. einen Einblick in seinen Glukoseverlauf und konnte aktiv in die Diabetestherapie eingreifen. Er konnte sehen, welche Lebensmittel sich besonders stark auf seinen Blutzucker auswirkten und wie gut sich die Werte durch Bewegung im Zielbereich einpendelten. Herr F. führt eine genaue Liste mit den Blutzucker- und Blutdruckwerten sowie ein Gewichtsprotokoll. Durch die wiederholten Schulungen, die notwendige Wissensvermittlung und die Umsetzung des Wissens in die Praxis, die Adaptierung der medikamentösen Therapie und ausschlaggebend durch die Blutglukoseselbstmessung hat Herr F. erkannt, was er selbst in die Gestaltung seiner Diabetestherapie einbringen kann. Er hat seine Ernährung adaptiert, mehr Bewegung in seinen Alltag eingebaut und mittlerweile 17 kg Körpergewicht abgenommen. Der HbA1c liegt mittlerweile bei 6,1 %.

11.2 Häufigkeit und Zeitpunkt der Messungen

Die Häufigkeit und der Zeitpunkt der Blutglukoseselbstmessungen richten sich nach der jeweiligen individuellen Diabetestherapie. Bei insulinpflichtigen Diabetiker:innen ist unmittelbar vor jeder Insulininjektion eine Blutzuckermessung durchzuführen. Zusätzliche Messungen werden in unterschiedlichen Sondersituationen erforderlich.

Bei Patient:innen mit einer Basalinsulin-unterstützten, oralen Diabetestherapie (BOT) werden die tägliche Messung des Nüchternblutzuckers und einmal pro Woche ein 7-Punkt-Profil empfohlen.

Bei einer Therapie mit oralen Antidiabetika (OAD) ermöglicht der 6-Monats-Bedarf ein 7-Punkt-Profil pro Woche sowie eine Reserve für unterschiedliche Sondersituationen. Die tägliche Messung des Nüchtern-Blutzuckers ist nicht erforderlich. Mehr Aussagekraft bietet das 7-Punkt-Profil.

Zusätzlich notwendige Blutzuckerselbstmessungen in Sondersituationen:

- Blutzucker-Abfall – Verdacht auf Hypoglykämie
- bei Krankheit (v. a. bei Fieber, Durchfallerkrankungen usw.)
- vor und während Autofahrten
- auf langen Reisen (Zeitunterschied)
- in sonstigen Sondersituationen

Die Messfrequenz und der Zeitpunkt der Messungen sollen bei Problemen individuell mit dem Betreuungsteam besprochen werden.

7-Punkt-Profil – strukturiertes Blutzuckertagesprofil mit prä- und postprandialen Werten:

- Messung des Nüchternblutzuckers (präprandial)
- 2 Stunden NACH dem Frühstück (postprandial)
- VOR dem Mittagessen (präprandial)
- 2 Stunden NACH dem Mittagessen (postprandial)
- VOR dem Abendessen (präprandial)
- 2 Stunden NACH dem Abendessen (postprandial)
- Spätmessung

Ein strukturiertes Blutzuckertagesprofil zeigt den individuellen Tagesverlauf des Blutzuckers. Es gibt Einblick in die Wirkung der unterschiedlichen Nahrungsmittel auf den eigenen Körper und auch in die Auswirkungen von Bewegung. Ein Blutzucker-Verlauf, der durch ein strukturiertes Tagesprofil dargestellt wird, kann durch eine Messung des HbA1c nicht identifiziert werden.

Da den Betroffenen mit der Blutzuckerselbstmessung ein Instrument in die Hand gegeben wird, um den Verlauf des Diabetes zu ermitteln, zu dokumentieren und zu interpretieren, erweitert dies im besten Fall das persönliche Krankheitsverständnis und die Therapietreue. Die aktive Mitarbeit der Diabetiker:innen, strukturierte Patientenschulungen und die gemeinsame Erarbeitung von Therapiezielen durch die Betroffenen mit dem Betreuungsteam stärken das Selbstvertrauen und fördern die Selbstmanagementkompetenzen und somit die **Adhärenz**.

Adhärenz

Unter Adhärenz ist das Einhalten eines gemeinsam vereinbarten Behandlungsweges zwischen Betroffenen und Betreuungsteam zu verstehen. Patient:innen sind aktiv in den Behandlungsprozess eingebunden. (Thieme, 2020, S. 242)

Die Kontrolltermine beim Diabetesbetreuungsteam dienen dazu, die strukturierten Blutzuckertagesprofile und den Verlauf der BZ-Werte zu besprechen sowie bei Abweichungen der Zielwerte darauf zu reagieren. Betroffene werden darin geschult, Therapieanpassungen wie die Insulintitration künftig selbstständig durchzuführen.

Wichtig:

Bei insulinpflichtigen Diabetiker:innen ist die BGSM immer unmittelbar vor der Insulininjektion durchzuführen, um die benötigten Insulineinheiten korrekt zu berechnen oder die vorgegebenen Einheiten aus einem Insulinschema abzulesen.

(ÖDG, 2023c, S. 143; VDBD, 2019, S. 10 ff.; Therapie Aktiv, 2023, S. 95 ff.; Therapie Aktiv, o. D. b; diabinfo, o. D. g)

11.3 Beeinflussung der Messung

Verschiedene Faktoren können die Blutzuckermessung beeinflussen und müssen berücksichtigt werden:

- Die Umgebungstemperatur bei der Messung spielt eine Rolle, sowohl niedrige als auch hohe Temperaturen. Teststreifen sowie Messgerät reagieren empfindlich auf Temperaturunterschiede.
- Auch große Höhen, z. B. am Berg bei Wanderungen oder beim Wintersport, haben Auswirkungen, wobei es durch die Temperatur zusätzlich zu Beeinträchtigungen kommen kann.
- Eine starke Sonneneinstrahlung während der Blutzuckermessung, das Messen im Freien wie auch in den Räumlichkeiten, hat Einfluss.
- Flüssigkeitsverlust, z. B. bei Krankheit (Erbrechen und/oder Durchfall), kann sich auswirken.
- Pharmaka und eine vermehrte Einnahme von Vitamin-C-Präparaten/Ascorbinsäure als Monoprodukt oder in Kombination mit Medikamenten (z. B. Aspirin® plus C, ASS, Paracetamol und dergleichen) müssen berücksichtigt werden.
- Eine hohe Konzentration der Harnsäure (Hyperurikämie) im Blut wirkt sich aus.
- Bei hohen oder niedrigen Hämatokrit-Werten kann die Messung verfälscht sein.
- Bei Hyperlipidämie (erhöhten Blutfetten wie zu hohem Cholesterin und Triglyceriden) ebenso.

(Therapie Aktiv, 2023, S. 95 ff.; Therapie Aktiv, o. D. b; VDBD, 2019, S. 10 ff.)

11.4 Fehlerquellen und Fehlermeldungen bei der Messung

Mögliche Fehlerquellen, die die Messung beeinflussen können:

- Die Punktionsstelle ist durch Lebensmittelreste, Körperpflegeprodukte oder Ähnliches verunreinigt. Hände gründlich mit Seife waschen und gut trocknen.
- Abgelaufene Teststreifen – Haltbarkeitsdatum beachten!

- Falsche Lagerung der Teststreifen: Die Teststreifen müssen vor Feuchtigkeit und Temperaturunterschieden geschützt werden. Dose immer verschlossen lassen und den Teststreifen erst unmittelbar vor der Messung entnehmen.
- Starkes Quetschen an der Punktionsstelle verdünnt den Blutstropfen und verfälscht die Werte.
- Verwendung einer Honigseife oder ähnlicher Produkte kann die Messung beeinflussen.
- Bei der Verwendung von Alkoholtupfern die Einwirkzeit berücksichtigen!

Die unterschiedlichen Fehlermeldungen sind in den jeweiligen Bedienungsanleitungen der Geräte nachzulesen.

Fehlermeldungen (Beispiele):

- sehr niedriges Messergebnis
- sehr hohes Messergebnis
- beschädigte Teststreifen
- zu wenig Blut für die Testung
- Teststreifen zu früh aus dem Gerät entfernt
- extreme Temperaturunterschiede
- Batterie schwach

(VDBD, 2019, S. 10 ff.; Therapie Aktiv, 2023, S. 95 ff.; Therapie Aktiv, o. D. b)

12 Kontinuierliche Messverfahren – Continuous Glucose Monitoring (CGM)

Kontinuierliche Messungen der Gewebsglukose eignen sich vordergründig für Diabetiker:innen mit einer Insulintherapie, die mehrmals täglich ihre Glukosewerte überprüfen und ihre Insulindosis adaptieren müssen. Somit können Betroffene die Insulintherapie besser steuern, das Messverfahren erleichtert ihren Alltag und es erhöht bei adhärenten Patient:innen meist die Zeit im Zielbereich. Die Blutzuckerselbstkontrolle ist eine Momentaufnahme, also eine punktuelle Messung, dadurch können Hypoglykämien oder auch Hyperglykämien oftmals unerkannt bleiben.

Bei den kontinuierlichen Messverfahren, sogenannten CGM-Systemen (Continuous Glucose Monitoring), wird die Glukose im Unterhautfettgewebe, in der Zwischenzell- bzw. interstitiellen Flüssigkeit, gemessen. Je nach Hersteller messen die Systeme die Gewebsglukose meist über 7 bis 14 Tage. Der Sensorwechsel wird in der Regel von den Anwender:innen selbst durchgeführt. Der Messfaden des Sensors wird mit einer Setzhilfe im Unterhautfettgewebe platziert. Je nach Hersteller werden die Sensoren am Oberarm oder am Bauch gesetzt. Bei den meisten Patient:innen ist eine zusätzliche Fixierung mit diversen Pflastern, Tapes oder Ähnlichem empfehlenswert. Dies ist vor allem bei sportlichen Betätigungen notwendig. Die tägliche Körperpflege (duschen, baden) stellt für den Sensor kein Problem dar, da die Sensoren in der Regel wasserdicht sind (Angaben der unterschiedlichen Hersteller beachten). Bei Röntgen-, MRT- und CT-Untersuchungen müssen die Sensoren abgelegt werden. Die Sensorwerte werden gespeichert und können elektronisch ausgewertet werden. Anwender:innen können sich ihre Sensordaten zur Bewertung speichern und auch an ihr betreuendes Diabetesteam weiterleiten bzw.

die Daten zum Abruf freigeben. Betroffene, die CGM-Systeme nutzen, müssen eine medizinische und eine technische Schulung in Theorie und Praxis absolvieren.

Diabetiker:innen müssen den Unterschied zur blutigen Messung kennen. Die Messung der Glukose im Unterhautfettgewebe ist im Vergleich zur Messung der Glukose im Blut verspätet. In der Regel kann die Verspätung zwischen 5 und 15 Minuten betragen. In stabilen Phasen, wie etwa am Morgen oder vor den Mahlzeiten, sind die Werte annähernd gleich. Bei Schwankungen wie z. B. nach Mahlzeiten oder beim Sport können die Werte zwischen dem Blutzucker und dem Gewebszucker deutlich abweichen. Wichtig bei den Messungen der Gewebsglukose sind die Trendpfeile. Sie zeigen an, wie sich der Wert in den nächsten Minuten entwickelt. Dies bedeutet, die Nutzer:innen der CGM-Systeme erhalten zusätzlich zum aktuellen Glukosewert auch die Richtung, wie sich die Gewebsglukose entwickelt, und können den Abweichungen entgegenwirken. Das setzt allerdings die richtige Interpretation der Daten und ein strukturiertes Vorgehen bei der Entscheidung von Interventionen voraus.

Tab. 6: Beispiele für Trendpfeile bei CGM-Systemen

Trendpfeile:
→ stabiler Wert
↘ abfallender Wert
↓ stark abfallender Wert
↗ ansteigender Wert
↑ stark ansteigender Wert

Die „Time in Range“ (TiR), also die Zeit im Zielbereich, ist bei der kontinuierlichen Glukosemessung einer der wichtigsten Parameter für die Beurteilung. Der Zielbereich beinhaltet alle prä- und postprandialen Werte. Als Zielbereich werden die Glukosewerte zwischen 70–180 mg/dl (3,9–10,0 mmol/l) empfohlen. Die Time in Range sollte für den Großteil der Patient:innen mindestens 70 % betragen. Die Nutzung der CGM-Systeme kann die Zeit im Zielbereich erhöhen und schwere Hypoglykämien reduzieren. Betroffene sehen die unmittelbaren Auswirkungen von Ernährung, Bewegung und weiteren beeinflussenden Faktoren, um bei Problemen zeitnah entgegenzusteuern. Dies stellt für Anwender:innen allerdings eine herausfordernde Aufgabe in der Therapieentscheidung dar und muss erlernt werden. Dieser Umstand macht eine umfassende Schulung umso bedeutender.

Die blutige Messung wird zur Kontrolle dennoch benötigt. Anwender:innen der CGM-Systeme müssen die Blutzuckerselbstmessung trotzdem beherrschen können. Beispielsweise sollte bei unerklärlich hohen oder niedrigen Werten durch eine blutige Messung kontrolliert werden, ebenfalls bei raschen Änderungen der Glukosewerte oder wenn die Symptome mit den Sensorwerten nicht übereinstimmen. Bei Ausfällen des Smartphones ist ebenfalls die Blutzuckermessung angezeigt, aus diesem Grund ist es empfehlenswert, ein Messgerät für die Blutzuckerselbstmessung mitzuführen. Im Lesegerät der iscCGM-Systeme ist ein Messgerät für die blutige Messung integriert.

Die kontinuierliche Messung ist in erster Linie für Diabetiker:innen mit einer Insulintherapie, die mehrmalige Kontrollen der Glukosewerte notwendig macht, gedacht. Für manche Berufsgruppen ist die CGM ebenso vorteilhaft (z. B. im Schichtdienst, Gastgewerbe usw.). Weitere Indikationen sind der Verdacht auf nächtliche Hypoglykämien und/oder stark schwankende, unerklärliche Glukosewerte. Dabei kann es auch zu zeitlich begrenzten Verordnungen kommen. Manche Betroffene kaufen sich für einige Wochen Sensoren und verwenden vorübergehend die App am Smartphone, um die Glukoseverläufe und die Reaktionen auf Nahrungsmittel und Bewegung zu dokumentieren, um mit dem eigenen Diabetesmanagement besser zurechtzukommen.

Betroffene müssen neben der Blutglukoseselbstmessung die Anwendung der CGM-Systeme in einer strukturierten Schulung erlernen. Die technischen Anforderungen und die Verwendung der Apps erhöhen den Schulungsbedarf und sollen auf die Bereitschaft und Möglichkeiten der potentiellen Anwender:innen abgestimmt werden, um z. B. eventuelle Überforderungen abzuwenden. Diabetiker:innen müssen im Sinne der partizipativen Entscheidungsfindung immer in die Entscheidung für oder gegen CGM-Systeme einbezogen werden.

Wichtig:

Auch bei kontinuierlichen Messungen der Gewebsglukose müssen Betroffene die blutige Glukosemessung anwenden können, um bei möglichen Problemen mit der Technik die Blutglukose zu kontrollieren.

Die kontinuierliche Glukosemessung unterscheidet 2 Systeme:

- rtCGM – die real-time-CGM bzw. Echtzeit-CGM
- iscCGM – Intermittent Scanning Continuous Glucose Monitoring oder Flash Glucose Monitoring (FGM)

12.1 rtCGM

Bei der rtCGM werden die Glukosewerte im Unterhautfettgewebe über eine Zeitspanne von wenigen Minuten laufend überprüft. Die Werte können unmittelbar von dem Lesegerät, dem Smartphone über die App oder an der Insulinpumpe abgelesen werden. Über die Trendpfeile wird der Verlauf des Gewebszuckers der nächsten Minuten angezeigt und es kann dementsprechend reagiert werden. Es können Alarme eingestellt werden (z. B. Hypo- und Hyperglykämie).

12.2 iscCGM

Anders als bei der rtCGM müssen bei der iscCGM die Anwender:innen mit einem kompatiblen Smartphone über die App oder mit einem Lesegerät aktiv „scannen", um den Wert abzurufen. Es muss mindestens alle 8 Stunden gescannt werden, um ein Tagesprofil über 24 Stunden zu erhalten. Je mehr Werte zur Verfügung stehen, d. h. je öfter der Betroffene aktiv scannt, desto genauer zeigt sich der Glukoseverlauf. Es werden ebenfalls Trendpfeile angezeigt, wobei der Verlauf beobachtet und darauf reagiert werden kann (stabile Phasen, Anstiege und Abfälle) und auch hier können Alarme eingestellt werden. (VDBD, 2019, S. 19 ff.; ÖDG, o. D. c; diabinfo, o. D. u; ÖDG, 2023b, S. 27, S. 59; Schlüter et al., 2024, S. 144 ff.; Gschaider, 2022)

Fallbeispiel Frau G. (82 Jahre)

Diabetes mellitus Typ 2 seit 20 Jahren. Anstieg des HbA1c auf 8,9 %. Diabetestherapie mit Mischinsulin Novomix® 50 morgens und mittags, sowie Novomix® 30 abends, nach Schema. Die Patientin bat um eine Konsultation für Diabetesberatung und Schulung. Es wurde auch ein Termin bei einer Diabetologin vereinbart (nächster freier Termin in 4 Monaten). Eine Laborkontrolle mit HbA1c wurde vor dem Kontrolltermin durchgeführt und es zeigte sich eine Verbesserung des HbA1c-Wertes von 8,9 % auf 8,1 %. Beratungen und Diabetesschulungen wurden bis zur Blutuntersuchung in mehreren Schulungseinheiten durchgeführt. Die Diabetologin hat Frau G. einen GLP-1-Rezeptoragonist verordnet. Die Patientin wurde durch die freiberufliche APN Diabetes Care eingeschult. Derzeitige Therapie mit Ozempic® 1 mg 1x wöchentlich zusätzlich zur Mischinsulintherapie. Gewichtsreduktion von 10 kg und eine deutliche Reduktion des HbA1c auf 6,1 %. Laufende Betreuung durch die Pflege (freiberufliche APN Diabetes Care). Aufgrund der Blutzuckeraufzeichnungen Verdacht auf Hypoglykämien, v. a. in der Nacht. Frau G. hat Probleme bei der Blutzuckerselbstmessung aufgrund motorischer Einschränkungen und Hämatomen an den Fingerspitzen. Die Patientin lebt alleine und bewältigt ihren Alltag, abgesehen von der BZSM, ohne wesentliche Einschränkungen. Ohne ein CGM-System würde Frau G. Hilfe bei der Blutzuckermessung vor der Insulininjektion sowie bei den Kontrollen bei Hypoglykämieverdacht benötigen und sie könnte nicht mehr alleine leben. Nach einem gemeinsamen Gespräch mit der Patientin, der freiberuflichen APN Diabetes Care und dem Hausarzt wurde um ein CGM-System angesucht. Die Bewilligung wurde nach Einreichung einer ärztlichen Stellungnahme erteilt. Der Verdacht der Hypoglykämien, vor allem nachts, bestätigte sich und das Insulinschema wurde adaptiert. Die Messung der Gewebsglukose mittels Sensor hat die Lebensqualität der Betroffenen deutlich verbessert und sie kann ihr Diabetesmanagement nun weitestgehend selbst übernehmen. Die laufende Betreuung durch die freiberufliche APN Diabetes Care bleibt weiterhin aufrecht.

13 Therapieziele bei Diabetes mellitus Typ 2

Für Menschen mit DM Typ 2 ist eine Adaptierung des Lebensstils im Sinne einer Veränderung bzw. Anpassung von Ernährungsgewohnheiten und einer Gewichtsreduktion bei Übergewicht und/oder Adipositas sowie von der Integration ausreichender Bewegungsmaßnahmen in den Alltag von höchster Bedeutung und eine wichtige Säule in der Diabetestherapie. Meist ist auch der Beginn einer medikamentösen Therapie mit oralen Antidiabetika (OAD) erforderlich.

Als Therapieziele gelten der Erhalt und die Rückgewinnung der individuellen Lebensqualität. Weiters ist die Vermeidung von Akutkomplikationen und Folgeerkrankungen bzw. Spätschäden anzustreben.

Zielwerte HbA1c und Blutzucker

- HbA1c unter 7 % – Schutz vor Folgeerkrankungen (mikro- und makrovaskulär)
- HbA1c unter 6,5 % – bei Betroffenen mit langer Lebenserwartung
- HbA1c bis 8 % – für Betroffene mit schweren Hypoglykämien und/oder eingeschränkter Lebenserwartung, bei älteren Menschen
- Nüchternblutzucker unter 130 mg/dl – idealerweise unter 110 mg/dl
- Blutzuckerwerte postprandial (2 Stunden nach dem Essen) bis max. 180 mg/dl

Bei älteren Betroffenen von DM Typ 2 ist die Vermeidung von Hypoglykämien wichtig, weil durch diese unter anderem die Sturzgefahr deutlich erhöht ist. Gleichzeitig sinkt die Gefahr von Spätschäden in dieser Altersgruppe. Bei schwangeren Diabetespatientinnen strebt man hingegen eine strengere Einstellung an, um das ungeborene Kind zu schützen.

In der Regel gilt es, individuelle Zielwerte gemeinsam mit den Betroffenen zu vereinbaren (partizipative Entscheidungsfindung), die in der jeweiligen Lebenssituation möglich sind. Die Zusammenarbeit aller in die Betreuung involvierter Gesundheitsberufe mit Diabetiker:innen ist von großer Bedeutung. Dies erhöht die Therapieadhärenz bei den Betroffenen deutlich.

Ziel der Diabetestherapie ist die Übernahme bzw. weitgehende Übernahme des Diabetes-Selbstmanagements durch die Betroffenen und/oder die Angehörigen. (ÖDG, 2023b, S. 16; Zuckertante, 2016; Zuckertante, o. D. a; Zuckertante, o. D. b; Zuckertante, o. D. c)

Der Weltdiabetestag – World Diabetes Day (WDD) – 14. November

Die Internationale Diabetes Föderation (IDF) und die Weltgesundheitsorganisation (World Health Organization, WHO) haben 1991 den Weltdiabetestag ins Leben gerufen, um mehr Aufmerksamkeit auf die chronische Krankheit Diabetes mellitus zu lenken. 2006 wurde der Weltdiabetestag mit der Verabschiedung der UN-Resolution 61/225 offiziell. Seitdem wird der World Diabetes Day jährlich am 14. November begangen.

Grundgedanke Weltdiabetestag

Der Grundgedanke zum Weltdiabetestag ist die weltweit stetig wachsende Anzahl von Diabetiker:innen. Die Organisationen wollen mehr Aufmerksamkeit auf diese chronische Krankheit lenken. Die mit Abstand zahlenmäßig größte Gruppe ist von Diabetes mellitus Typ 2 betroffen. Mittlerweile leidet weltweit jeder zehnte Erwachsene an Diabetes. In Österreich gibt es derzeit rund 800.000 Menschen mit Diabetes mellitus, dazu kommen noch rund 350.000 Menschen mit Prädiabetes, der Vorstufe zum Diabetes. Schätzungen zufolge könnten in Österreich bis zum Jahr 2030 mehr als 1 Million Menschen an Diabetes erkrankt sein. Weltweit lag 2021 laut Statista die Anzahl der Menschen mit Diabetes bei 537 Millionen. Einer Prognose zufolge soll die Zahl der Betroffenen im Jahr 2045 weltweit bei 783 Millionen Menschen liegen. Anlass zur Sorge bereitet besonders die Dunkelziffer der nicht diagnostizierten Diabetiker:innen, da die Erkrankung unbehandelt relativ rasch zu Gesundheitsproblemen führt. Der erste Behandlungsschritt besteht aus gesunder, ausgewogener Ernährung und ausreichend Bewegung. Diese ersten Maßnahmen führen meist schon zu einer Verzögerung von Folgeerkrankungen.

Der Weltdiabetestag ist die weltweit größte Aufklärungskampagne für Diabetes und soll für die Menschen ein Bewusstsein schaffen, sich frühzeitig mit dem Thema zu befassen.

Die Kampagne zum Weltdiabetestag konzentriert sich jedes Jahr auf ein bestimmtes Thema, das eines oder auch mehrere Jahre umfasst. 2021 bis 2023 wurde die Aufmerksamkeit auf den „Zugang der Diabetesversorgung" sowie das „Risiko erkennen und handeln" gelenkt. Das Thema der Kampagne der Österreichischen Diabetes Gesellschaft (ÖDG) zum Weltdiabetestag 2024 wies auf die „Versorgungssituation der Menschen mit Diabetes mellitus Typ 2" hin. Viele Diabetiker:innen haben derzeit im niedergelassenen Bereich keinen Zugang zu Diabetesschulungen und Ernährungsberatungen. Hausärzt:innen sind oftmals aus Mangel an personellen Ressourcen nicht in der Lage, umfassende Schulungen anzubieten. Die ÖDG fordert daher flächendeckend verfügbare Schulungsangebote und den Ausbau des Therapie-Aktiv-Programms, da derzeit nur etwa ein Viertel der Betroffenen im Programm eingeschrieben ist. **Therapie Aktiv – Diabetes im Griff** ist ein Disease-Management-Programm, in das Betroffene von Diabetes mellitus Typ 2 sich bei teilnehmenden Ärzt:innen einschreiben lassen können. Nach einer Erstuntersuchung werden in regelmäßigen Abständen Kontrolluntersuchungen, Quartalschecks, Beratungsgespräche und Diabetesschulungen angeboten. Die Teilnehmer:innen am Programm erhalten diverse Unterlagen und Informationen für zuhause zum Nachlesen. Weiters fordert die ÖDG die Einführung einer zweiten Versorgungsebene durch niedergelassene Fachärzt:innen mit dem Schwerpunkt auf Diabetes mellitus.

Der Verband der Österreichischen DiabetesberaterInnen (VÖD) wünscht sich ebenfalls mehr Beratungs- und Schulungsmöglichkeiten für Diabetiker:innen. In den Diabetesambulanzen gibt es für Termine oftmals sehr lange Wartezeiten und die freiberuflich tätigen Diabetesberater:innen sind von den Betroffenen privat zu bezahlen. Der VÖD setzt sich schon seit vielen Jahren für eine Refundierung der Diabetesberatung und Schulung durch die Sozialversicherung ein. Ein fertiges Konzept liegt bereits vor.

Die Schulung und Beratung von Betroffenen durch speziell ausgebildete Diabetesberater:innen stellen einen wichtigen Pfeiler in der Diabetesbetreuung dar und sind auch volkswirtschaftlich von großer Bedeutung. Die Behandlung von Diabetes und vor allem von Folgeerkrankungen und Spätschäden verursacht jährlich Kosten in Milliardenhöhe. Durch frühzeitige Schulungsmaßnahmen mit strukturierten Schulungskonzepten und individuellen Beratungen erlangen die Betroffenen Wissen rund um ihre Erkrankung. Ziel der Betreuungsmaßnahmen sind die Selbstbestimmung, das Selbstmanagement und der Umgang mit der chronischen Krankheit im Alltag, auch wenn es manchmal nicht so gut läuft. Durch eine umfassende Betreuung können Spätschäden verzögert oder sogar vermieden werden. Aus diesem Grund ist der vermehrte Einsatz von Diabetesberater:innen neben den Mediziner:innen sowie anderen Gesundheitsberufen wichtig für die qualitativ hochwertige und umfassende Versorgung von Diabetiker:innen.

Der World Diabetes Day wird am Geburtstag von Frederik Banting (14.11.1891) begangen. Banting entdeckte gemeinsam mit Charles Best nach langen Forschungen 1921 das Insulin (siehe S. 76 „Ein kleiner Abstecher in die Geschichte des Insulins"). Ihre Arbeit war ein Meilenstein in der Diabetesbehandlung.

Der blaue Kreis

Der blaue Kreis ist das weltweite Symbol für das Diabetesbewusstsein. Dieser Kreis symbolisiert die Einheit der globalen Diabetes-Gemeinschaft als eine Reaktion auf die wachsende Zahl an Diabetiker:innen. Der Kreis steht in vielen Kulturen für das Leben und die Gesundheit. Die Farbe Blau symbolisiert die „Länder, die unter dem Himmel vereinigt sind". Am Weltdiabetestag werden rund um den Globus Gebäude blau erleuchtet.

Ziele der Kampagnen rund um den Weltdiabetestag sind, ein Bewusstsein und Achtsamkeit sowie Aufklärung rund um die Krankheit Diabetes mellitus zu erreichen. (World Diabetes Day, o. D.; ÖDG, 2017; VÖD, o. D.; Diabetiker. Info, o. D.; Statista, 2024)

14 Diabetesmedikation

Das Fundament der Diabetestherapie ist die lebenslange Anpassung des Lebensstils in Form von gesunder Ernährung mit Gewichtsreduktion und Steigerung der körperlichen Aktivität im Alltag.

Kriterien für die Auswahl der Diabetes-Medikation sind die Senkung des HbA1c, das Risiko für Hypoglykämien, der Einfluss auf das Körpergewicht, die Nieren- und Leberfunktion, Nebenwirkungen und mögliche Komorbiditäten.

Für die orale Diabetesmedikation (Medikamente in Form von Tabletten) gibt es verschiedene Medikamentengruppen, deren Wirkung beispielsweise an der Zelle, an der Bauchspeicheldrüse, im Darm oder über die Niere ansetzt. Zusätzlich zu den Monopräparaten gibt es Kombinationspräparate mit verschiedenen Wirkstoffkombinationen.

Wenn die Maßnahmen zur Lebensstiladaptierung nach einer Beobachtungsphase von 2 bis 3 Monaten nicht ausreichen, wird mit einem oralen Antidiabetikum als Monotherapie zur Erreichung der Therapieziele begonnen. Das erste Mittel der Wahl als Startmedikation ist nach wie vor Metformin. Aufgrund von Kontraindikationen oder anderen Problematiken können aber diverse Alternativen zum Einsatz kommen. Um die Therapieadhärenz zu erhöhen, soll die Wahl der Medikation immer gemeinsam mit den Betroffenen vorgenommen werden (partizipative Entscheidungsfindung).

Eine Kombinationstherapie oder duale Therapie wird notwendig, wenn der Zielbereich mit einem Monopräparat nicht erreicht wird. Die Kontrolle der Therapieziele erfolgt üblicherweise im Abstand von 3 Monaten. Für die Kombinationstherapie stehen unterschiedliche Kombinationspräparate zur Verfügung.

Auch eine Triple-Therapie kann zum Einsatz kommen, wenn eine Injektionstherapie mit GLP-1-Rezeptoragonisten oder Insulin noch nicht indiziert ist oder von den Betroffenen abgelehnt wird. Eine Dreifachkombination von Metformin mit einem DPP-4-Hemmer und einem SGLT2-Hemmer ist hierbei eine effektive Variante.

Wichtig:
Bei allen Therapieformen ist die Mitarbeit der Diabetiker:innen von entscheidender Bedeutung, um den Erfolg der Diabetestherapie zu gewährleisten!

(Therapie Aktiv, 2023, S. 62 ff.; Therapie Aktiv, o. D. b; ÖDG, 2023c, S. 35 ff.; DDG, 2024, S. 197 ff.; Puskuris, 2018)

14.1 Orale Antidiabetika (OAD)

14.1.1 Wirkung an der Zelle

14.1.1.1 Metformin (Biguanide)

Präparate mit dem Wirkstoff Metforminhydrochlorid:

- Metformin®
- Diabetex®
- Glucophage®

Wirkung:

Hemmung der körpereigenen Zuckerproduktion

Hemmung der Glukoseaufnahme

Verbesserung der Insulinwirkung (verbessert die Insulinempfindlichkeit der Zellen)

Verbesserung des Cholesterinprofils

Nebenwirkungen:

gastrointestinale (Magen-Darm-) Störungen wie Übelkeit (Nausea), abdominelle Schmerzen, Durchfall (Diarrhoe)

Laktatazidose (selten)

Pause:
vor Operationen – postoperative Einnahme wieder bei stabiler Nierenleistung

bei Röntgenkontrastmittel-Untersuchungen (Jod-basiertem Kontrastmittel) – je nach glomerulärer Filtrationsrate (GFR)

während Krankheit („sick day") – Absetzen bei Erbrechen (Emesis oder Vomitus) und/oder Durchfall (Diarrhoe) wegen der Gefahr der Dehydratation (Abfall der Nierenleistung)

Einnahme: nach dem Essen (2–3x täglich)

HbA1c-Senkung: 1–2 %

Weitere Wirkungen:
Metformin wirkt auf das Körpergewicht neutral bis gewichtsreduzierend (appetithemmend).

Es senkt die Mortalität (Reduktion makrovaskulärer Ereignisse).

Aufgrund von möglichen gastrointestinalen Nebenwirkungen ist ein Einschleichen der Metformintherapie und eine langsame Steigerung notwendig.

Beginn der Metformintherapie:
0–0–500 mg 1. Woche

500 mg–0–500 mg 2. Woche

500 mg–0–1.000 mg 3. Woche

1.000 mg–0–1.000 mg 4. Woche

Kontraindikationen:
schwere Einschränkung der Nierenfunktion (je nach Nierenwerten – Kontrolle alle 3–6 Monate empfohlen)

dekompensierte Lebererkrankungen

akute Pankreatitis

Alkoholismus

Malnutrition (Mangelernährung)

dekompensierte Herzinsuffizienz

Zu beachten:
Metformin hemmt die Aufnahme von Vitamin B 12.

Bei einer Therapie mit Metformin, die länger als 3 Jahre andauert, sollte der Vitamin-B-12-Spiegel 1x/Jahr kontrolliert werden. Vitamin B 12 ist wichtig bei Neuropathien, bei kognitiven Beschwerden und bei einer Anämie.

14.1.1.2 Glitazone (Insulin Sensitizer)

Präparate mit dem Wirkstoff Pioglitazon:

- Actos®
- Pioglitazon®
- Diabetalan®

Wirkung:
Verbesserung der Insulinwirkung

Erhöhung der Insulinsensitivität (durch die Aktivierung von PPARγ = Peroxisomen-Proliferator-aktivierte Rezeptor gamma)

Nebenwirkungen:
Gewichtszunahme (bei übergewichtigen Menschen nicht empfohlen)

periphere Ödeme

Abfall der Hb-Konzentration

Einnahme: unabhängig von der Mahlzeit

HbA1c-Senkung: 1–2 %

Risiko:
Knochenfrakturen (v. a. bei Frauen in der Postmenopause)

Kontraindikationen:
Herzinsuffizienz

Leberfunktionsstörungen

Zu beachten:
Pioglitazone werden in den deutschen Leitlinien nicht mehr angeführt.

14.1.2 Wirkung im Darm

14.1.2.1 DPP-4-Hemmer (Inhibitoren) oder Gliptine (DPP-4 = Dipeptidylpeptidase-4)

Präparate mit dem Wirkstoff Vildagliptin:

- Galvus®
- Melkart®

Präparate mit dem Wirkstoff Sitagliptin:

- Januvia®
- Jansitin®
- Jazeta®
- Sitagliptin®

Präparate mit dem Wirkstoff Saxagliptin:

- Onglyza®

Präparate mit dem Wirkstoff Linagliptin:

- Trajenta®

Präparate mit dem Wirkstoff Alogliptin:

- Vipidia®

Wirkung:
Gliptine wirken auf die Darmhormone (GIP – Glucose-dependent Insulinotropic Peptide und GLP-1 – Glucagon-like Peptide) – dadurch positive Beeinflussung der Produktion und Wirkung von Insulin
Hemmung der Freisetzung von Glucagon

Nebenwirkungen:
gastrointestinale Unverträglichkeiten (selten)
Pankreatitis (sehr selten)

Einnahme: Vor den Mahlzeiten

HbA1c-Senkung: 0,5–1 %

Vorteile:
sehr gute Verträglichkeit
gewichtsneutral (bei frailty – Gebrechlichkeit)
Linagliptin kann auch bei Niereninsuffizienz eingesetzt werden
gutes Reservemittel bei Unverträglichkeit anderer OADs

Nachteile:
Wirksamkeit moderat

Zu beachten:
nicht in Kombination mit GLP-1-Analoga

14.1.3 Wirkung an der Bauchspeicheldrüse (Pankreas)

14.1.3.1 Sulfonylharnstoffe (SH oder Sulfonylureas SUs)

Präparate mit dem Wirkstoff Glimepirid:

- Amaryl®
- Glimepirid®

Präparate mit dem Wirkstoff Gliclazid:

- Diamicron®
- Gliclada®
- Gliclazid®

Präparate mit dem Wirkstoff Gliquidon:

- Glurenorm®

Präparate mit dem Wirkstoff Glibenclamid:

- Glucobene®
- Normoglucon®

Wirkung:
Anregung der Insulinproduktion
Freisetzung von Insulin (Glukose-unabhängig), dadurch rasche Senkung des Blutzuckers

Nebenwirkungen:
Vorsicht: Hypoglykämie-Gefahr! (niedrigeres Hypoglykämierisiko bei Gliclazid im Vergleich zu anderen Sulfonylharnstoffen)

Gewichtszunahme (bei übergewichtigen Menschen nicht empfohlen)

Einnahme:
15–30 Minuten vor einer Mahlzeit (morgens 1x täglich – Mahlzeit darf nicht ausgelassen werden)

In Ausnahmefällen (nach ärztlicher Rücksprache) kann die Einnahme auch mittags erfolgen, z. B. wenn morgens zu wenig Kohlenhydrate aufgenommen werden. Aufgrund der Hypoglykämie-Gefahr keine Einnahme abends!

HbA1c-Senkung: 1–2 %

Zu beachten:
Aufgrund der Gefahr von Hypoglykämien sind SUs Mittel der 2. bzw. 3. Wahl!

14.1.3.2 Glinide

Präparate mit dem Wirkstoff Repaglinid:

- Repaglinid®

Wirkung:
Anregung der Insulinwirkung gezielt zu den Mahlzeiten

verbesserte postprandiale Blutzuckerkontrolle

Nebenwirkungen:
Vorsicht: Hypoglykämie-Gefahr!

Gewichtszunahme (bei übergewichtigen Menschen nicht empfohlen)

Einnahme:
10–30 Minuten vor den Mahlzeiten (3x täglich)

HbA1c-Senkung: 1–2 %

14.1.4 Wirkung über die Niere

14.1.4.1 SGLT2-Hemmer (Inhibitoren) oder Gliflozine (SGLT2 = Sodium Glukose Transporter 2)

Präparate mit dem Wirkstoff Dapagliflozin:

- Forxiga®

Präparate mit dem Wirkstoff Empagliflozin:

- Jardiance®

Präparate mit dem Wirkstoff Canagliflozin:

- Invokana®

Wirkung:
Förderung der Ausscheidung von Glukose über den Harn und damit eine Reduktion der Hyperglykämie

Weitere Wirkungen:
Gewichtsreduktion

wirken leicht antihypertensiv (blutdrucksenkend)

bewirken eine leichte Senkung des Harnsäurespiegels

sind kardio- und nephroprotektiv (Schutz für Herz und Nieren)

Reduktion kardiovaskulärer Ereignisse bei Empagliflozin, Canagliflozin und Dapagliflozin (Empagliflozin und Dapagliflozin sind für Menschen mit Herzinsuffizienz auch unabhängig von einer Diabetes-Typ-2-Diagnose zugelassen)

Nebenwirkungen:
Harnwegsinfektionen

genitale Infekte

Polyurie – Dehydratation

normoglykämische Ketoazidose (selten) – Aufklärung der Patient:innen bei Verordnung über Symptome einer Ketoazidose wie z. B. Bauchschmerzen, erhöhte Harnausscheidung, gesteigerter Durst, unklare Gewichtsabnahme, Lethargie

selten: Fournier-Gangrän (eine nekrotisierende Fasziitis des Perineums)
Hinweis auf ein erhöhtes Risiko für Amputationen bei Canagliflozin

Pause:
vor Operationen
bei schweren Erkrankungen („Sick Day Rules")

Einnahme: Mahlzeiten-unabhängig 1x täglich

> **Wichtig:**
> Aufklärung über Hygienemaßnahmen nach dem Toilettengang

Zu beachten:
Tests auf Glukose mittels Harnstreifen sind immer positiv durch die Ausscheidung von Glukose über die Nieren (Harn).

HbA1c-Senkung: 0,5–1 %

14.1.5 Wirkung durch Hemmung der Freisetzung von Glukose im Darm

14.1.5.1 Alpha-Glucosidase-Hemmer (Inhibitoren)

Präparate mit dem Wirkstoff Acarbose:

- Glucobay® (ist derzeit in Österreich nur über die internationale Apotheke erhältlich)

Wirkung:
Hemmung der Freisetzung von Glukose im Darm, dadurch Verzögerung des postprandialen Anstiegs der Blutglukose
gewichtsneutral

Nebenwirkungen:
gastrointestinale Beschwerden wie Bauchschmerzen, Blähungen und Durchfall, selten auch Übelkeit, daher nur schrittweise Steigerung der Dosis

Einnahme: mit Beginn einer Mahlzeit

Kontraindikationen:
chronische Verdauungs- und Resorptionsstörungen
Niereninsuffizienz
kein Einsatz bei Kindern, Jugendlichen, während der Schwangerschaft und Stillzeit

HbA1c-Senkung: bis 1 %

Zu beachten:
Alpha-Glucosidase-Hemmer werden in den deutschen Leitlinien nicht mehr angeführt.

Reservemittel bei der Behandlung von DM Typ 2 – nur mehr seltener Einsatz.

14.1.6 Kombinationspräparate

Tab. 7: Kombinationspräparate DPP-4-Hemmer plus Metformin

Handelsname	Wirkstoff
Eucreas®	Vildagliptin/Metformin
Jamesi®	Sitagliptin/Metformin
Jansitin Duo®	Sitagliptin/Metformin
Janumet®	Sitagliptin/Metformin
Jentadueto®	Linagliptin/Metformin
Komboglyze®	Saxagliptin/Metformin
Sitagliptin/Metformin®	Sitagliptin/Metformin
Velmetia®	Sitagliptin/Metformin
Vilspox®	Vildagliptin/Metformin
Vipdomet®	Alogliptin/Metformin

Tab. 8: Kombinationspräparate SGLT2-Hemmer plus Metformin

Handelsname	Wirkstoff
Synjardy®	Empagliflozin/Metformin
Xigduo®	Dapagliflozin/Metformin

Tab. 9: Kombinationspräparate SGLT2-Hemmer plus DPP-4-Hemmer

Handelsname	Wirkstoff
Glyxambi®	Empagliflozin/Linagliptin
Qtern®	Saxagliptin/Dapagliflozin

Tab. 10: Kombinationspräparate weiterer unterschiedlicher Wirkstoffe

Handelsname	Wirkstoff
Competact®	Pioglitazon/Metformin (Glitazone/Biguanide)
Tandemact®	Pioglitazon/Glimepirid (Glitazone/Sulfonylharnstoff)
Incresync®	Alogliptin/Pioglitazon (DPP-4-Hemmer/Glitazone)

(Therapie Aktiv, 2023, S. 62 ff.; Therapie Aktiv, o. D. b; Lick, 2022; ÖDG, 2023c, S. 35 ff.; DDG, 2024, S. 197 ff.; Puskuris, 2018; Kogler, 2021, S. 181 ff.)

Hinweis:

Die im Buch angegebenen Medikamente erheben keinen Anspruch auf Vollständigkeit.

Wichtig:

Diabetiker:innen müssen in Bezug auf die Medikation geschult werden, auf die richtige Handhabung, den Zeitpunkt der Einnahme, die Wirkung und auf Nebenwirkungen wie z. B. Hypoglykämiegefahr und sonstige wichtige Gegebenheiten (beispielsweise die Einhaltung der körperlichen Hygiene bei SGLT2-Hemmern, Umgang mit Antidiabetika bei Krankheit, Operationen und Kontrastmitteluntersuchungen, Wechselwirkungen mit anderen Medikamenten ...).

14.1.7 Wechselwirkungen von Medikamenten

Folgende Medikamente können Glukosetoleranzstörungen mitverursachen: Betablocker, Thiaziddiuretika

Erhöhung der Blutglukose möglich durch:

- Immunsuppressiva
- Glukokortikoide
- Schilddrüsenhormone (können Blutglukose erhöhen)
- Thiazide (Diuretika) – geringfügige, Blutzucker-erhöhende Wirkung

Verstärkung der blutglukosesenkenden Wirkung von Antidiabetika möglich durch:

- ACE-Hemmer (ACE = Angiotensin-Converting-Enzyme)
- Salicylate (z. B. Aspirin®)

Erhöhtes Risiko für symptomatische Hypoglykämien durch:

- Chinolone (bestimmte Antibiotika)

Senkung der Nüchternblutglukose:

- SSRI (Serotonin-Wiederaufnahmehemmer) = verschiedene Antidepressiva: Senkung der Nüchternblutglukose um bis zu 30 % möglich

(Lick, 2022; Kogler, 2021, S. 181 ff.)

14.2 Injektionstherapien – parenterale Antidiabetika

14.2.1 GLP-1 Analoga (Glucagon-like Peptide-1-Analoga) oder Inkretinmimetika (auch GLP-1-Rezeptor-agonisten, GLP-1-RA)

14.2.1.1 Zur täglichen subkutanen Verabreichung

Präparate mit dem Wirkstoff Liraglutid:

- Victoza®
- Saxenda®, Zulassung bei Adipositas

Präparate mit dem Wirkstoff Exenatid:

- Byetta®

Präparate mit dem Wirkstoff Lixisenatid

- Lyxumia®

14.2.1.2 Zur wöchentlichen subkutanen Verabreichung

Präparate mit dem Wirkstoff Dulaglutid:

→ Trulicity®

Präparate mit dem Wirkstoff Exenatid:

→ Bydureon®

Präparate mit dem Wirkstoff Semaglutid:

→ Ozempic®

Anwendung:

subkutan (s. c. – unter die Haut, in das subkutane Fettgewebe)

Areale: Oberschenkel, Bauch oder Oberarm (Fremdhilfe; die Applikation in den Oberarm wird in den S3-Leitlinien nicht mehr empfohlen)

Wirkung:

GLP-1: Hormon – wird im Darm produziert

(GLP-1-Analoga sind dem Hormon ähnliche Wirkstoffe)

fördern unabhängig von der BZ-Höhe die Freisetzung von körpereigenem Insulin

verlangsamen die Magenentleerung – führen zu schnellerem Sättigungsgefühl und sind dadurch gewichtsreduzierend

Vorteile:

Gewichtsreduktion

geringes bis kein Risiko für Hypoglykämien

Reduktion kardiovaskulärer Ereignisse bei Liraglutid, Dulaglutid und Semaglutid

Nebenwirkungen:

gastrointestinale Störungen (Bauchschmerzen, Übelkeit, Erbrechen, Durchfall)

Gallensteine

Pankreatitis (selten)

Vorsicht bei Menschen mit einer diabetischen Retinopathie!

Verabreichung:
Victoza® (Liraglutid): subkutan 1x/Tag zur gleichen Zeit (essensunabhängig)
Startdosis Woche 1 mit 0,6 mg, dann 1,2 mg ab Woche 2, bei Bedarf kann auf 1,8 mg ab Woche 3 erhöht werden
Lyxumia® (Lixisenatid): subkutan 1x/Tag in der Stunde vor der Mahlzeit (bei der geeignetsten Mahlzeit), Startdosis mit 10 µg für 14 Tage, ab Tag 15 Erhöhung auf 20 µg als Erhaltungsdosis
Byetta® (Exenatid): subkutan 2x/Tag 5–10 µg jeweils 1 Stunde vor den Mahlzeiten
Budyreon® (Exenatid): subkutan 1x/Woche 2 mg (essensunabhängig)
Trulicity® (Dulaglutid): subkutan 1x/Woche 0,75–1,5 mg, zur gleichen Zeit (essensunabhängig)
Ozempic® (Semaglutid): subkutan 1x/Woche (essensunabhängig)
Startdosis mit 0,25 mg für 4 Wochen, anschließend erhöhen auf 0,5 mg für weitere 4 Wochen und danach eine letzte Erhöhung auf 1 mg (Erhaltungsdosis)

HbA1c-Senkung: 1–2 %

Achtung:
Nicht in Kombination mit DPP-4-Hemmern!

Lagerung:
Im Kühlschrank bei 2–8 °C lagern, nicht einfrieren!
GLP-1-Analoga dürfen nicht verwendet werden, wenn sie gefroren waren.
Aufbewahrung lichtgeschützt.
Nach Anbruch ungekühlt haltbar (unter 30 °C und lichtgeschützt) für 4–6 Wochen (je nach Medikament) – Gebrauchsinformation beachten!

Zu beachten:
GLP-1-Analoga immer in Kombination mit Lebensstilanpassungen (gesunde Ernährung und vermehrte körperliche Aktivität) anwenden.

Auf das Sättigungsgefühl sollte geachtet und die Mahlzeit beendet werden, fettige Speisen (Frittiertes und Ähnliches) vermeiden, generell kleinere Mahlzeiten einnehmen.

Pen-Nadeln sind bei den meisten Präparaten nicht enthalten und müssen zusätzlich verordnet werden.

Ausnahmen:

- Ozempic® – pro Packung sind für die 4 Dosen auch 4 Pen-Nadeln enthalten
- Trulicity® – im Fertigpen ist bereits eine kleine Nadel inkludiert

Vorteil von GLP-1-RA gegenüber Insulin:
Der Vorteil von GLP-1-RA gegenüber Insulin ist ein geringes bis kein Risiko für Hypoglykämien, daher sind keine vermehrten Glukosemessungen notwendig. Weiters ist eine Gewichtsreduktion (positiv für übergewichtige und adipöse Patient:innen) zu nennen. Ein zusätzlicher Faktor ist die Reduktion kardiovaskulärer Ereignisse bei Liraglutid, Dulaglutid und Semaglutid. Applikation 1x bis max. 2x täglich bis 1x wöchentlich.

Vorteile einer Kombinationstherapie von GLP-1-RA und Basalinsulin:
Die Vorteile der Kombination von Basalinsulin mit GLP-1-RA sind der einfache Beginn und die einfache Fortführung der Therapie sowie ein geringerer Insulinbedarf. Die Gewichtszunahme ist nicht so stark ausgeprägt oder die Therapie sogar gewichtsneutral. (Therapie Aktiv, 2023, S. 69; Therapie Aktiv, o. D. b; Lick, 2022; ÖDG, 2023c, S. 35 ff., S. 46 ff.; DDG, 2024, S. 197 ff.; Puskuris, 2018; AWMF, 2023, S. 57; NVL, 2023, S. 107)

14.2.2 GLP-1- und GIP-Agonisten

Präparate mit dem Wirkstoff Tirzepatid:

- Mounjaro® (in Österreich derzeit nur Privatkauf möglich [Stand Juni 2025])

Anwendung:
subkutan (s. c. – unter die Haut, in das subkutane Fettgewebe)
Areale: Oberschenkel, Bauch oder Oberarm (Fremdhilfe; die Applikation in den Oberarm wird in den S3-Leitlinien nicht mehr empfohlen)

Wirkung:
GLP-1: glucagon-like Peptide-1
GIP: glucose-dependent insulinotropic polypeptide (früher: gastric inhibitory polypeptide)
Die Wirkung der beiden Darmhormone GLP-1 und GIP wird durch das Medikament imitiert, dadurch kommt es zur Reduktion des Appetits sowie des Hungergefühls und der Verlangsamung der Magenentleerung, das führt zu einem rascheren Eintritt des Sättigungsgefühls und ausgeprägter Gewichtsreduktion.

Nebenwirkungen:
gastrointestinale Störungen (Übelkeit, Durchfall, Magen- und Bauchschmerzen, Erbrechen, Verstopfung)
Gallensteine
Pankreatitis

Verabreichung:
1× wöchentlich, Start mit 2,5 mg über 4 Wochen, danach Erhöhung auf 5 mg über 4 Wochen. (Bei Bedarf ist eine weitere Erhöhung möglich.)

HbA1c-Senkung: 2–2,3 %

Achtung:
Nicht in Kombination mit DPP-4-Hemmern einsetzen!

Lagerung:
Im Kühlschrank bei 2–8 °C lagern, nicht einfrieren!
Mounjaro® darf nicht verwendet werden, wenn es gefroren war.
Aufbewahrung lichtgeschützt.

Nach Anbruch ungekühlt haltbar (unter 30 °C und lichtgeschützt), Durchstechflasche bis zu 21 Tage, Fertigpen bis zu 30 Tage – Gebrauchsinformation beachten!

Zu beachten:
Mounjaro® soll immer in Kombination mit Lebensstilanpassungen (gesunde Ernährung und vermehrte körperliche Aktivität) zur Anwendung kommen.

Auf das Sättigungsgefühl sollte geachtet und die Mahlzeit beendet werden, fettige Speisen (Frittiertes und Ähnliches) vermeiden, generell kleinere Mahlzeiten einnehmen.

Pen-Nadeln sind bei den Präparaten nicht enthalten und müssen zusätzlich verordnet werden. (ÖDG, 2023c, S. 35 ff.; big5academy, o. D.; Eli Lilly, 2024; AWMF, 2023, S. 57)

14.2.3 Applikation der GLP-1-RA und GLP-1 mit GIP-Agonisten

Die Injektion der unterschiedlichen Präparate ist in den Anleitungen zur Injektion der vertreibenden Firmen nachzulesen.

Tab. 11: Kurzanleitung zur Injektionstherapie mit GLP-1-RA und GLP-1 mit GIP-Agonisten (Illustrationen: M. Schreib, Quellen: VDBD, 2016, S. 19 ff.; Therapie Aktiv, 2023, S. 78 ff.; Therapie Aktiv, o. D. b; diabinfo, o. D. i; VÖD, 2024b)

1.	Bereitlegen aller benötigten Materialien: Pen und neue Pen-Nadel	
2.	Hände waschen und gut trocknen	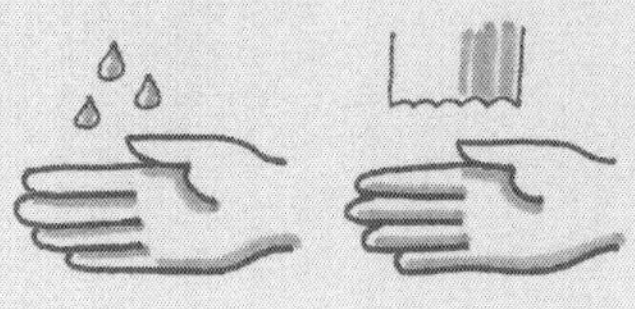
3.	Pen-Kappe abnehmen	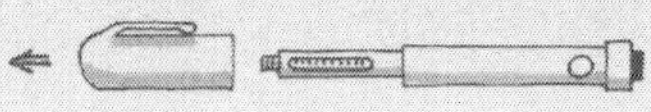

4.	neue Pen-Nadel anbringen (Einmalverwendung!), Papierlasche entfernen und die Nadel gerade auf den Pen aufschrauben	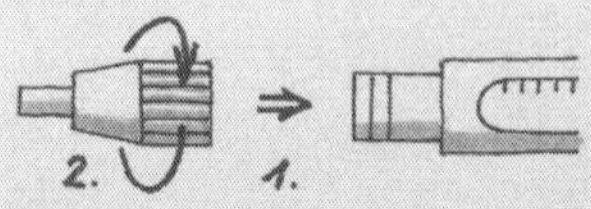
5.	äußere und innere Schutzkappe der Pen-Nadel entfernen	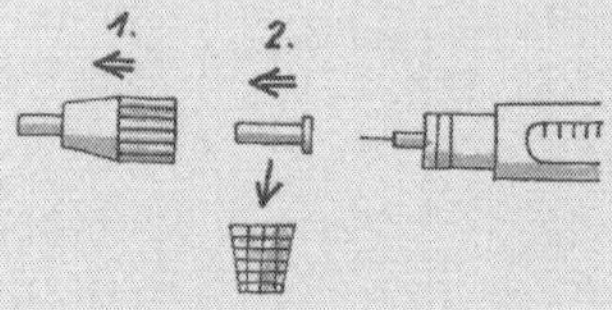
6.	Entlüftung der Pen-Nadel (nach Anleitung der unterschiedlichen Präparate): Wirkstoff (Flüssigkeit) muss an der Nadelspitze sichtbar sein! Die Entlüftung der Pen-Nadel ist gleichzeitig die Funktionskontrolle.	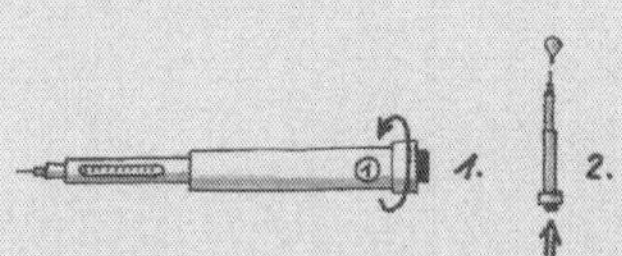
7.	korrekte Dosis an der Dosiervorrichtung einstellen	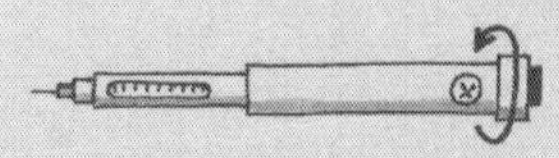
8.	gewünschte Spritzstelle freimachen, Injektionsstelle überprüfen – auf Sauberkeit, mögliche Veränderungen der Haut und des Unterhautfettgewebes	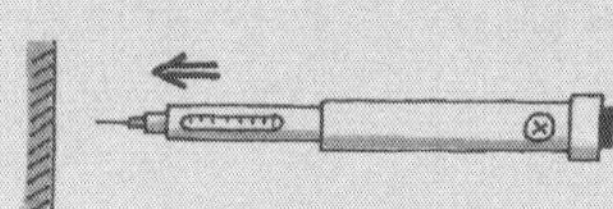
9.	ev. Hautfalte bilden – Hautfalte muss mindestens 3 cm breit sein Cave: Muskel nicht anheben Bildung einer Hautfalte je nach Spritzstelle und Nadellänge erforderlich; bei kurzen Nadeln (4 und 5 mm) ist keine Bildung einer Hautfalte erforderlich, bei längeren Nadeln (ab 6 mm) ist die Bildung einer Hautfalte notwendig	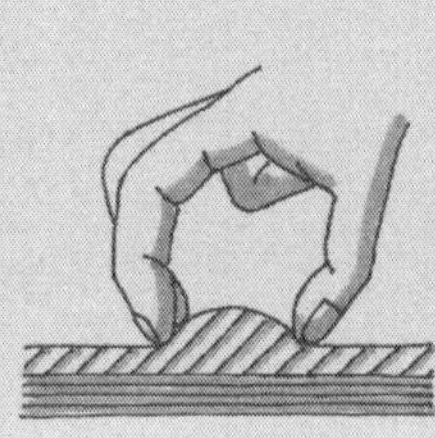

10.	Pen komplett umfassen, sodass der Daumen locker den Dosierknopf erreicht. Pen-Nadel zügig in die Haut stechen – subkutan (in das Unterhautfettgewebe) 90°-Winkel (senkrecht) – je nach Nadellänge mit oder ohne Bildung einer Hautfalte! Bei kurzen Nadeln (4 und 5 mm) im Winkel von 90° ohne Bildung einer Hautfalte einstechen. Ab 6 mm Nadellänge im Winkel von 90° mit Bildung einer Hautfalte einstechen.	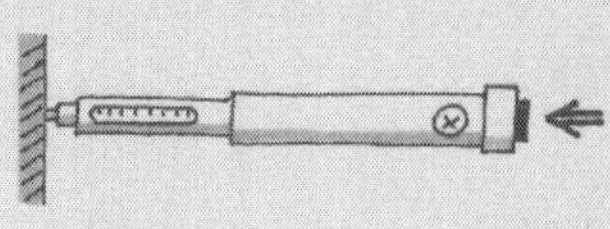
11.	Dosierknopf mit dem Daumen bis zum Anschlag drücken, der Daumen wird am Dosierknopf belassen, einige Sekunden warten (je nach Anleitung). Dosierknopf gedrückt lassen, bis Pen-Nadel aus der Haut gezogen wird.	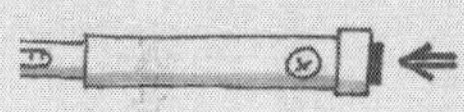
12.	Pen-Nadel herausziehen, Kappe der äußeren Pen-Nadel aufsetzen und die Pen-Nadel vom Pen abschrauben. Wichtig: Nadel nicht am Pen belassen! (Verhinderung von Luftblasenbildung und Flüssigkeitsaustritt)	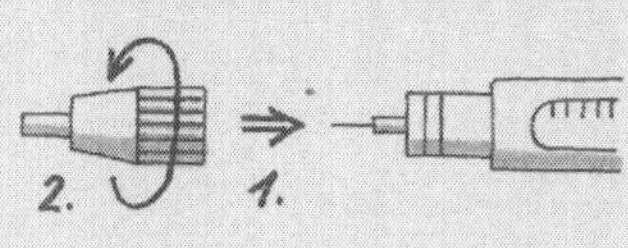
13.	Entsorgung der Pen-Nadel (bruchsicherer Behälter)	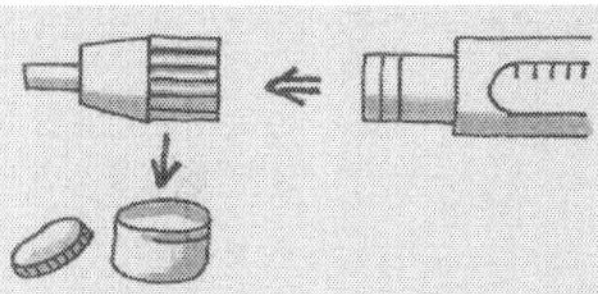
14.	Pen-Kappe wieder aufsetzen und Pen entsprechend für die nächste Injektion aufbewahren.	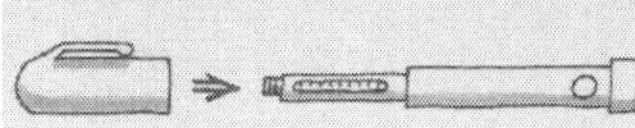

Wichtig: Bei Trulicity® ist im Fertigpen bereits eine kleine Nadel inkludiert. Der Pen hat eine spezielle Form, enthält nur 1 Dosis und wird nach der Verwendung entsorgt (Anleitung beachten).

14.3 Insulin/Insulinarten

Das Hormon Insulin ist ein Protein (Eiweißstoff) und wird in den Betazellen, die in den Langerhans-Inseln der Bauchspeicheldrüse (Pankreas) liegen, produziert. Insulin ist das einzige Hormon, das die Glukose im Blut senken kann. Bei einer Mahlzeit mit Kohlenhydratanteil steigt die Glukose im Blut und die Bauchspeicheldrüse schüttet Insulin aus. Das Insulin dient als „Türöffner" nach dem Schlüssel-Schloss-Prinzip und transportiert die Glukose aus dem Blut in die Körperzellen, dorthin, wo Energie gebraucht wird, wie z. B. in den Muskelzellen oder am Speicherort der Glukose, z. B. im Fettgewebe. Bei Menschen mit Diabetes mellitus ist dieser Vorgang gestört.

Bei Typ-1-Diabetes besteht ein absoluter Insulinmangel und Insulin muss lebenslang zugeführt werden.

Bei Typ-2-Diabetes steht die Insulinresistenz im Vordergrund, d. h., Insulin ist zu Beginn noch vorhanden, die Wirkung aber insuffizient. Bei längerer Erkrankungsdauer nimmt die Insulinproduktion ab und die Betroffenen werden insulinpflichtig. Bei Übergewicht wirkt Insulin schlechter, bei einer Gewichtsreduktion kann sich die Insulinwirkung wieder verbessern. (Thieme, 2024; Wascher & Pongratz, 2021, S. 169; Öffentliches Gesundheitsportal Österreichs, 2023b; diabinfo, O. D. r; Therapie Aktiv, 2023, S. 72 ff.; Therapie Aktiv, o. D. b)

Ein kleiner Abstecher in die Geschichte des Insulins

Die beiden kanadischen Forscher Frederick Banting und Charles Best schafften 1921 den Durchbruch in der Diabetestherapie.

Die Erforschung und Behandlung des Diabetes waren zu dieser Zeit noch nicht sehr weit fortgeschritten. Man wusste allerdings, dass die Bauchspeicheldrüse (Pankreas) mit der Erkrankung in Zusammenhang steht. Auch nahm Banting an, dass in der Bauchspeicheldrüse ein Stoff produziert wird, der den Blutzuckerspiegel senkt. Er hatte eine Theorie über die Funktionsweise und bat daher den Physiologen John MacLeod von der Universität Toronto um Hilfe. MacLeod war zunächst skeptisch, überlies Banting aber ein Labor und den jungen Studenten Charles Best als Assistent. Die beiden Forscher konnten Insulin (das damals noch nicht Insulin genannt wurde) aus der Bauchspeicheldrüse eines Hundes gewinnen und nannten es „Isletin". Probleme bereitete die Verunreinigung der gewonnenen Substanz. Deshalb beauftragte John MacLeod den Biochemiker James Collip, der Banting und Best fortan unterstützte. Collip gelang es mittels verschiedener Methoden, die Verunreinigungen deutlich zu reduzieren. Nach wenigen Monaten stellten sich bei der Behandlung eines Hundes erste Erfolge ein. Ein halbes Jahr später wurde einem 13-jährigen Jungen, der mit sehr hohen Blutzuckerwerten und in schlechtem Zustand im Krankenhaus lag, Rinderinsulin verabreicht, dies rettete dem Kind das Leben. Betroffene eines insulinpflichtigen Diabetes hatten vor der Entdeckung des Insulins keine Überlebenschance.

Vor Banting und Best beschäftigten sich auch andere Forscher mit Insulin. Beispielsweise experimentierte der rumänische Physiologe Nicolae Paulescu bereits 1916 und gewann aus den Bauchspeicheldrüsen von Rindern ein Extrakt, welches er Pankrein nannte. Er veröffentlichte seine Arbeit 1921 und ließ sich das Verfahren patentieren. Dennoch erhielten Banting und MacLeod 1923 den Nobelpreis. Paulescu erhob Einspruch, dieser wurde aber abgewiesen. Erst 50 Jahre später wurden die Forschungsergebnisse Paulescus anerkannt und geehrt.

Die Verleihung des Nobelpreises an Frederick Banting und John MacLeod war umstritten, da sowohl Charles Best als auch James Collip vom Komitee übergangen wurden. Dieser Umstand wurde von Banting stark missbilligt. Aus diesem Grund teilte er sein Preisgeld mit Best, ebenso wie MacLeod mit Collip. Banting und Best verkauften ihre Patentrechte an die Universität von Toronto um einen kanadischen Dollar, allerdings unter der folgenden Bedingung: Die Universität musste für die Zulassung eines Betriebes zur Produktion von Insulin die Qualifizierung des Betriebes und die Reinheit des Insulins überprüfen. Durch den Verzicht auf das Patent erhielten Banting und Best immense Hochachtung und wurden als führende kanadische Forscher gesehen.

Seit 1923 kann das überlebenswichtige Insulin Diabetiker:innen durch industrielle Erzeugung zur Verfügung gestellt werden.

Frederick Banting arbeitete als Professor an der Universität Toronto und wurde später zum Leiter des Banting-Best-Instituts, welches sich mit Diabetesforschung beschäftigte. 1934 wurde er von König George V. zum Ritter geschlagen. Sir Frederik Banting starb 1941 bei einem Flugzeugabsturz. Um seinen Verdienst in der Insulinforschung zu ehren, wurde Bantings Geburtstag – der 14. November – zum Weltdiabetestag.

Charles Best war ebenfalls an der Universität Toronto als Professor tätig und wurde nach Bantings Tod Leiter des Banting-Best-Instituts. Er führte die Forschung zu Insulin und Diabetes fort und wurde hochgeschätzt. Best erkrankte im Alter selbst an Diabetes mellitus und starb 1978 in Toronto. (Deutsche Diabetes Hilfe, o. D. b; Diabetes. Info, o. D.; DiabSite, 2001)

14.3.1 Insulin

Anwendung:

subkutan (s. c. – unter die Haut, in das subkutane Fettgewebe)

Areale: Oberschenkel, Bauch oder Oberarm (Fremdhilfe; die Applikation in den Oberarm wird in den S3-Leitlinien nicht mehr empfohlen)

Applikation mittels Pen, Injektionsspritze oder Insulinpumpe (subkutan)

bei Stoffwechselentgleisung oder auch perioperativ: kurzfristig intravenöse (i. v.) Gabe

Wirkung:

Die Wirkung von subkutan verabreichtem Insulin gleicht der Wirkung des körpereigenen Insulins.

Durch das Insulin gelangt die Glukose aus dem Blut in die Körperzellen.

Vorteile:

keine Dosisobergrenze

viele verschiedene Insulinarten

flexible Regelungen

Nachteile:

Gewichtszunahme

Hypoglykämie!

Glukosekontrollen unbedingt notwendig

Verabreichung:

je nach Therapieform von 1x/Tag bis mehrmals täglich notwendig (siehe Kapitel 14.4 Formen der Insulintherapie)

Gesamtbedarf:

Der Insulin-Gesamtbedarf ist die Kombination von Grundbedarf und notwendigem Bedarf aus der Nahrungsaufnahme (in etwa 50:50).

Der Grundbedarf ist essensunabhängig und notwendig für die Stoffwechselprozesse, er wird auch Basalbedarf genannt.

Bei Nahrungsaufnahme wird zusätzlich Insulin in Form von einem Bolusinsulin (Mahlzeiteninsulin) benötigt.

Der Insulinbedarf ist unterschiedlich je nach Tageszeit (unabhängig vom Essen), meistens wird morgens mehr Insulin benötigt.

Ein veränderter Bedarf an Insulin liegt in der Schwangerschaft und der Stillzeit vor.

Stress und Infektionserkrankungen erhöhen den Insulinbedarf.

Operationen können den Stoffwechsel ebenfalls beeinflussen.

Hormone wirken sich ebenso auf den Insulinbedarf aus.

Kohlenhydrate erhöhen den Insulinbedarf, aber auch Fett und Eiweiß spielen im Stoffwechsel eine Rolle und müssen berücksichtigt werden. Vermehrte körperliche Aktivität senkt den Insulinbedarf.

Insulinpens:
vorbefüllte Fertigpens (Entsorgung nach Verbrauch)
wiederverwendbare Pens (Ampullenwechsel)
Beim Einsatz von wiederverwendbaren Pens benötigen Betroffene eine ärztliche Verordnung für das gewünschte Produkt.
Diverse Firmen bieten Fertigpens und/oder Insulinpatronen an.
Zu beachten ist die Verschreibung der Präparate, da manche Produkte zwar in den Kliniken verordnet werden können, in den Ordinationen von den Sozialversicherungen aber nicht erstattet werden.
Die Schulung zur Insulinverabreichung muss entsprechend angepasst werden.
Es gilt zu ermitteln, ob Betroffene mit dem Ampullenwechsel zurechtkommen oder ob auf Fertigpens zurückgegriffen werden soll.
Manche Pens sind auch als Halbschritt-Pen erhältlich, diese sind notwendig für Kinder wie auch für Erwachsene mit einem niedrigeren Insulinbedarf, zu manchen Mahlzeiten bzw. für Korrekturen.
(Der Umfang des Angebots ist nachzulesen in den Insulinportfolios der diversen Firmen.)

Dosierung:
in internationalen Einheiten (IE)

HbA1c-Senkung: 2 %

Lagerung:
Verwendetes Insulin ist bei Raumtemperatur (bis zu 25 °C) bis zu 4 Wochen haltbar.
(Achtung: Schutz vor Hitze im Sommer – Raumtemperatur!)
Pens in Verwendung in geeigneter Pen-Tasche oder sonstigem Behältnis aufbewahren. Lichtschutz erforderlich!

Insulinvorrat im Kühlschrank bei 4–8 °C in der Verpackung lagern (nicht in der Nähe der Kühlelemente – gefrorenes Insulin verliert die Wirkung)!

Lichtschutz erforderlich!

Zu beachten:

Vermeidung von starker Hitze, Sonneneinstrahlung, Gefrieren

→ Es gibt spezielle Schutztaschen für den Transport von Insulin!

Pen-Nadeln:

Pen-Nadeln sind bei den Präparaten nicht enthalten und müssen zusätzlich verordnet werden. (In manchen Fällen werden den Insulinpräparaten nur wenige Pen-Nadeln beigepackt. Dies ist für Betroffene irreführend, darum werden bei fehlenden Schulungen Pen-Nadeln fälschlicherweise mehrfach verwendet. Aus diesem Grund ist die Schulung ein wichtiges Instrument für die korrekte Insulinapplikation.)

Pen-Nadeln gibt es in den Längen 4, 5, 6, 8, 10 und 12 mm.

10- und 12-mm-Nadeln werden nahezu nicht mehr verwendet.

Hauptsächlich kommen Pen-Nadeln mit einer Länge von 4–8 mm zum Einsatz.

Kürzere Nadeln sind auch bei übergewichtigen und adipösen Menschen geeignet. Je länger die Pen-Nadel ist, desto größer ist die Gefahr einer intramuskulären Injektion.

Zudem sind kürzere Nadeln (4, 5 und 6 mm) für Betroffene aus psychologischen Gründen (z. B. bei Injektionsangst) und bei hohem Schmerzempfinden bei der Injektion besser geeignet.

Wichtig: Vor jeder Injektion eine neue Pen-Nadel verwenden und die Nadel nicht auf dem Pen belassen!

Sicherheits-Pen-Nadeln für die Injektion durch Gesundheitsprofessionals können nur einmalig angewendet werden und verringern die Verletzungsgefahr für das Personal. Zur Schulung der Betroffenen und

Angehörigen sollen Pen-Nadeln verwendet werden, die auch im Alltag zuhause zur Anwendung kommen. (Therapie Aktiv, 2023, S. 72 ff.; Therapie Aktiv, o. D. b; Lick, 2022; ÖDG, 2023c, S. 35 ff., S. 99 ff.; Haak et al., 2024, S. 158 ff.; AWMF, 2023, S. 57; VDBD, 2016, S. 15 ff.; diabinfo, o. D. e; Kogler, 2021, S. 185 ff.)

14.3.2 Insulinarten

In der modernen Insulintherapie wird zwischen Humaninsulinen und Insulinanaloga unterschieden. Eine weitere Unterteilung der beiden Insulinarten erfolgt in kurzwirksame und langwirksame Insuline. Weiters gibt es sogenanntes Mischinsulin, eine Kombination eines kurzwirksamen und eines langwirksamen Insulins in einem Pen.

14.3.2.1 Humaninsuline

Humaninsuline (menschlich) sind dem chemischen Aufbau des menschlichen Insulins identisch. Humaninsuline werden mittels biotechnologischer Verfahren hergestellt (mit gentechnisch veränderten Mikroorganismen).

14.3.2.2 Insulinanaloga oder Analoginsuline

Insulinanaloga, auch als Analoginsuline bezeichnet, ähneln dem menschlichen Insulin lediglich und werden ebenfalls mittels biotechnologischer Verfahren hergestellt. Allerdings ist der molekulare Aufbau des Proteins (Eiweißstoff) minimal verändert worden (Modifikation einzelner Aminosäuresequenzen). Durch diese Anpassung können der Wirkeintritt und die Wirkdauer des Insulins beeinflusst werden.

14.3.2.3 Langwirksame Insuline oder Basal-/Langzeit-/ Verzögerungsinsuline

Langwirksame Insuline werden auch als Basalinsuline, Langzeitinsuline oder Verzögerungsinsuline bezeichnet. Der Wirkeintritt erfolgt verzögert, die Wirkdauer ist wesentlich länger. Langwirksame Humaninsuline werden auch Humaninsulin mit Verzögerungszusatz genannt.

Dazu zählen die NPH-Insuline (Neutrales Protamin-Hagedorn-Insulin). Diese Insuline sind immer trüb, da sie in einer Suspension und keiner Lösung vorliegen. Sie müssen daher vor der Anwendung durch Schwenken (20×) durchmischt werden. Weiters gibt es auch langwirksame und ultralangwirksame Insulinanaloga mit langer und sehr langer Wirkdauer.

14.3.2.4 Kurzwirksame Insuline oder Bolus-/Kurzzeit-/Mahlzeiteninsuline

Kurzwirksame Insuline werden auch Bolusinsuline, Kurzzeitinsuline, Mahlzeiteninsuline oder prandiales Insulin genannt. Der Wirkeintritt erfolgt rascher und die Wirkdauer ist relativ kurz. Kurzwirksame Humaninsuline sind auch als Normalinsuline bekannt. Des Weiteren gibt es kurzwirksame und ultrakurzwirksame Insulinanaloga mit raschem und sehr raschem Wirkeintritt.

Wichtig:

Langwirksame Insuline werden auch bezeichnet als:

- Basalinsuline
- Langzeitinsuline
- Verzögerungsinsuline

Kurzwirksame Insuline werden auch bezeichnet als:

- Bolusinsuline
- Kurzzeitinsuline
- Mahlzeiteninsuline oder prandiales Insulin

14.3.2.5 Mischinsuline

Es gibt Kombinationen aus NPH-Insulin mit Normalinsulin wie auch NPH-Insulin mit Insulinanaloga.

Mischinsuline liegen in einer Suspension vor und müssen deshalb vor der Anwendung immer durch Schwenken (20×) durchmischt werden.

Wichtig:

NPH-Insuline liegen in einer Suspension und nicht in einer Lösung vor. Darum sind NPH-Insuline IMMER trüb! Aus diesem Grund müssen Insulinsuspensionen IMMER vor der Anwendung durch Schwenken (20x) durchmischt (resuspendiert) werden, bis die Suspension gleichmäßig trüb ist. Nicht schütteln: Gefahr der Schaumbildung.

Mischinsuline liegen ebenfalls in einer Suspension vor und sind IMMER trüb! Unbedingt VOR JEDER Anwendung 20x schwenken, bis die Suspension gleichmäßig durchmischt ist. (Nicht schütteln!)

(diabinfo, o. D. e; ÖDG, 2023c, S. 99 ff.; Haak et al., 2024, S. 158 ff.)

Tab. 12: Übersichtstabelle Insulinarten (diabinfo, o. D. e; ÖDG, 2023c, S. 100)

Humaninsuline		Insulinanaloga
Humaninsuline mit Verzögerungszusatz (NPH-Insulin)	Langwirksame Insuline (Basal-, Langzeit-, Verzögerungsinsuline)	Langwirksame Insulinanaloga (z. B. Detemir, Glargin) Ultralangwirksame Insulinanaloga (z. B. Degludec)
Normalinsuline	Kurzwirksame Insuline (Bolus-, Kurzzeit-, Mahlzeiteninsuline oder prandiales Insulin)	Kurzwirksame Insulinanaloga (z. B. Aspart, Glulisin, Lispro) Ultrakurzwirksame Insulinanaloga (z. B. Ultra Rapid Lispro, Fast-acting Aspart)
Kombination aus Normalinsulin und Verzögerungszusatz (NPH-Insulin)	Mischinsuline	Kombination aus kurzwirksamen Insulinanaloga und Verzögerungszusatz (NPH-Insulin)

Wirkkinetik der Insuline

Der Wirkbeginn, das Wirkungsmaximum und die Wirkdauer der unterschiedlichen Insuline werden als Wirkkinetik bezeichnet.

Zur besseren Übersicht wird die Wirkkinetik in der folgenden Tabelle dargestellt:

Tab. 13: Wirkkinetik Insuline (ElSayed et al., 2022, zitiert nach: ÖDG, 2023b, S. 40; ÖDG, 2023c, S. 100)

Wirkkinetik der Insuline:			
Insulin	**Wirkungs-beginn in Stunden**	**Wirkungs-maximum (Peak) in Stunden**	**Wirkungs-dauer in Stunden**
Normalinsulin	0,5–1,0	1,5–3,5	7–8
Kurzwirksame Insulinanaloga (z. B. Aspart, Glulisin, Lispro)	0,15–0,35	1–3	3–5
Ultrakurzwirksame Insulinanaloga (z. B. Ultra Rapid Lispro, Fast-acting Aspart)	0,1–0,2	1–3	3–5
NPH-Insulin	2–4	4–6	8–14
Langwirksame Insulinanaloga (z. B. Glargin U100, Detemir)	2–4 1–2	8–12 4–7	22–24 20–24
Ultralangwirksame Insulinanaloga (z. B. Glargin U300, Degludec)	2–6 0,5–1,5	Flache Wirkkurve Minimaler Peak Minimaler Peak	30–36 > 42

In Österreich werden Insuline von den unterschiedlichen Firmen in Form von vorbefüllten Fertigpens und/oder Patronen für die Anwendung in wiederverwendbaren Pens angeboten. Der Umfang des Angebots ist in den Insulinportfolios der diversen Firmen nachzulesen.

Tab. 14: Verfügbare Insulinpräparate in Österreich (ÖDG, 2023c, S. 100; ÖDG, 2023b, S. 41; Ergänzungen durch aktuelle bzw. bevorstehende Auflassungen)

Insulinpräparate			
Firmen:	**Sanofi-Aventis**	**Eli Lilly**	**Novo Nordisk**
Kurzwirksame Insuline Humaninsulin oder Normalinsulin		Huminsulin® „Lilly" Normal	Actrapid® (verfügbar bis September 2025)

Kurzwirksame Insulinanaloga	Apidra® (Glulisin)	Humalog® (Lispro)	NovoRapid® (Aspart)
Ultrakurzwirksame Insulinanaloga		Lyumjev® (Ultra Rapid Lispro)	Fiasp® (Fast-acting Aspart) Nicht im Erstattungs-kodex gelistet!
Langwirksame Insuline NPH-Insuline		Huminsulin® „Lilly" Basal	Insulatard® (verfügbar bis September 2025)
Langwirksame Insulinanaloga *	Lantus® (Glargin U100)	Abasaglar® (Glargin) In Österreich nicht erhältlich!	Levemir® (Detemir)
Ultralangwirksame Insulinanaloga	Toujeo® (Glargin U300)		Tresiba® (Degludec)
Mischinsuline NPH-Insuline mit 15–30 % Normalinsulin		Huminsulin® Profil III	
Mischinsuline mit Insulinanaloga NPH-Insulin mit 25–50 % kurzwirksamen Insulinanaloga		Humalog® Mix 25 Humalog® Mix 50	NovoMix® 30 NovoMix® 50
Langwirksames und kurzwirksames Insulin-analogon			Ryzodeg® 70 % Degludec mit 30 % Aspart In Österreich nicht erhältlich!

* Ein weiteres, langwirksames Insulinanalogon ist Semglee® (Insulin Glargin U100), Hersteller ist die Firma Mylan.

Hinweis:

Die im Buch angegebenen Insuline erheben keinen Anspruch auf Vollständigkeit.

14.3.3 Häufigkeit der Anwendung der Insuline und Wirkeigenschaften

Nach der gemeinsamen Entscheidung, welche Therapieform individuell in der Praxis gut umsetzbar ist, benötigen Betroffene für den richtigen Umgang mit den Insulinen und der gewählten Insulintherapie eine umfangreiche Beratung sowie eine strukturierte Schulung. Eine Nachschulung eignet sich für die Klärung aufgetretener Probleme bei der Insulinapplikation oder sonstiger Fragen.

Nachfolgende Tabelle bietet einen Überblick über die Häufigkeit der Anwendung der unterschiedlichen Insuline sowie die Wirkung (Eintritt, Maximum und Dauer).

Tab. 15: Charakteristika der Insulinarten und ihre Wirkungseigenschaften bei subkutaner Gabe (Haak et al., 2024, S. 159)

Insuline	Wirk-eintritt	Wirk-maximum	Wirk-dauer	Anwendung (meistens)
Humaninsuline:				
NPH-Insulin (z. B. Huminsulin® Basal, Insulatard®)	1–2 h	6–7 h	14 h	2× tgl.
Normalinsuline (z. B. Actrapid®, Huminsulin® Normal)	30–60 min	3 h	8 h	0–30 min vor den Mahlzeiten
Insulinanaloga:				
Degludec (z. B. Tresiba®)	1–2 h	8–14 h geringes Maximum	> 42 h	1× tgl.
Detemir (z. B. Levemir®)	1 h	7–9 h	19–26 h	1 od. 2× tgl.
Glargin U100 (z. B. Lantus®, Semglee®, Abasaglar®*)	1 h	8–12 h	20–27 h	1 od. 2× tgl.

Glargin U300 (z. B. Toujeo®)	1–6 h	12–16 h geringes Maximum	30–32 h	1x tgl.
Aspart (z. B. Novo Rapid®)	20–25 min	120–150 min	4–5 h	0–15 min vor den Mahlzeiten
Faster Aspart (z. B. Fiasp®*)	15–20 min	120–150 min	3–4 h	0–10 min vor den Mahlzeiten
Glulisin (z. B. Apidra®)	20–25 min	120–150 min	4–5 h	0–15 min vor den Mahlzeiten
Lispro (z. B. Humalog®)	20–25 min	120–150 min	4–5 h	0–15 min vor den Mahlzeiten
Ultra Rapid Lispro (z. B. Lyumjev®)	15–20 min	120 min	4 h	unmittelbar vor den Mahlzeiten

* nicht im Erstattungskodex gelistet

14.3.4 Anwendung der Insuline in der Praxis

14.3.4.1 Humaninsuline

NPH-Insuline (Verzögerungsinsuline, Langzeitinsuline)

Beispiele: Huminsulin® Basal, Insulatard®

Diese Insuline sind an eine Verzögerungssubstanz gebunden. Diese kann sich bei längerer Liegezeit am Boden der Ampulle absetzen und muss aus diesem Grund VOR Gebrauch 20x geschwenkt werden, bis die Suspension gleichmäßig trüb ist (nicht schütteln, Gefahr der Schaumbildung!).

Diese Insuline werden dadurch milchig trüb.

Langzeitinsuline sind Mahlzeiten-unabhängig.

Normalinsuline

Beispiele: Actrapid®, Huminsulin® Normal

Wirkeintritt nach rund 30 Minuten

Spritz-Ess-Abstand von ca. 15–30 Minuten einhalten.

Kein Durchmischen erforderlich, da Insuline in klarer Lösung vorliegen.

Mischinsuline NPH-Insulin mit Normalinsulin

Beispiele: Huminsulin® Profil III, Mixtard® 30

Suspensionen sind milchig trüb, daher mindestens 20x schwenken notwendig (nicht schütteln, Gefahr der Schaumbildung!), damit beide Insuline gut vermischt sind, sonst besteht Gefahr der unzureichenden Durchmischung.

Mischinsuline liegen in verschiedenen Mischverhältnisse vor.

Betroffene verwenden oftmals 2 verschiedene Pens mit unterschiedlichem Mischverhältnis, z. B. abends einen höheren basalen Anteil.

Mischinsuline decken mit einer Injektion den Bolus bei den Mahlzeiten (in diesem Fall mit Normalinsulin) ab und die Basis mit dem NPH-Insulin.

Allerdings erlauben sie nur wenig Flexibilität für die Betroffenen (siehe Kapitel 14.4 Formen der Insulintherapie).

Spritz-Ess-Abstand notwendig (15–30 Minuten)

Sonderform Humaninsulin mit Insulinanalogon

Mischinsuline NPH-Insulin mit Insulinanaloga:

Beispiele: Humalog® Mix, NovoMix®

Suspensionen sind milchig trüb, daher mindestens 20x schwenken notwendig (nicht schütteln, Gefahr der Schaumbildung!), damit beide Insuline gut vermischt sind, sonst besteht Gefahr der unzureichenden Durchmischung.

Mischinsuline liegen in verschiedenen Mischverhältnisse vor.

Betroffene verwenden oftmals 2 verschiedene Pens mit unterschiedlichem Mischverhältnis, z. B. abends einen höheren basalen Anteil.

Mischinsuline decken mit einer Injektion den Bolus bei den Mahlzeiten (in diesem Fall mit einem kurzwirksamen Insulinanalogon) ab und die Basis mit dem NPH-Insulin.

Allerdings erlauben sie nur wenig Flexibilität für die Betroffenen (siehe Kapitel 14.4 Formen der Insulintherapie).

KEIN Spritz-Ess-Abstand notwendig

14.3.4.2 Insulinanaloga

Kurzzeit-Insulinanaloga

Beispiele: Apidra®, Humalog®, NovoRapid®

Spritz-Ess-Abstand (0–15 Minuten)

Insuline liegen in klarer Lösung vor (kein Durchmischen notwendig)

Bolusinsulin zu den Mahlzeiten

Wirkungseintritt nach 20–25 Minuten

KEIN Spritz-Ess-Abstand notwendig

Ultrakurzwirksame Insulinanaloga

Beispiele: Lyumjev®, Fiasp® (nicht im Erstattungskodex gelistet)

Insuline liegen in klarer Lösung vor (kein Durchmischen notwendig)

Bolusinsulin zu den Mahlzeiten

Wirkungseintritt nach 15–20 Minuten

KEIN Spritz-Ess-Abstand notwendig

Langzeit-Insulinanaloga

Beispiele: Lantus®, Levemir®, Semglee®, Abasaglar® (nicht im Erstattungskodex gelistet)

Insuline liegen in klarer Lösung vor (kein Durchmischen notwendig)

Der Vorteil der langwirksamen Insulinanaloga ist eine Verminderung von nächtlichen Hypoglykämien durch die flachere Wirkkurve und die längere Wirkdauer.

Langzeitinsuline sind Mahlzeiten-unabhängig.

Ultralangwirksame Insulinanaloga

Beispiele: Toujeo®, Tresiba®

Insuline liegen in klarer Lösung vor (kein Durchmischen notwendig)

sehr lange Wirkdauer, geringes Maximum

Ultralangzeitinsuline sind Mahlzeiten-unabhängig.

14.3.4.3 Insulintherapie

Je nach Therapieform und Umsetzung in der praktischen Anwendung arbeiten Betroffene mit einem vorgegebenen Insulinschema oder bei der selbstständigen Insulindosisanpassung mit Titrationskarten.

(diabinfo, o. D. e; ÖDG, 2023c, S. 99 ff.; ÖDG, 2023b, S. 40 f.; Haak et al., 2024, S. 158 ff.; AWMF, 2023, S. 50; Therapie Aktiv, 2023, S. 74 f.; Therapie Aktiv, o. D. b; Lick, 2022; Kogler, 2021, S. 188 ff.; VDBD, 2016 S. 17 ff.; Semlitsch et al., 2023)

14.3.4.4 Spritz-Ess-Abstand

Mit Spritz-Ess-Abstand ist die Zeitspanne gemeint, die zwischen der Injektion und dem Wirkeintritt des kurzwirksamen Insulins liegt, und somit determiniert, wann mit der Mahlzeit begonnen werden kann. Je nach Präparat ist der Wirkeintritt unterschiedlich lang ausgeprägt.

Der Injektionsort muss ebenfalls berücksichtigt werden. An den Injektionsstellen am Bauch erfolgt eine raschere Resorption der Insuline, wohingegen am Oberschenkel und Gesäß eine langsamere Resorption der Insuline stattfindet. Die Einhaltung der Applikationsstellen in Bezug auf die Resorptionsgeschwindigkeit ist vor allem bei Humaninsulinen wichtig. Die Durchblutung und der Einfluss von Wärme in den Injektionsarealen beschleunigen die Resorption von Insulin ebenfalls.

Die Einhaltung des Spritz-Ess-Abstands ist bedeutend, da es bei zu langem Warten zu Unterzuckerungen kommen kann und bei zu kurzem Abstand zur Injektion die Blutglukose nach der Mahlzeit zu stark ansteigt. Im Idealfall deckt sich die Wirkkurve des Insulins mit dem Verlauf der Blutglukose (zusätzlich abhängig von der Art der Nahrungsmittel).

Bei geriatrischen Patient:innen kann auf einen Spritz-Ess-Abstand verzichtet werden. Dieser richtet sich nach dem psychischen und physischen Zustand und wird mit den Betroffenen individuell vereinbart. Bei Menschen mit Demenz ist der Verzicht auf einen Spritz-Ess-Abstand ebenso sinnvoll. In einigen Fällen kann es notwendig sein, das prandiale

Insulin erst nach der Mahlzeit zu verabreichen, je nach Speise. Wichtig bei geriatrischen Patient:innen ist die Vermeidung von Hypoglykämien. (diabinfo, o. D. e; ÖDG, 2023c, S. 99 ff.; AWMF, 2023, S. 60; Therapie Aktiv, 2023, S. 74 f.; Therapie Aktiv, o. D. b; Kogler, 2021, S. 188 ff.)

14.4 Formen der Insulintherapie

Die Insulintherapie bei Diabetes mellitus Typ 2 wird meist in Kombination mit oralen Antidiabetika und/oder zusätzlich mit einem GLP-1-Rezeptoragonisten angewendet.

Tab. 16: Übersicht über Formen der Insulintherapie (Diabetesportal, o. D.; ÖDG, 2023b, S. 23 ff.; diabinfo, o. D. e; NVL, 2023, S. 106 ff.; Lick, 2022)

BOT	Basalunterstützte Orale Therapie
BOT plus	Basalunterstützte Orale Therapie mit Bolusgabe (1x tgl.)
MOT	Mischinsulin-unterstützte Orale Therapie
CT od. KIT	Konventionelle Insulintherapie
SIT od. PIT	Prandiale/Supplementäre Insulintherapie
BBT od. ICT	Basis-Bolus-Therapie od. Intensivierte Konventionelle Insulintherapie
FIT	Funktionelle Insulintherapie
CSII	Kontinuierliche subkutane Insulintherapie (Insulinpumpe)

Die Form der Insulintherapie hängt von verschiedenen Faktoren ab:

- Hypoglykämierisiko
- individuelle Stoffwechsellage (tageszeitlich unterschiedliche Glukoseschwankungen, nüchterne und postprandiale Glukosewerte, HbA1c)
- Gewichtseffekt
- Tagesablauf (gewünschte Essensgewohnheiten fest oder flexibel notwendig)
- Umsetzbarkeit der Therapieform im Alltag
- Alter der Betroffenen – Schulung möglich (kognitive Fähigkeiten)

Patient:innen sowie Angehörige und Pflegende, die an der Verabreichung der Insulintherapie beteiligt sind, müssen auf die jeweilige Therapieform geschult werden.

Formen der Insulintherapie

BOT: Basalunterstützte Orale Therapie

- Die oralen Antidiabetika sind nicht mehr ausreichend, darum zusätzliche Unterstützung durch ein langwirksames Insulin (Basalinsulin)
- Verabreichung 1x täglich
- meist Einstieg in die Insulintherapie
- einfaches Insulinschema
- unabhängig von den Mahlzeiten
- Senkung des nüchternen Blutglukosewertes
- Übernahme der Insulintherapie durch Angehörige oder Pflegepersonal leicht möglich (durch 1x tägliche Anwendung)
- Schulung notwendig

BOT plus: Basalunterstützte Orale Therapie mit zusätzlicher Gabe eines Bolusinsulins (kurzwirksames Insulin) zur Mahlzeit

- zunächst 1x täglich
- ev. orale Antidiabetika reduzieren, Sulfonylharnstoffe absetzen
- Schulung notwendig

MOT: Mischinsulin-unterstützte orale Therapie

- Kombination von oralen Antidiabetika mit Mischinsulin
- Anwendung 2–3x täglich zu den Mahlzeiten
- starrer Therapieplan, festgelegte Insulinmenge zu festgelegten Zeiten und Mahlzeitengrößen
- ev. auch Verwendung eines Schemas anhand der Höhe der Blutglukose und der zu verabreichenden Insulineinheiten
- Schulung notwendig

CT oder KIT: Konventionelle Insulintherapie

- starrer Therapieplan, 2–3x täglich festgelegte Insulinmenge zu festgelegten Zeiten und Mahlzeitengrößen (meist mit Mischinulin)
- ev. auch Verwendung eines Schemas anhand der Höhe der Blutglukose und der zu verabreichenden Insulineinheiten
- geeignet für Betroffene, die einen fixen Tagesablauf und meist gleichbleibende Mahlzeitenmengen einhalten
- meist bei älteren Betroffenen angewendet
- vermehrte körperliche Aktivität wird durch zusätzliche Mahlzeiten ausgeglichen
- wenig Flexibilität
- Tagesablauf mit Aktivitäten und Mahlzeiten starr eingeteilt
- Schulung notwendig

SIT oder PIT: Prandiale/Supplementäre Insulintherapie

- Bolusinsulin-Gaben zu den Hauptmahlzeiten, bei erhöhten postprandialen Glukosewerten
- mehr Flexibilität für Betroffene bzgl. Tagesablauf und Mahlzeiten
- Anpassung auch an z. B. sportliche Aktivität, Schichtarbeit usw.
- ev. orale Antidiabetika reduzieren, Sulfonylharnstoffe absetzen
- erhöhtes Risiko für Hypoglykämien
- erhöhter Schulungsaufwand

BBT oder ICT: Basis-Bolus-Therapie oder Intensivierte konventionelle Insulintherapie

- Basalinsulin 1–2x täglich (je nach Basalinsulin), Bolusinsulin (prandiales Insulin) vor jeder Mahlzeit
- hoher Schulungsaufwand notwendig
- **Vorteile:**
  - hohe Flexibilität für Betroffene in Bezug auf Tagesablauf und Mahlzeiten
  - bessere Lebensqualität

  - bedarfsorientiert
  - sehr gute Stoffwechseleinstellung durch geschulte Betroffene möglich
  - Reduktion von Folgeerkrankungen
- Nachteile:
  - hohes Risiko für Hypoglykämien
  - häufige Messungen der Glukose (blutig oder Sensor)
  - Gewichtszunahme

FIT: Funktionelle Insulintherapie (Basis-Bolus-Therapie)

- Basalinsulin 1–2x täglich (je nach Basalinsulin), Bolusinsulin vor jeder Mahlzeit und als Korrekturinsulin
- selbstständige Berechnung der erforderlichen Insulinmenge bei jeder Mahlzeit
- hoher Schulungsaufwand notwendig
- Vorteile:
  - hohe Flexibilität für Betroffene in Bezug auf Tagesablauf und Mahlzeiten
  - bessere Lebensqualität
  - sehr gute Stoffwechseleinstellung durch geschulte Betroffene möglich
  - Reduktion von Folgeerkrankungen
- Nachteile:
  - hohes Risiko für Hypoglykämien
  - häufige Messungen der Glukose (blutig oder Sensor)
  - Gewichtszunahme

CSII: Kontinuierliche subkutane Insulininfusionstherapie (Insulinpumpe)

- Insulinpumpentherapie mit einer dauerhaften Abgabe von Bolusinsulin (zur basalen Insulinversorgung)
- selbstständige Berechnung der erforderlichen Insulinmenge zur Abgabe von Boli bei jeder Mahlzeit

- Ausschließliche Verwendung von kurzwirksamen Insulinen!
- hoher Schulungsaufwand

Vorteile:

- rasche und präzise Anpassung an den tatsächlich benötigten Insulinbedarf
- raschere und bessere Reaktion auf fett- und eiweißreiche Nahrungsmittel durch Bolusgaben
- hohe Flexibilität und bessere Lebensqualität für Betroffene
- mehrmals tägliche Insulininjektionen entfallen

Nachteile:

- Pumpe muss 24 Stunden getragen werden
- Kanülenwechsel, Hautirritationen, Infektionen usw. möglich

Pumpensysteme:

- Schlauchpumpen, Patchpumpen (schlauchlos)
- Kombination mit CGM-Systemen

Eine Insulinpumpe kommt bei Menschen mit DM Typ 2 eher selten zur Anwendung (Diabetesportal, o. D.; ÖDG, 2023b, S. 23 ff.; diabinfo, o. D. e; NVL, 2023, S. 106 ff.; Lick, 2022)

Fallbeispiel Herr S. (80 Jahre)

Diabetes mellitus Typ 2 seit ca. 10 Jahren. Orale Therapie mit Metformin® (Biguanide) 1.000 mg 1–0–0 und Gliclazid® (Sulfonylharnstoff) 30 mg 1–0–0. Zusätzlich wurde ein Pankreaskarzinom vor 3 Monaten neu diagnostiziert. Die Chemotherapie ist für Herrn S. laut eigenen Angaben relativ gut verträglich. Aufgrund der ständig erhöhten Blutglukosewerte (150–300 mg/dl) und des HbA1c-Anstiegs auf 8,5 % wurde eine BOT mit Insulatard® 8 Einheiten morgens gestartet. Die orale Therapie wurde auf die Einnahme abends umgestellt. Der Patient ist normalgewichtig, sein Allgemeinzustand ist allerdings

15 Insulininjektion und Spritzstellen

Das Erlernen der richtigen Injektionstechnik mittels umfassender Schulungen ist für Anwender:innen von Insulinpräparaten und GLP-1-RA sowie deren Angehörige und alle an der Injektionstherapie beteiligten Personen wesentlich. Betroffene müssen für das Diabetes-Selbstmanagement, vor allem bei einer Insulintherapie, die korrekte Blutglukosemessung beherrschen, die Werte richtig interpretieren und schließlich die Insulininjektion korrekt durchführen können.

Je aufwändiger die gewählte Insulintherapie ist, desto aufwändiger wird der Schulungsbedarf. Die Auswahl der Therapieform sollte vom betreuenden Diabetesteam immer in Abstimmung mit den Betroffenen und gegebenenfalls auch mit den Angehörigen bzw. an der Betreuung beteiligten Personen getroffen werden, um den Erfolg in der Umsetzung zuhause zu gewährleisten.

15.1 Ablauf der Insulinverabreichung

1. Für die Insulinverabreichung müssen alle benötigten Materialien wie der Insulinpen und eine neue Pen-Nadel vorbereitet werden. Am Pen muss IMMER kontrolliert werden, ob es der richtige Wirkstoff ist.

   Vorsicht: Verwechslungsgefahr bei Anwendung von mehreren Insulinpräparaten wie z. B. Basal- und Bolusinsulin bzw. bei Anwendung unterschiedlicher Mischinsuline.

   Bei wiederverwendbaren Pens besteht die Möglichkeit der Verwendung von Pens mit unterschiedlichen Farben für das Basal- und das Bolusinsulin.

   Vorbefüllte Pens mit diversen Insulinpräparaten sind meist auch durch unterschiedliche Farben gekennzeichnet.

2. Vor der Insulinverabreichung sollen die Hände gründlich mit Wasser und Seife gewaschen werden, anschließend die Hände gut trocknen.
3. Abnahme der Pen-Kappe vom Insulinpen.
4. Bei manchen Insulinpräparaten muss der Insulinpen mehrmals geschwenkt werden, z. B. bei Mischinsulin und bei NPH-Insulinen.

   NPH (Neutrales Protamin-Hagedorn)-Insuline liegen in einer Suspension vor und nicht in einer Lösung. Darum sind sie immer trüb. Diese Insulinsuspensionen müssen daher vor der Anwendung immer durch Schwenken durchmischt (resuspendiert) werden.

   Mischinsuline liegen ebenfalls in einer Suspension vor, sind immer trüb und müssen vor jeder Anwendung ebenfalls 20× geschwenkt werden.

   Achtung: Nicht schütteln, es besteht die Gefahr einer Schaumbildung!

   Bei klaren Lösungen ist kein Schwenken des Pens erforderlich.
5. Anbringen einer neuen Pen-Nadel. Entfernen der Papierlasche (des Papiersiegels), die Pen-Nadel gerade auf den Pen aufschrauben. Pen-Nadeln sind Einmalprodukte und sollen nur einmalig verwendet werden. Bei mehrmaliger Verwendung wird die Beschichtung beschädigt und die Nadel wird stumpf, es kommt zu Verformungen und so möglicherweise zu Verletzungen der Haut und des Unterhautfettgewebes. Die Durchlässigkeit des Wirkstoffes kann ebenfalls eingeschränkt oder blockiert werden. Durch das Belassen der Pen-Nadel auf dem Pen können Lufteinschlüsse in der Patrone des Pens entstehen und eine genaue Dosierung des Wirkstoffes ist somit nicht mehr gewährleistet.
6. Entfernen der äußeren und der inneren Schutzkappen der Pen-Nadel. Die äußere Schutzkappe wird zum Abschrauben der Pen-Nadel nach der Injektion aufbewahrt, die innere Schutzkappe wird entsorgt. **Wichtig:** Diabetiker:innen sowie alle an der Insulinverabreichung beteiligten Personen sollen immer mit den Pen-Nadeln

geschult werden, die sie auch im Alltag verwenden. Eine Schulung mit einer Sicherheits-Pen-Nadel kann für Betroffene und die betreuenden Personen verwirrend sein. Die innere Kappe der Pen-Nadel wird möglicherweise aufgrund der Ähnlichkeit zur Sicherheits-Pen-Nadel nicht entfernt. Patient:innen erhalten somit kein Insulin.

7. Zur Entlüftung der Pen-Nadel werden 1–2 Einheiten an der Dosiervorrichtung eingestellt und senkrecht nach oben in die Luft weggespritzt. Vorgang gegebenenfalls wiederholen, bis Flüssigkeit bzw. ein Tropfen an der Pen-Nadel sichtbar wird. Dieser Vorgang ist wichtig, damit Betroffene die korrekte Menge Wirkstoff erhalten. Die Entlüftung der Nadel ist gleichzeitig die Funktionskontrolle.
8. Einstellen der korrekten Insulindosis an der Dosiervorrichtung durch Drehen, bis die richtige Menge in der Mitte am Sichtfenster zu lesen ist. Bei jedem Schritt (jede ganze Einheit bzw. halbe Einheit bei Halbschritt-Pens) sind Klickgeräusche hörbar.
9. Die gewünschte Spritzstelle freimachen, je nachdem ob Basalinsulin (Injektion in den Oberschenkel, da es zu einer langsameren Resorption kommt) oder Bolusinsulin (Injektion in den Bauch, da es zu einer rascheren Resorption kommt) injiziert wird.

   Die Injektionsstelle auf Sauberkeit überprüfen. Bei regelmäßiger Körperhygiene ist eine Desinfektion mit einem alkoholischen Desinfektionsmittel nicht notwendig und wird auch bei Injektionen im Alltag nicht empfohlen. Desinfektionsmittel führen zur Austrocknung der Haut bei mehrmals täglicher Anwendung. Alkoholische Desinfektionsmittel führen zudem zu Brennen an der Einstichstelle. Die Desinfektion vor der Insulinverabreichung durch das Pflegepersonal wird in diversen Einrichtungen unter Verwendung von Sicherheits-Pen-Nadeln aufgrund der Einhaltung der Hygienemaßnahmen und Sicherheitsvorschriften praktiziert.

Kontrolle der Injektionsstelle auf mögliche Veränderungen der Haut und des Unterhautfettgewebes. Keine Injektion in Narben, Muttermale, Hämatome, Haarwurzeln, Gewebsverhärtungen, Dellen, nahe Varizen, Schwellungen, Dehnungsstreifen, schmerzende Areale oder in sonstige Auffälligkeiten der Haut. Keine Injektion in den Muskel.

Bei Injektion in Hautareale mit diversen Veränderungen ist die Wirkung des Insulins nicht vorhersehbar. Die Blut- bzw. Gewebsglukose wird nicht in gewohntem Ausmaß gesenkt.

Wichtig ist der regelmäßige Wechsel der Spritzstellen nach einem Schema.

KEINE Injektion durch die Kleidung, da die Injektionsstelle nicht begutachtet werden kann.

10. Die Bildung einer Hautfalte ist je nach Spritzstelle und Nadellänge erforderlich. Die Hautfalte muss mindestens 3 cm breit sein und mit dem Daumen und dem Zeigefinger, gegebenenfalls zusätzlich mit dem Mittelfinger, gebildet werden. Cave: Muskel nicht anheben!

    Bei kurzen Nadeln wie 4- und 5-mm-Pen-Nadeln ist keine Bildung einer Hautfalte erforderlich. Bei längeren Nadeln, ab 6 mm, ist die Bildung einer Hautfalte notwendig.

11. Der Pen muss komplett umfasst werden, sodass der Daumen den Dosierknopf locker erreicht. Die Pen-Nadel soll zügig senkrecht in die Haut eingestochen werden (subkutan in das Unterhautfettgewebe).

    90° (senkrecht) je nach Nadellänge mit oder ohne Bildung einer Hautfalte.

    Bei kurzen Pen-Nadeln (4 und 5 mm), Einstich in 90°-Winkel/senkrecht, ist die Bildung einer Hautfalte nicht notwendig.

    Ab 6 mm Nadellänge senkrecht/bei 90° mit Bildung einer Hautfalte einstechen.

12. Anschließend den Dosierknopf gerade mit dem Daumen langsam bis zum Anschlag drücken (Dosierknopf erst drücken, wenn die Pen-Nadel vollständig im Unterhautfettgewebe liegt). Nachdem

der Dosierknopf vollständig gedrückt wurde, geht die Anzeige am Sichtfenster wieder in die Ausgangsposition zurück, die komplette Insulindosis wurde injiziert. Anschließend einige Sekunden warten, die Pen-Nadel befindet sich nach wie vor im Unterhautfettgewebe. Anwender:innen sollen langsam bis 10 zählen. Der Daumen wird während der gesamten Zeit am Dosierknopf belassen (d. h. gedrückt halten), damit kein biologisches Material aus dem Unterhautfettgewebe in die Insulinpatrone gesaugt werden kann.

13. Den Dosierknopf weiter gedrückt halten, die Pen-Nadel gerade aus der Haut herausziehen, erst dann den Knopf loslassen (und ggf. die Hautfalte lösen). Die äußere Kappe der Pen-Nadel aufsetzen und die Pen-Nadel vom Pen abschrauben. Die Pen-Nadel soll nicht am Pen belassen werden, damit es zu keinem Eintritt von Luftblasen in den Pen und auch zu keinem Flüssigkeitsaustritt aus dem Pen kommt. Pen wieder mit der Pen-Kappe verschließen.
14. Entsorgung der Pen-Nadel in einem bruchsicheren Behälter, wie z. B. einer verschraubbaren Flasche oder Ähnlichem, um die Verletzungsgefahr von Betroffenen und anderen Personen zu verringern bzw. zu verhindern. Die endgültige Entsorgung der spitzen Gegenstände im verschlossenen Behälter erfolgt nach den Gepflogenheiten der jeweiligen örtlichen Abfallverordnungen.
15. Insulinpen mit aufgesetzter Kappe entsprechend für die nächste Injektion aufbewahren. In Verwendung befindliche Insulinpens bei Raumtemperatur aufbewahren. Achtung vor direkter Sonneneinstrahlung und Wärmeentwicklung (vor allem im Sommer).

(VDBD, 2016, S. 19 ff.; Therapie Aktiv, 2023, S. 78 ff.; Therapie Aktiv, o. D. b; diabinfo, o. D. i; VÖD, 2024b)

Tab. 17: Kurzanleitung zur Insulininjektion (Illustrationen: M. Schreib, Quellen: VDBD, 2016, S. 19 ff.; Therapie Aktiv, 2023, S. 78 ff.; Therapie Aktiv, o. D. b; diabinfo, o. D. i; VÖD, 2024b)

1.	Bereitlegen aller benötigten Materialien: Insulinpen – Kontrolle, ob richtiger Pen! (Vorsicht: Verwechslungsgefahr bei Anwendung mehrerer Insulinpräparate) neue Pen-Nadel	
2.	Hände waschen und gut trocknen	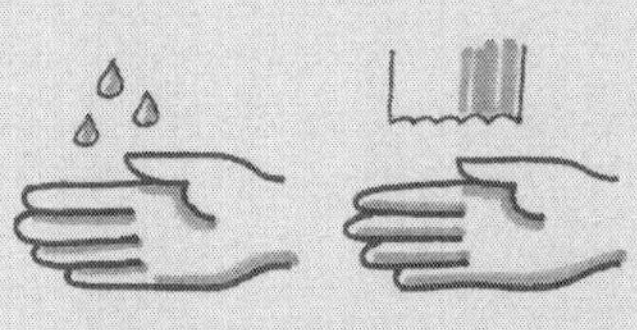
3.	Pen-Kappe abnehmen	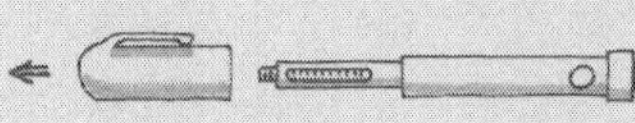
4.	wenn notwendig, Pen 20× schwenken (resuspendieren), z. B. bei Mischinsulin, NPH-Insulinen	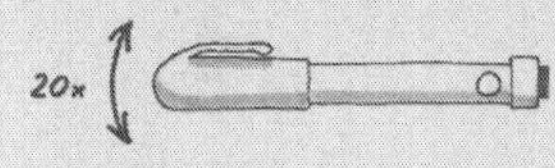
5.	neue Pen-Nadel anbringen (Einmalverwendung!), Papierlasche entfernen und die Nadel gerade auf den Pen aufschrauben	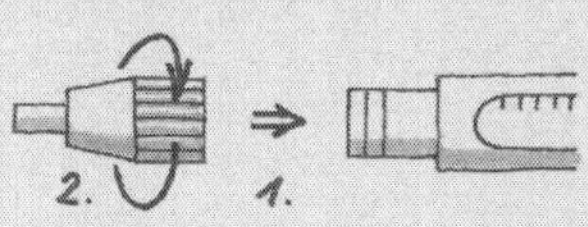
6.	äußere und innere Schutzkappe der Pen-Nadel entfernen	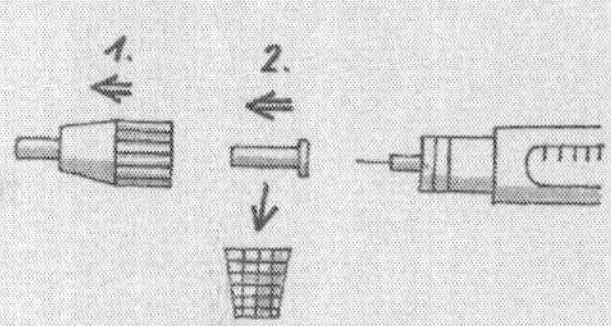
7.	Entlüftung der Pen-Nadel: 1–2 IE (je nach Nadellänge) einstellen und senkrecht nach oben wegspritzen – Insulin muss an der Nadelspitze sichtbar sein, die Entlüftung der Pen-Nadel ist gleichzeitig die Funktionskontrolle.	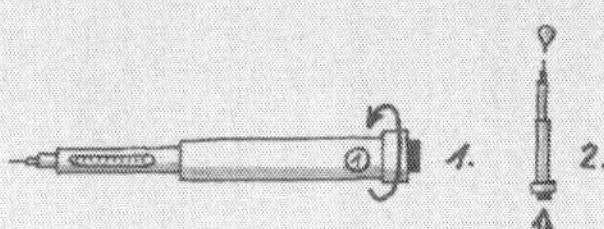

8.	korrekte Insulindosis an der Dosiervorrichtung einstellen	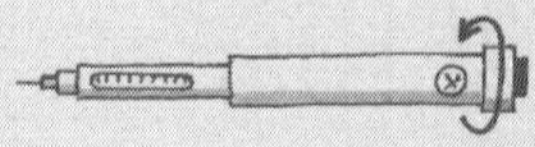
9.	gewünschte Spritzstelle freimachen (je nachdem ob Basalinsulin oder Bolusinsulin injiziert wird), Injektionsstelle überprüfen – auf Sauberkeit, mögliche Veränderungen der Haut und des Unterhautfettgewebes	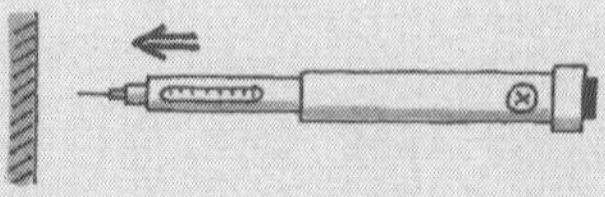
10.	ev. Hautfalte bilden – Hautfalte muss mindestens 3 cm breit sein (Bildung einer Hautfalte je nach Spritzstelle und Nadellänge erforderlich) Cave: Muskel nicht anheben! Bei kurzen Nadeln (4 und 5 mm) ist **keine** Bildung einer Hautfalte erforderlich, bei längeren Nadeln (ab 6 mm) ist die Bildung einer Hautfalte notwendig.	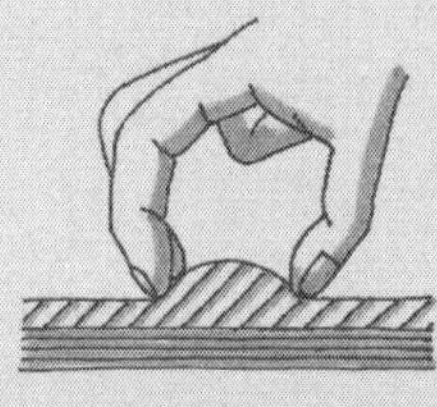
11.	Pen komplett umfassen, sodass der Daumen locker den Dosierknopf erreicht. Pen-Nadel zügig in die Haut stechen – subkutan (in das Unterhautfettgewebe), 90°-Winkel (senkrecht) – je nach Nadellänge mit oder ohne Bildung einer Hautfalte. Bei kurzen Nadeln (4 und 5 mm) in einem Winkel von 90° ohne Bildung einer Hautfalte einstechen. Ab 6 mm Nadellänge bei 90°-Winkel mit Bildung einer Hautfalte einstechen.	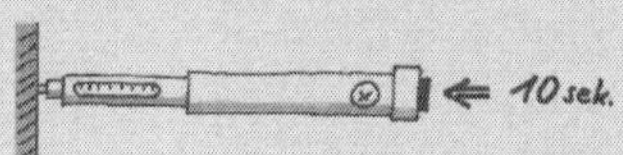
12.	Dosierknopf mit dem Daumen bis zum Anschlag drücken, der Daumen wird am Dosierknopf belassen, einige Sekunden warten (langsam bis 10 zählen), Dosierknopf gedrückt lassen, bis Pen-Nadel aus der Haut gezogen wurde	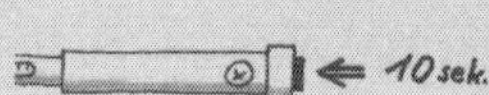

13.	Pen-Nadel herausziehen, Kappe der äußeren Pen-Nadel aufsetzen und die Pen-Nadel vom Pen abschrauben. Wichtig: Nadel nicht am Pen belassen! (Verhinderung von Luftblasenbildung und Flüssigkeitsaustritt)	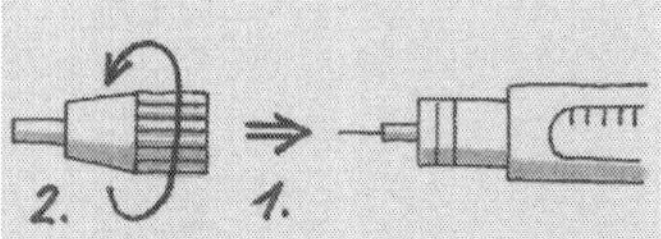
14.	Entsorgung der Pen-Nadel (bruchsicherer Behälter)	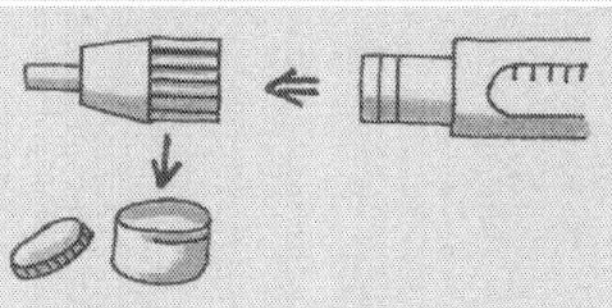
15.	Pen-Kappe wieder aufsetzen und Insulinpen entsprechend für die nächste Injektion aufbewahren.	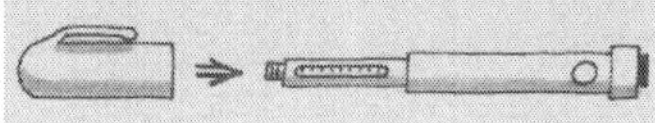

Wichtig:

Der richtige Ablauf der Insulininjektion muss von Betroffenen, Angehörigen und sonstigen an der Insulintherapie beteiligten Personen erlernt werden. Strukturierte Schulungen und auch Schulungswiederholungen zur Insulinverabreichung sind ein wesentlicher Bestandteil der Diabetesberatung.

(VDBD, 2016, S. 19 ff.; Therapie Aktiv, 2023, S. 78 ff.; Therapie Aktiv, o. D. b; diabinfo, o. D. i; VÖD, 2024b)

15.2 Insulinverabreichung in Gesundheitseinrichtungen

Die Applikation von Insulin in diversen Gesundheitseinrichtungen wie Krankenhäusern oder Pflegeeinrichtungen durch das Pflegepersonal unterscheidet sich aufgrund der Einhaltung der Hygiene- und Sicherheitsvorschriften. Das Pflegepersonal führt vor der Injektion eine Hautdesinfektion mit einem entsprechenden Desinfektionsmittel durch. Um Nadelstichverletzungen zu verhindern, kommt eine Sicherheits-Pen-Nadel zur Anwendung.

Ablauf:

1. Bereitlegen aller benötigten Materialien wie des Insulinpens und einer Sicherheits-Pen-Nadel. Kontrolle, ob es der korrekte Insulinpen für die vorgesehene Patientin ist.

   Vorsicht: Verwechslungsgefahr!

   Der Insulinpen darf nur für eine Patientin verwendet werden!

   Einhalten der Hygienemaßnahmen für die Pflegeperson und die Patient:innen wie die Händedesinfektion sowie Desinfektion der Einstichstelle.

   Begutachtung der gewählten Einstichstelle (je nachdem, ob Basal- oder Bolusinsulin verabreicht wird) auf mögliche Hautveränderungen bzw. Veränderungen des Unterhautfettgewebes.

   Desinfektion der Einstichstelle – Einwirkzeit beachten.
2. Pen-Kappe abnehmen.

   Bei Anwendung von NPH-Insulinen oder Mischinsulinen die Suspension durch Schwenken durchmischen (resuspendieren) (20×).

   Bei klaren Insulinen ist dieser Vorgang nicht notwendig.
3. Anbringen der Sicherheits-Pen-Nadel. Entfernung des Papiersiegels, Nadel gerade auf den Pen aufschrauben.
4. Schutzkappe der Sicherheits-Pen-Nadel entfernen. Die Schutzkappe wird zum Abschrauben der Sicherheits-Pen-Nadel nicht benötigt und kann entsorgt werden.
5. Entlüftung der Sicherheits-Pen-Nadel, 1–2 Probeeinheiten (je nach Nadellänge) senkrecht in die Luft wegspritzen, Insulin muss an der Nadelspitze sichtbar sein (Entlüftung der Nadel ist gleichzeitig die Funktionskontrolle).
6. Korrekte Insulindosis an der Dosiervorrichtung einstellen.
7. Bildung einer Hautfalte, wenn erforderlich – je nach Nadellänge und Injektionsort. Hautfalte mit Daumen und Zeigefinger (und gegebenenfalls auch zusätzlich mit dem Mittelfinger) bilden. Die Hautfalte muss mindestens 3 cm breit sein. Cave: Muskel nicht anheben.

8. Pen komplett umfassen, sodass der Daumen den Dosierknopf locker erreicht. Achtung: Dosierknopf noch nicht berühren und somit vorzeitig auslösen!
9. Sicherheits-Pen-Nadel senkrecht (im 90°-Winkel) auf die Haut aufsetzen und zügig in die Haut einstechen. Nicht mehr absetzen, sonst wird der Sicherheitsmechanismus ausgelöst und es kann kein Insulin verabreicht werden.

   Die Nadel liegt dann im Unterhautfettgewebe, wenn das Gehäuse der Sicherheits-Pen-Nadel die Haut berührt.

   Achten auf den angewendeten Druck, die Nadel soll nicht zu tief in das Gewebe eindringen, um eine versehentliche Injektion in den Muskel zu verhindern.
10. Den Dosierknopf langsam bis zum Anschlag drücken. Wenn die Anzeige im Sichtfenster wieder in der Ausganposition ist, wurde die eingestellte Dosis appliziert. Den Daumen am Dosierknopf belassen, 10 Sekunden warten und anschließend die Nadel gerade aus der Haut herausziehen, der Dosierknopf bleibt die gesamte Zeit gedrückt (damit kein biologisches Material in die Insulinpatrone gelangen kann), Hautfalte lösen. Der verbliebene Insulintropfen auf der Haut stammt von den Probeeinheiten der Kontrolle der Funktion. Bei einer größeren Menge muss die Nadel länger im Unterhautfettgewebe belassen werden. Nach der Injektion wird der Sicherheitsmechanismus ausgelöst, die Sicherheits-Pen-Nadel kann somit nicht mehr verwendet werden. Das Personal ist somit vor Nadelstichverletzungen geschützt.
11. Abschrauben der Sicherheits-Pen-Nadel und Entsorgung gemäß den Vorschriften der entsprechenden Einrichtungen.
12. Aufsetzen der Pen-Kappe und Lagerung des Insulinpens bei Raumtemperatur.
13. Dokumentation von Zeitpunkt der Injektion, Insulinart und der verabreichten Dosis. (VDBD, 2016, S. 19 ff.)

Wichtig:

Insulinpens dürfen nur von EINER Person verwendet werden!

Dies liegt an der Gefahr von verunreinigtem Insulin durch biologisches Material der Benutzerin. Dies sollte auch in den Richtlinien der Hygieneverordnungen diverser Einrichtungen abgebildet sein. (VDBD, 2016, S. 33)

15.3 Wechsel von Insulinpatronen bei wiederverwendbaren Pens

- Abnahme der Pen-Kappe
- Auseinanderschrauben des Pens, also der Patronenhalterung
- Kolbenstange komplett zurückdrücken – bis zum Anschlag
- neue Insulinpatrone einsetzen – Kontrolle der Patrone, ob es sich um das richtige Insulin handelt – Patrone muss mit dem Gewindeende nach vorne eingesetzt werden
- Patronenhalterung wieder auf den Pen schrauben
- Funktionsprüfung mittels neuer Pen-Nadel
- Pen ist für die Insulinverabreichung vorbereitet – weitere Verwendung wie gewohnt

(Therapie Aktiv, 2023, S. 80; Therapie Aktiv, o. D. b; jeweilige Bedienungsanleitung für wiederverwendbare Pens)

15.4 Spritzstellen

Die Areale für die Insulinapplikation werden wie folgt definiert: Als Injektionsbereich gilt jener Bereich, an dem eine Injektion in Frage kommt, wie am Bauch, Oberschenkel, Gesäß und auf den Rückseiten der Oberarme. Die Injektionszone ist jenes Areal, das sich in den Injektionsbereichen befindet.

Die Injektionsbereiche können z. B. auf dem Bauch oder auch an den Oberschenkeln in Quadranten, weiters bei den Oberschenkeln, am Gesäß und an den Oberarmen in Hälften eingeteilt werden. Die Injektionsstelle ist jene Stelle in der Injektionszone, an der die Insulininjektion erfolgt.

Je nach Insulinart gibt es Präferenzen für den Ort der Applikation.

- Bauch (raschere Resorption)
- Oberschenkel (langsamere Resorption)
- Gesäß (langsamere Resorption)
- Oberarm (mittelschnelle Resorption; Fremdhilfe; die Applikation in den Oberarm wird laut S3-Leitlinien der DDG nicht mehr empfohlen)

Langwirksame Insuline, auch bekannt als Basalinsuline, Langzeitinsuline oder Verzögerungsinsuline, sollen langsam resorbiert werden, somit soll die Insulininjektion in den Oberschenkel erfolgen. Am Gesäß erfolgt die Resorption ebenfalls langsamer, es ist daher ebenfalls für langwirksame Insuline geeignet.

Kurzwirksame Insuline, weitere Bezeichnungen sind Bolusinsuline, Kurzzeitinsuline, Mahlzeiteninsuline oder prandiales Insulin, sollen rasch resorbiert werden, die bevorzugte Applikationsstelle ist der Bauch.

Die Einhaltung der unterschiedlichen Areale zur Insulinapplikation in Bezug auf die Resorptionsgeschwindigkeit ist vor allem bei Humaninsulinen wichtig, da die Resorption bei diesen Insulinen enorm abweichen kann. Mischinsuline sollten am Morgen und zu Mittag in den Bauch und am Abend in den Oberschenkel oder das Gesäß verabreicht werden (VDBD, 2016, S. 27, S. 31).

Die Durchblutung und der Einfluss von Wärme in den Injektionsarealen beschleunigen die Resorption von Insulin ebenfalls. Beispiele hierfür sind Massagen, die Sauna, eine heiße Dusche, ein heißes Bad und dergleichen. Je höher die Insulindosis, desto länger wirken die Insuline (AWMF, 2023, S. 50, S. 56).

Tab. 18: Übersicht Areale zur Insulinapplikation (AWMF, 2023, S. 57; VDBD, 2016, S. 26 ff.)

Areale zur Insulinapplikation	
Bauch	Am Bauch erfolgt eine raschere Resorption, das Insulin wirkt hier am schnellsten. Daher ist der Bauch zur Injektion von Bolusinsulin zu den Mahlzeiten und zur Korrektur am geeignetsten.
Oberschenkel	Am Oberschenkel erfolgt eine langsamere Resorption, das Insulin wird hier langsamer aufgenommen. Der Oberschenkel eignet sich daher am besten zur Injektion von Basalinsulin.
Gesäß	Am Gesäß erfolgt ebenfalls eine langsamere Resorption des Insulins, es eignet sich daher ebenfalls zur Injektion von Basalinsulin. Je nach Injektionsstelle ist eine Fremdhilfe empfehlenswert, da nicht alle Areale am Gesäß für eine Selbstinjektion gut einsehbar sind.
Oberarm (Rückseite)	Am Oberarm erfolgt eine mittelschnelle Resorption. Da bei Injektionen am Oberarm durch Betroffene selbst keine Hautfalte gebildet werden kann, kommt es häufiger zur versehentlichen intramuskulären Injektion. Betroffene sind daher hier auf Fremdhilfe angewiesen. Die Applikation in den Oberarm wird in den S3-Leitlinien Therapie des Typ-1-Diabetes der Deutschen Diabetes Gesellschaft (DDG) nicht mehr empfohlen.

15.4.1 Wechsel der Spritzstellen

Wichtig ist die Rotation der Injektionsstellen, d. h. die Wahl einer neuen Einstichstelle bei jeder Insulinapplikation, rund 1–2 cm Abstand zu den vorangegangenen Injektionen zu halten, um die Bildung von Gewebsverhärtungen zu verhindern bzw. vorzubeugen.

Die Anwendung eines leicht zu merkenden Schemas zur Insulinapplikation (Rotationsschema) ist empfehlenswert. Einfache Schemata sind z. B. die Einteilung in Quadranten (am Bauch und an den Oberschenkeln möglich) oder in Hälften (beide Oberschenkel), entweder durch eine Rotation im Uhrzeigersinn oder linear (VDBD, 2016, S. 31 f.)

Tab. 19: Injektionszonen nach FITTER (VDBD, 2016, S. 26 f.; AWMF, 2023, S. 57)

Empfehlung der Injektionszonen nach FITTER (Forum for Injection Technique and Therapy Expert Recommendations) – VDBD Injektionsleitfaden
Bauch: ca. 1 cm über der Schambeinfuge (Symphysis pubica) ca. 1 cm unter der untersten Rippe ca. 1 cm Abstand rund um den Bauchnabel
oberes Drittel der Außenseite beider Oberschenkel (anterior-lateral) hinterer, seitlicher Bereich beider Gesäßhälften (posterior-lateral)
mittleres Drittel des hinteren Bereiches beider Oberarme (posterior) – wird laut S3-Leitlinie Therapie des Typ-1-Diabetes der DDG nicht mehr empfohlen

KEINE Injektion in folgende Areale:

- Narben
- Muttermale
- Blutergüsse/blaue Flecken (Hämatome)
- Haarwurzeln
- Gewebsverhärtungen
- Dellen
- nahe Krampfadern (Varizen)
- Schwellungen
- Dehnungsstreifen
- schmerzende Areale
- sonstige Hautveränderungen oder Auffälligkeiten
- Muskeln

(VDBD, 2016, S. 15, S. 26 ff., S. 31 ff.; Therapie Aktiv, 2023, S. 78 ff.; Therapie Aktiv, o. D. b; diabinfo, o. D. i; AWMF, 2023, S. 50, S. 57)

15.4.2 Hautfalte

Die Bildung einer Hautfalte ist je nach der gewählten Injektionsstelle und der Länge der Pen-Nadel erforderlich. Die Hautfalte muss mindestens 3 cm breit sein und wird mit dem Daumen und dem Zeigefinger gebildet, gegebenenfalls zusätzlich mit dem Mittelfinger. Die Haut nicht zu sehr quetschen, sondern entspannt halten. Die Bildung einer Hautfalte mit allen Fingern wird nicht empfohlen, da sonst die Gefahr der Anhebung des Muskels erhöht wird und eine versehentliche Injektion in den Muskel möglich ist.

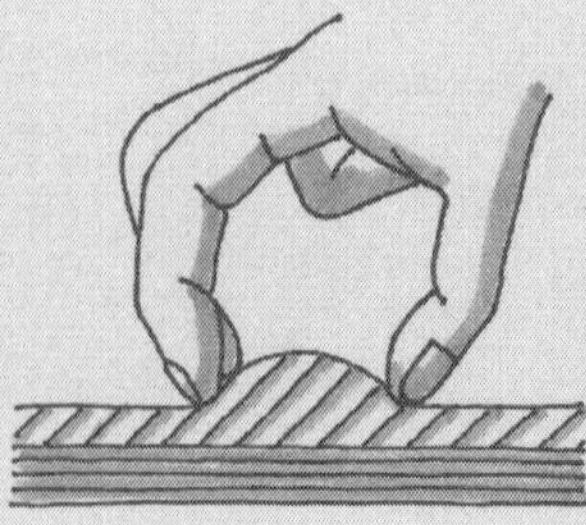

- Bildung der Hautfalte, mind. 3 cm breit, mit Daumen und Zeigefinger, ggf. zusätzlich mit dem Mittelfinger
- Subkutanes Fettgewebe
- Muskel

Abb. 1: Bildung einer Hautfalte (Illustration: M. Schreib)

Bei einer Insulininjektion in den Muskel wirkt das Insulin meist schneller und es kann zu einer Hypoglykämie kommen. Die Injektion in den Muskel ist meist schmerzhaft. Bei kurzen Pen-Nadeln wie bei 4 und 5 mm Länge ist keine Bildung einer Hautfalte notwendig, bei längeren Nadeln, ab 6 mm, hingegen schon. Im Bereich des Bauches ist die Bildung einer Hautfalte meist einfacher und eher nur bei sehr schlanken Menschen notwendig. Vorsicht am Oberschenkel, da bei der Bildung einer Hautfalte bei schlanken Personen die Gefahr einer versehentlichen Injektion in den Muskel höher ist. Die Bildung einer Hautfalte am Gesäß ist meist bei einer Eigeninjektion schwierig und nur durch Fremdhilfe durchführbar. Bei der Bildung einer Hautfalte am Oberarm ist Fremdhilfe erforderlich (Injektion am Oberarm wird laut S3-Leitlinie der DDG nicht mehr empfohlen). Die Injektion in das Unterhautfettgewebe erfolgt bei allen Nadellängen, mit oder ohne Hautfalte, in einem 90° Winkel. Eine Injektion im 45° Winkel statt der Bildung einer Hautfalte ist zwar möglich, aber nicht notwendig und für Betroffene meist schwierig in der Umsetzung. (VDBD, 2016, S. 22, S. 29 f.)

15.4.3 Lipodystrophie (Fettgewebsstörung)

- Lipoatrophie: Atrophie ist eine Rückbildung von Gewebe, hier von Fettgewebe (scheinbare, lokale Immunreaktion gegen Fettzellen)
- Lipohypertrophie: Zunahme von Gewebe durch Vergrößerung der Zellen (bei gleichbleibender Zellanzahl)
  - Schwellung im subkutanen Gewebe (gummiartig, hart oder narbenähnlich),
  - tritt häufig bei insulinpflichtigen Diabetiker:innen auf,
  - KEINE Insulininjektion in Lipohypertrophien!
  - Die Rückbildung von Lipohypertrophien kann mehrere Monate dauern.
  - Zur Vermeidung der Bildung von Lipohypertrophien die Spritzstellen wechseln!
  - **Wichtig:** Spritzstellenkontrolle durch Schauen (Inspektion) und Tasten (Palpation)!
  - Eine Injektion in Lipohypertrophien wirkt sich auf die Insulin-Resorption aus, die Insulinwirkung ist vermindert, da die Konzentration von Insulin im Blut reduziert ist und die Glukosewerte im Blut nach einer Mahlzeit erhöht sind.
  - Nach der Identifikation von Injektionen in Lipohypertrophien und anschließenden Injektionen in gesundes Unterhautfettgewebe muss die Insulindosis für gewöhnlich verringert werden.

(AWMF, 2023, S. 58; VDBD, 2016, S. 48 ff.)

Wichtig:

Injektionen von Insulin in Lipohypertrophien sind oftmals Auslöser von Hyperglykämien bzw. instabilen Glukosewerten, daraus resultiert die Verabreichung von hohen Insulindosen.

Die Identifikation von Lipohypertrophien durch Inspektion und Palpation sowie die Vermeidung von Insulininjektionen in betroffene Areale verhindert die Hyperglykämien bzw. instabile Glukosewerte.

Regelmäßige Kontrollen durch Betroffene selbst und durch das betreuende Diabetesteam sind wichtige Maßnahmen zur Prävention von Lipohypertrophien.

Durch den Wechsel der Injektionsstelle (Rotation) bei jeder Insulininjektion wird die Entstehung von Lipohypertrophien verhindert. (AWMF, 2023, S. 58; VDBD, 2016, S. 48 ff.)

15.4.4 Kontrolle der Injektionsstellen

Laut S3-Leitlinie bei Typ-1-Diabetes ist die Kontrolle der Injektionsstellen mittels Inspektion und Palpation bei Menschen mit DM Typ 1 alle 3 Monate durch das Diabetes-Betreuungsteam durchzuführen. Dies ist auch bei Betroffenen von Diabetes mellitus Typ 2 mit Insulintherapie erforderlich. Betroffene selbst und auch ihre Angehörigen sowie alle an der Insulintherapie beteiligten Personen müssen die Inspektion und Palpation der Injektionsstellen in einer strukturierten Schulung erlernen und Problemstellen erkennen können (AWMF, 2023, S. 50, S. 59).

Fallbeispiel Herr T. (49 Jahre)

Diabetes mellitus Typ 2 seit ca. 6 Jahren. Orale Therapie mit Metformin® (Biguanide) 1.000 mg 1–0–1 und Forxiga® (SGLT2-Hemmer) 10 mg 1–0–0. Mischinsulin (NovoMix® 50 und NovoMix® 30) 2x tgl. nach Schema, Pen-Nadeln mit 8 mm Nadellänge. Blutglukosewerte zwischen 250 und 350 mg/dl, der HbA1c ist 9,5 %, mäßiges Übergewicht. Herr T. macht Montag bis Freitag beruflich bedingt sehr viel Bewegung (rund 20.000 Schritte/Tag). Die Hausärztin hat den Patienten in eine Diabetesambulanz überwiesen (Termin erst in 3 Monaten möglich). Aufgrund einer Infektion mit Covid-19 konnte der erste Kontakt mit der freiberuflichen DGKP für Diabetesberatung nur telefonisch mit der Tochter (Pflegefachassistentin, die ebenfalls wegen einer Covid-Erkrankung zuhause ist) des Betroffenen erfolgen. Herr T. wollte wissen, ob er aufgrund seiner Covid-Erkrankung bei hohem Fieber trotz hoher Blutzuckerwerte das Insulin absetzen sollte. Die freiberufliche DGKP für Diabetesberatung riet zur Kontaktaufnahme mit der Hausärztin bzgl. medikamentöser Therapie und erklärte, dass Insulin unbedingt weiter verabreicht werden muss und der SGLT2-Hemmer für die Dauer der Infektionskrankheit pausiert werden sollte (telefonische Mikroschulung über Verhalten im Krankheitsfall). Ebenfalls wurden die Spritzstellen besprochen und mögliche Lipohypertrophien identifiziert, dadurch ein Ausweichen auf andere Areale für die Insulinapplikation und Vorsicht bei der Insulindosierung mit individueller Anpassung besprochen (telefonische Mikroschulung Insulininjektion). Die Blutzuckerwerte sollten durch die Injektionen in gesunde Areale verbessert werden. Bei Verschlechterung des Allgemeinzustandes wurde die sofortige Alarmierung eines Rettungsdienstes empfohlen. Die Konsultation in der Diabetesambulanz wurde von der freiberuflichen DGKP für Diabetesberatung dringend empfohlen, da eine Umstellung der Insulintherapie als wichtig erachtet wurde. In der Diabetesambulanz wurde die Umstellung auf eine Basis-Bolus-Therapie mit Humalog® und Tresiba® eingeleitet, ebenfalls der Beginn einer Therapie mit Ozempic® (GLP-1-Analogon) und die Verordnung der Gewebsglukosemessung mit einem Freestyle-Libre-Sensor. Beim ersten persönlichen Kontakt lagen die Glukosewerte zwischen 117 und 309 mg/dl. Bei der Diabetes-Pflegeanamnese und der körperlichen Untersuchung (Clinical Assessment) wurden mehrere Areale mit ausgeprägten Lipohypertrophien am gesamten Unterbauch identifiziert. Es erfolgte eine Schulungswiederholung für die korrekte Insulininjektion mit praktischen Übungen. Areale zur Applikation der Insuline und des GLP-1-Analogon mit einem leichten Rotationsschema und vorsichtigem Herantasten an die benötigte Insulindosis bei Injektionen in gesunde Areale wurden mit dem Patienten und seiner Tochter besprochen. Die Umstellung von 8-mm-Pen-Nadeln auf 5 mm Nadellänge wurde in die Wege geleitet. Die Glukosewerte pendelten sich im Zielbereich zwischen 100 und 150 mg/dl ein, selten stiegen die Werte bis 180 mg/dl. Eine Ernährungsberatung wurde empfohlen. Nach 6 Monaten und weiteren Konsultationen mit Beratungen und Schulungen der freiberuflichen DGKP für Diabetesberatung lag der HbA1c von Herrn T. bei 6,6 %.

15.5 Insulinpens

Von diversen Firmen werden unterschiedliche Pens zur Insulinverabreichung angeboten. Im Handel sind vorbefüllte Fertigpens (die Patrone ist im Pen fest verschweißt, kein Wechsel der Patrone möglich), die nach Verbrauch entsorgt werden, und wiederverwendbare Pens, in die Insulin-Ampullen eingesetzt werden und die, wie schon der Name sagt, wieder verwendet werden. Für den Einsatz von wiederverwendbaren Pens benötigen Betroffene eine ärztliche Verordnung des jeweiligen Pens für die zuständige Sozialversicherung, beispielsweise bei Therapiebeginn im niedergelassenen Bereich, oder die Patient:innen erhalten den Pen in den Krankenanstalten. Dies wird in Österreich unterschiedlich geregelt, ebenso die administrative Abwicklung. Die Firmen bieten Fertigpens und/oder Insulinampullen für das gleiche Präparat an. Zu beachten ist die Verschreibung der Präparate im intramuralen und extramuralen Bereich, da manche Produkte zwar in den Kliniken zur Behandlung während des Aufenthalts an die Patient:innen abgegeben werden können und bei Entlassung mitgegeben werden, im niedergelassenen Bereich aber nicht mehr von den Sozialversicherungen erstattet werden. Die Schulung zur Insulinverabreichung muss daher daran angepasst werden, ob ein Fertigpen oder ein wiederverwendbarer Pen zum Einsatz kommen kann. Es gilt, zu ermitteln, ob Betroffene mit dem Ampullenwechsel zurechtkommen oder auf Fertigpens zurückgegriffen werden soll. Manche Pens sind auch als Halbschritt-Pen erhältlich, diese sind für Kinder wie auch für Erwachsene mit einem niedrigeren Insulinbedarf zu manchen Mahlzeiten notwendig bzw. für

Korrekturen. Bei Insulin-Fertigpens mit der Konzentration U100 und U300 sind keine Umrechnungen notwendig. Bei einem unerklärlichen Anstieg der Glukosewerte ist an einen defekten Insulinpen zu denken.

Der Umfang des Angebots ist in den Insulinportfolios der diversen Firmen nachzulesen. (VDBD, 2016, S. 33 ff.; Therapie Aktiv, 2023, S. 78 ff.; Therapie Aktiv, o. D. b; AWMF, 2023, S. 50, S. 57)

> **Wichtig:**
> Bei unerklärlichen Hyperglykämien ist unter anderem eine Funktionskontrolle des Insulinpens indiziert. (AWMF, 2023, S. 57)

15.6 Pen-Nadeln

Pen-Nadeln sind in den Längen 4, 5, 6, 8, 10 und 12 mm erhältlich.

Die 10- und 12-mm-Nadeln werden aber nahezu nicht mehr verwendet.

Hauptsächlich in Verwendung sind heutzutage Pen-Nadeln mit einer Länge von 4–8 mm. Kürzere Nadeln, also auch 4-mm-Pen-Nadeln, sind auch bei übergewichtigen und adipösen Menschen geeignet. Die durchschnittliche Dicke der Haut beträgt 2 mm (1,8–2,8 mm) und Insulin wird subkutan, also unter die Haut, injiziert. Je länger die Pen-Nadel, desto größer ist die Gefahr einer intramuskulären Injektion. Gut geeignet für erwachsene Patient:innen sind Pen-Nadeln mit einer Länge von 5 bis 6 mm.

Zudem sind kürzere Nadeln (4, 5 und 6 mm) für Betroffene aus psychologischen Gründen (z. B. bei Injektionsangst) und aufgrund des individuellen Schmerzempfindens besser geeignet.

Wichtig: Vor jeder Injektion soll eine neue Pen-Nadel verwendet und die Nadel nicht auf dem Pen belassen werden! Gefahr von Flüssigkeitsaustritt aus dem Pen, Lufteinschlüssen in der Insulinampulle und Verunreinigungen des Pens.

Pen-Nadeln sind bei den Insulin-Präparaten nicht enthalten und müssen zusätzlich verordnet werden. Bei manchen Produkten werden nur wenige Pen-Nadeln beigepackt. Dies ist für Betroffene irreführend und darum werden bei fehlenden Schulungen die Pen-Nadeln oftmals fälschlich mehrfach verwendet. Aus diesem Grund ist die Schulung ein wichtiges Instrument für die korrekte Insulinapplikation. (VDBD, 2016, S. 20 ff., S. 33ff.; Therapie Aktiv, 2023, S. 78 ff.; Therapie Aktiv, o. D. b; AWMF, 2023, S. 50, S. 57; diabinfo, o. D. i)

15.7 Sicherheits-Pen-Nadeln

In diversen Einrichtungen kommen, um die geltenden Sicherheitsvorschriften zur Verhinderung von Nadelstichverletzungen des Personals zu befolgen, Sicherheits-Pen-Nadeln zum Einsatz. Diese Sicherheits-Pen-Nadeln zur subkutanen Injektion können nur einmalig verwendet werden und verhindern die Verletzungsgefahr des Personals.

Sicherheits-Pen-Nadeln gibt es ebenfalls in unterschiedlichen Nadellängen von verschiedenen Anbietern – Gebrauchsinformation beachten!

Die Sicherheits-Pen-Nadel wird nach der Funktionskontrolle mit 1–2 Probeeinheiten und anschließender Einstellung der erforderlichen Einheiten mit oder ohne Bildung einer Hautfalte – je nach Nadellänge und Injektionsort – auf die Haut aufgesetzt. Sicherheits-Pen-Nadel zügig in die Haut einstechen (nicht mehr absetzen, sonst wird der Sicherheitsmechanismus ausgelöst und es wird kein Insulin appliziert), die Nadel liegt dann im Unterhautfettgewebe, wenn das Gehäuse der Sicherheits-Pen-Nadel die Haut berührt. Dosierknopf langsam bis zum Anschlag drücken, die Anzeige im Sichtfenster ist wieder in der Ausgangsposition, wenn die komplette Menge an Insulin verabreicht wurde. Der Daumen wird am Dosierknopf belassen, 10 Sekunden warten, anschließend die Nadel mit gedrücktem Knopf gerade herausziehen, Hautfalte lösen. Der verbliebene Insulintropfen auf der Haut stammt von den Probeeinheiten der Kontrolle der Funktion. Bei einer größeren Menge muss die Nadel länger im Unterhautfettgewebe belassen werden. Nach der Injektion wird der Sicherheitsmechanismus ausgelöst, der Pen kann somit nicht mehr verwendet werden.

Es ist unbedingt notwendig, zur Schulung der Betroffenen und Angehörigen jene Pen-Nadeln zu verwenden, die auch im Alltag zuhause zur Anwendung kommen. Bei der Verwendung von Sicherheits-Pen-Nadeln zur Schulung der Insulininjektion können bei Betroffenen sonst zuhause Probleme entstehen, z. B. durch das irrtümliche Belassen der inneren Schutzkappe der Pen-Nadel, die Betroffenen injizieren sich dann kein Insulin.

Bei Menschen mit infektiösen Erkrankungen wie z. B. HIV oder Hepatitis muss die Anwendung von Sicherheits-Pen-Nadeln zuhause zum Schutz von Dritten angedacht werden. (VDBD, 2016, S. 24 ff.; Therapie Aktiv, 2023, S. 78 ff.; Therapie Aktiv, o. D. b; AWMF, 2023, S. 50, S. 57; diabinfo, o. D. i)

Der Vorteil der freiberuflichen Pflegepraxis in der Diabetesberatung ist der Umstand, Betroffene bei Hausbesuchen im Alltag zu erleben. Probleme bei der Umsetzung des Diabetes-Selbstmanagements können leichter und rascher bzw. zeitnah durch den niederschwelligen Zugang identifiziert werden.

15.8 Insulininjektion – Probleme

Bei und nach Insulininjektionen können unterschiedliche Probleme auftreten. Für Abhilfe soll der Ablauf einer korrekten Insulininjektion (siehe Kapitel 15.1 Ablauf der Insulinverabreichung) unbedingt befolgt werden.

15.8.1 Wichtig zu beachten

- Pen-Nadeln sind Einmalprodukte und sollen daher nur 1x verwendet werden. Durchgängigkeit der Nadel mittels Probeeinheiten prüfen.

- Injektionsstellen sollen mittels eines leicht anwendbaren Rotationsschemas bei jeder Injektion gewechselt werden.
- Keine Injektion durch die Kleidung, da die Inspektion der Spritzstelle nicht stattfinden kann.
- Pen nicht sofort nach der Injektion herausziehen, damit sich das Insulin im Unterhautfettgewebe verteilen kann und ein Rückfluss des Insulins verhindert werden kann (vor Entfernung der Pen-Nadel langsam bis 10 zählen).
- Keine Insulininjektion in jegliche Veränderungen der Haut und/oder des Unterhautfettgewebes.
- Insulinpens, die in Verwendung sind, sollen bei Raumtemperatur gelagert werden. Eine Injektion mit kaltem Insulin (aus dem Kühlschrank) ist schmerzhaft!
- Keine Massage der Einstichstelle, die Resorption des Insulins kann dadurch rascher erfolgen, das ist daher nicht empfehlenswert.
- Die Entstehung von Blutungen und Blutergüssen kann nach Injektionen vorkommen und hat meist keinen Einfluss auf die Insulinwirkung und die Glukoseeinstellung. Die weiteren Insulininjektionen sollen nicht in Hämatome durchgeführt werden. Bei oftmaliger Bildung von Hämatomen soll die Injektionstechnik geprüft werden und gegebenenfalls eine Schulungswiederholung stattfinden. Wichtig ist der Wechsel der Spritzstellen. Gerinnungshemmende Medikamente können die Entstehung von Hämatomen begünstigen.
- Kein abgelaufenes Insulin verwenden (fragliche Insulinwirkung).
- Kein gefrorenes und wieder aufgetautes Insulin verwenden, gefrorenes Insulin ist wirkungslos (Kühltaschen für Insulin verwenden, sie verhindern das Gefrieren).
- Lagerung des Insulins beachten, Insulinreserven im Kühlschrank aufbewahren.
- Insulin verliert auch bei zu hohen Temperaturen seine Wirkung (Kühltaschen verwenden).

- Unzureichende Resuspension von NPH- und Mischinsulinen vermeiden, Pen mindestens 20x schwenken.
- Erhöhter Insulinbedarf ergibt sich z. B. bei fieberhaften Erkrankungen, bei hormonellen Schwankungen (Menstruation), bei Gewichtszunahme, bei Stress, bei Schmerzen, psychischen Belastungen, Wechselwirkungen mit anderen Medikamenten und dergleichen.
- Erniedrigter Insulinbedarf ergibt sich z. B. beim Sport.
- Lufteinschlüsse in der Insulinpatrone passieren z. B., wenn die Pen-Nadel nach der Injektion nicht gleich entfernt wird oder durch die Verwendung von kaltem Insulin. Durch die Lufteinschlüsse kann es zu Fehlern bei der Dosierung kommen.
- Brennen unter der Haut kann vorkommen, wenn ...
  - zu kaltes Insulin injiziert wird,
  - eine zu kurze Nadel schräg eingestochen und das Insulin in die Haut gespritzt wird,
  - eine zu lange Nadel verwendet und Insulin in die Muskulatur injiziert wird.
  - Möglicherweise kann eine Überempfindlichkeit gegenüber den Zusatzstoffen im Insulin ein Brennen verursachen (ev. Wechsel des Insulins notwendig).
- Achtung bei der Entstehung von Beulen an der Einstichstelle durch mehrmalige Injektionen am gleichen Injektionsort und/oder mehrmalige Verwendung von Pen-Nadeln. Das kann zur Bildung von Lipohypertrophien führen. Eine Rotation der Einstichstellen und ein Abstand von 1–2 cm zu den vorhergehenden Injektionsstellen sind zu beachten.

(VDBD, 2016, S. 28 ff.; diabinfo, o. D. i; Liebl, 2017; Deutsches Ärzteblatt, 2017; Apotheken Umschau, 2022; Apotheken Umschau, 2024; Therapie Aktiv, 2023, S. 78 ff.; Therapie Aktiv, o. D. b)

Fallbeispiel Frau J. (61 Jahre)

Diabetes mellitus Typ 2 seit ca. 15 Jahren. Keine oralen Antidiabetika. Insulintherapie mit Novorapid® zu den Mahlzeiten und Insulatard® 2× täglich, beides nach Schema. Frau J. bekam zu Beginn der Insulintherapie Insulinpatronen und für beide Insuline je einen Novo Pen 4 verordnet, die sie bereits seit Jahren verwendet (zum aktuellen Zeitpunkt ist bereits der Novo Pen 6 auf dem Markt). Patientin ist normalgewichtig und geht täglich 2 Stunden mit den Hunden spazieren. Frau J. kauft sich die Materialien für ihre Blutglukoseselbstmessung und auch die Pen-Nadeln (8 mm Länge) selbst. In manchen Bundesländern ist eine Schulungsbestätigung für die Blutglukoseselbstmessung notwendig, damit die Sozialversicherungen den Betroffenen die Materialien zur Messung zur Verfügung stellen. Allerdings werden die Pen-Nadeln und die wiederverwendbaren Pens immer von den Sozialversicherungen übernommen, es muss nur eine Verordnung mit entsprechenden Angaben ausgestellt werden. Frau J. wurde von einer Allgemeinmedizinerin, in deren Ordination die Patientin wegen eines Magen-Darm-Problems behandelt wurde, an die freiberufliche APN Diabetes Care vermittelt. Zu diesem Zeitpunkt lag der HbA1c bei 11 % und die Werte der Blutglukoseselbstmessung waren bis zu 400 mg/dl hoch. Das Erstgespräch konnte nur telefonisch stattfinden. Aufgrund der sehr hohen hyperglykämischen Werte wurde eine Krankenhauseinweisung angesprochen. Dies lehnte die Betroffene strikt ab. Bei der telefonischen Anamnese wurden problematische Spritzstellen identifiziert sowie der inkorrekte Ablauf der Insulininjektion. Die Patientin injizierte das Insulin in die Narbe ihrer Gallen-OP, da es für sie weniger schmerzhaft war. Sie verwendete die 8-mm-Pen-Nadeln mehrmals, wobei die Durchgängigkeit der Nadel(n) nicht geprüft wurde. Die korrekte Funktion der wiederverwendbaren Pens wurde ebenfalls angezweifelt. Aus diesem Grund wurde eine Verordnung für die aktuellen wiederverwendbaren Pens und 5-mm-Pen-Nadeln ausgestellt. Es wurden telefonisch und via E-Mail die korrekte Insulininjektion sowie die korrekte Blutglukosemessung besprochen und die Injektionsareale für die Insulinapplikation erörtert. Frau J. führte ein Blutglukose-Tagebuch und ein Ernährungsprotokoll. Zeitnah wurde ein persönlicher Kontakt mit einer Schulung zur Blutglukoseselbstmessung sowie zur Insulinverabreichung mittels Pen inklusive Kontrolle der Spritzstellen vereinbart. Nach der Ausstellung des Schulungszertifikates hatte die Patientin Anspruch auf die Materialien zur Blutglukoseselbstmessung von der Sozialversicherung. Aufgrund der Schulungen, der richtigen Auswahl der Injektionsstellen und der neuen wiederverwendbaren Pens waren die Blutglukosezielwerte zwischen 100 und 150 mg/dl mit seltenen Hyperglykämien bis ca. 200 mg/dl nach rund 2 Monaten erreicht. Der HbA1c verbesserte sich zunehmend und liegt aktuell (nach rund 8 Monaten) zwischen 6,5 und 6,8 %.

16 Lebensstil

Die Anpassung an eine gesunde Lebensweise zur Verbesserung der Stoffwechsellage können Menschen mit Diabetes mellitus Typ 2 und mit Prädiabetes selbst in die Hand nehmen. Diese Maßnahmen sind in erster Linie nicht-medikamentös und umfassen die Adaptierung des Lebensstils:

- eine gesunde Ernährung
- die Reduktion von Übergewicht
- die Steigerung der körperlichen Aktivität durch regelmäßige Bewegung und Sport
- die Reduktion von Stress
- der Verzicht auf Nikotin
- der Verzicht auf Alkohol

Die Maßnahmen zur Lebensstiländerung sind eine der wichtigsten Säulen zur Prävention von Diabetes mellitus Typ 2 und von Prädiabetes. (ÖDG, 2021; diabinfo, o. D. c)

16.1 Gesunde Ernährung

Eine ausgewogene, gesunde und ballaststoffreiche Ernährung besteht aus viel frischem, regionalem und saisonalem Gemüse, Salat und Obst, wobei mehr Gemüse und Salat als Obst gegessen werden sollten (mind. 3 Portionen Gemüse und Salat, max. 2 Portionen Obst pro Tag). Durch die Berücksichtigung von Fisch am Speiseplan sowie von ausreichend Flüssigkeit in Form von Wasser und/oder ungesüßtem Tee ist der erste Schritt zur gesunden Ernährung getan. Weitere wichtige Maßnahmen sind die Reduktion von Fleisch, der Genuss von Süßem nur in Maßen und die Vermeidung von Fertigprodukten und gesüßten Getränken.

Eine regelmäßige körperliche Aktivität von mindestens 150 Minuten pro Woche ist eine wichtige Ergänzung zur gesunden Ernährung. Diese beiden Maßnahmen führen in Kombination meist schon zur Verbesserung der Werte und zu einer Gewichtsreduktion.

Fortschritte im Hinblick auf die Verbesserung der Stoffwechsellage sind für Betroffene eine wichtige Ressource und sie brauchen in dieser Zeit Unterstützung durch kompetentes Fachpersonal wie eine persönliche Ansprechperson, damit die Diabetiker:innen „am Ball bleiben". Die Betreuung der Betroffenen muss hier langfristig laufen, da sich mit der Zeit oftmals alte Gewohnheiten wieder einschleichen. Wichtige Angebote sind hierbei Gruppenschulungen, da der Austausch unter den Teilnehmenden von großer Bedeutung ist, ebenso wie Selbsthilfegruppen, die regelmäßig stattfinden.

Eine weitere bedeutende Möglichkeit ist die Stoffwechsel-Reha. Diese sollte für Menschen mit Diabetes in regelmäßigen Abständen zur Verfügung stehen. Der Vorteil einer Reha ist die Dauer von meistens 3 Wochen. Diabetiker:innen erhalten während des Aufenthaltes in der Einrichtung medizinische Betreuung durch Ärzt:innen. Diabetesberater:innen bieten für die Teilnehmenden unterschiedliche Schulungseinheiten mit Wiederholungen rund um ihre chronische Krankheit an, inklusive schriftlicher Unterlagen zum Nachlesen sowie Unterstützung bei der Umsetzung im Alltag und die Förderung von Selbstmanagementkompetenzen. Betroffene bekommen zudem umfassende Ernährungsschulungen und -beratungen von Diätolog:innen, mit Informationsmaterial und Kochrezepten. Auch sportliche Aktivitäten werden bei Reha-Aufenthalten von Physiotherapeut:innen in Theorie und Praxis umgesetzt und erleichtern für die Patient:innen die Integrierung der erlernten Maßnahmen in den Alltag zuhause.

Als Ergänzung zur Stoffwechsel-Reha und damit die Betroffenen auch nach den Aufenthalten in den diversen Einrichtungen Hilfestellung erhalten, eignen sich z. B. Programme wie das „Disease Management Programm Diabetes mellitus Typ 2", bekannt als „Therapie Aktiv – Diabetes im Griff" der ÖGK, das für alle Betroffenen von Diabetes mellitus Typ 2 (unabhängig der Sozialversicherung) in Anspruch genommen werden kann. Dieses Programm bedarf allerdings einer Überarbeitung, da die Anzahl der eingeschriebenen Patient:innen mit rund 131.000 (Stand 02.01.2025) niedrig ist (im Vergleich zu knapp 750.000 von DM Typ 2 Betroffenen, siehe Studie „Ein Drittel der Diabetiker:innen in Österreich bricht Therapie ab", S. 134). Weitere Programme, wie z. B. der Gesundheitsdialog der BVAEB (Versicherungsanstalt öffentlich Bediensteter, Eisenbahnen und Bergbau), werden derzeit überarbeitet. Dieses Programm kombiniert die Schulungen und Beratungen während eines Reha-Aufenthaltes mit anschließender Anwendung eines elektronischen Diabetes-Management-Systems und somit einer weiterführenden Begleitung.

Wichtig:

Jede Diabetikerin und jeder Diabetiker soll eine umfassende Beratung und Schulung rund um das Thema Ernährung von einer Diätologin oder einem Diätologen erhalten. Für Betroffene, die Kohlenhydrateinheiten (KE) (früher: Broteinheiten, BE) berechnen müssen, ist dies **für die Umsetzung der Therapie** zwingend notwendig.

16.1.1 Ernährungspyramide für eine gesunde Ernährung

Die Ernährungspyramide bietet eine Hilfestellung zur Auswahl gesunder Lebensmittel. Sie ist für alle Menschen ein geeignetes Instrument und stellt eine ausgewogene, gesunde Ernährung dar. Somit entfällt die separate Zubereitung von Speisen für Menschen mit Diabetes.

1. An der Basis der Ernährungspyramide steht die Flüssigkeit. Es sollten täglich 1,5 bis 2 Liter ungesüßte, kalorienfreie Getränke (z. B. Leitungswasser, ungesüßter Tee, Mineralwasser) getrunken werden. Flüssigkeitsaufnahme über den Tag verteilt vermindert Heißhungerattacken und senkt den Blutzucker.

2. Die nächste Stufe beinhaltet Gemüse und/oder Hülsenfrüchte, Salat und Obst. Täglich sollten mindestens 3 Portionen Gemüse und Salat sowie maximal 2 Portionen Obst, am besten so saisonal und regional wie möglich, verzehrt werden. Gemüse, Salat und Obst sind reich an Vitaminen, Mineralstoffen und Ballaststoffen.
3. An der dritten Stelle stehen Kohlenhydrate wie Getreide und Kartoffeln (diverse Beilagen, z. B. Reis, Nudeln, Brot). Hier sind Vollkornprodukte zu bevorzugen. Es sollten täglich 4 Portionen gegessen werden, wobei die KE berechnet werden müssen.
4. Die vierte Stufe führt Milch und ihre Erzeugnisse wie Käse, Topfen, Joghurt usw. an, davon sollten täglich 3 Portionen zu sich genommen werden. Bei Milch und flüssigen Milchprodukten müssen die KE berechnet werden.

   Diese Stufe beinhaltet auch Öl; hier steht Qualität vor Quantität. Hochwertige Pflanzenöle sind zu bevorzugen.
5. Die fünfte Stufe beinhaltet Fleisch, Fisch und Ei. Fleischprodukte, möglichst mager, sollten 2–3x pro Woche, Fisch 1–2x pro Woche und Eier max. 2–3 Stück pro Woche gegessen werden.
6. Auf der vorletzten und somit sechsten Stufe ist Fett gelistet. Die sparsame Verwendung von Streichfetten wie Butter und Margarine sowie Schlagobers und ähnlichen Produkten ist angeraten. Täglich sind ungefähr 2 Esslöffel gute Pflanzenöle (z. B. Leinöl, Olivenöl, Rapsöl oder Walnussöl) und ev. kleine Mengen an Nüsse und Samen empfohlen. Streich- und Bratfette sowie fettreiche Milchprodukte sollen nur in kleinen Mengen verzehrt werden. Achtung bei versteckten Fetten in Wurstwaren, Milchprodukten, Käse, Süssigkeiten oder Knabbereien!
7. Die letzte und siebente Stufe beinhaltet Süßigkeiten wie Mehlspeisen (Kuchen, Torten und Ähnliches), Eis, Knabbergebäck usw. Sie sollten eher selten in kleinen Mengen gegessen, dafür aber bewusst genossen werden!

Tab. 20: Nährstoffe und Energiegehalt (Therapie Aktiv, 2023, S. 33; Therapie Aktiv, o. D. b)

Nährstoffe	Energie
Eiweiß	1 g liefert rund 4 kcal
Fett	1 g liefert rund 9 kcal
Kohlenhydrate	1 g liefert rund 4 kcal

Der gesunde Teller besteht aus mindestens 50 % Gemüse und Salat, 25 % Eiweiß und 25 % Kohlenhydraten. Eiweißlieferanten sind pflanzliche (z. B. Bohnen, Linsen, Kichererbsen, Soja usw.) und tierische (z. B. Fleisch, Fisch, Milch und Milchprodukte, Eier usw.) Lebensmittel. Kohlenhydrate sind enthalten in Getreide und Getreideprodukten (Brot, Nudeln, Knödel, Müsli usw.), in Kartoffeln, Mais, Obst, Milch und Milchprodukten, in Maroni, Cashewnüssen, Honig und Zucker.

16.1.1.1 Alkohol

Menschen mit Diabetes mellitus sollen Alkohol nur selten und in kleinen Mengen trinken. Um Hypoglykämien zu vermeiden, soll Alkohol immer in Kombination mit Kohlenhydraten zu sich genommen werden. Symptome der Hypoglykämie ähneln jenen bei zu viel Alkoholkonsum und werden daher von anderen Menschen möglicherweise nicht ernst genommen. Das soziale Umfeld soll immer über die Diabeteserkrankung Bescheid wissen, um im Notfall richtig reagieren zu können!

1 g Alkohol liefert rund 7 kcal!

16.1.2 Kohlenhydratwirkung auf die Blutglukose bei Diabetes mellitus Typ 2

Die Kohlenhydrate werden im Magen-Darm-Trakt zu Zucker (Glukose) abgebaut. Der Zucker gelangt dann über die Darmwand in das Blut. Wenn die Glukose im Blut zu hoch ist, gibt die Bauchspeicheldrüse (Pankreas) bei gesunden Menschen das Hormon Insulin in das Blut ab.

Bei Diabetes mellitus Typ 2 wirkt das Insulin nicht richtig (Insulinresistenz) und bei längerer Diabetesdauer ist zu wenig Insulin vorhanden. Dies ist problematisch, da der Zucker vom Blut nicht in die Zellen gelangen kann, wo er als Nahrung gebraucht wird. Als Resultat bleibt der Blutzuckerspiegel hoch.

Während Menschen mit Typ-1-Diabetes die Kohlenhydrate immer berechnen müssen, ist dies beim Typ-2-Diabetes nur bei manchen Insulintherapien notwendig.

Wichtig:

1 KE (Kohlenhydrateinheit oder KHE) sind 10 g KH (Kohlenhydrate)

Alte Berechnung in BE (Broteinheiten): 1 BE sind 12 g KH

Nahrungsmittel, die berechnet werden müssen:

- alle Getreidesorten und Getreideprodukte (Brot, Nudeln, Knödel, Müsli usw.)
- Kartoffeln
- Mais
- Obst
- Milch und flüssige Milchprodukte
- Maroni und Cashewnüsse
- Zucker und Honig (sollten in der reinen Form nicht konsumiert werden)

Beispiele für 10 g Kohlenhydrate (1 KE) sind:

- 1 kleiner Apfel
- 1 kleine Kartoffel (in Hühnerei-Größe)
- ½ Scheibe Vollkornbrot
- 4 EL Vollkornnudeln
- ¼ l Buttermilch

Beispiele für gesunde Mahlzeiten sind online unter „Therapie Aktiv – Diabetes im Griff, Diabetes-Schulung" frei verfügbar.

Tipps:

Beim Kochen können Fett und Zucker eingespart werden. Beispiele dafür sind: magere Fleischsorten verwenden, faschierte Laibchen im Backrohr statt schwimmend in Fett und genauso Pommes nicht in Fett, sondern in der Heißluftfritteuse zubereiten. Für Kuchenliebhaber:innen ist es ratsam, selbst zu backen und von den verwendeten Rezepten ein Drittel bis hin zur Hälfte der Zuckermenge einzusparen. Dies wirkt sich nicht auf das Back-Ergebnis aus. Ein Teil (oder die Gesamtheit) der Mehlmenge kann durch Vollkornmehl ersetzt werden. Fruchtjoghurt mit frischen Früchten sollte selbst zubereitet werden, da in Fertigprodukten der Fett- und Zuckeranteil sehr hoch ist. Generell ist der Verzehr von Fertigprodukten aufgrund des hohen Fett-, Zucker- und/oder Salzgehalts nicht ratsam.

Ein weiterer Tipp ist das Führen von Einkaufslisten. Durch das Erstellen von Speiseplänen und den Einkauf von ausschließlich den Lebensmitteln, die auf der Liste stehen, verbessern sich die Ernährungsgewohnheiten.

(Therapie Aktiv, 2023, S. 30 ff.; Therapie Aktiv, o. D. b; ÖDG, 2023b, S. 30 ff.; diabinfo, o. D. n; diabinfo, o. D. s)

16.2 Bewegung

Die Bewegung ist neben der Ernährung eine weitere wichtige Säule der Lebensstilmodifikation als Basis der Diabetestherapie. Ein Mangel an Bewegung und schlechte Ernährungsgewohnheiten sind meist Ursache für die Entstehung eines Diabetes mellitus Typ 2. Regelmäßige sportliche Betätigung der Betroffenen wirkt sich günstig auf den Verlauf des Diabetes mellitus aus.

Positive Effekte von Bewegung:

- senkt den Blutzucker durch vermehrte Aufnahme von Glukose in die Muskelzellen (während der Bewegung und im Anschluss noch eine Zeit lang – Achtung, Hypogefahr bei Insulintherapie sowie bei Medikamenten wie Sulfonylharnstoffen und Gliniden!)
- Verbesserung der Insulinwirkung – bis zu 72 Stunden
- wirkt der Insulinresistenz entgegen
- Hilfe bei der Gewichtsreduktion
- Verbesserung des Fettstoffwechsels
- Erhöhung der Muskelmasse
- Blutdrucksenkung
- Training für das Herz-Kreislauf-System
- senkt das Thromboserisiko

Wichtig:

Bewegung senkt die Blutglukose, weil die Muskulatur mehr Energie, also mehr Glukose, verbraucht. Gleichzeitig wird der Insulinbedarf gesenkt und die Insulinwirkung verbessert.

Maßnahmen vor dem Sport:

- Messung der Glukosewerte
- wenn notwendig, Sport-KE essen
- ev. Insulindosis bzw. Medikamentendosis reduzieren
- Jause zum Sport mitnehmen
- Blutglukosemessgerät mitnehmen

Maßnahmen nach dem Sport:

Die Verbesserung der Insulinwirkung hält nach dem Sport noch lange an, bis zu 72 Stunden. Deshalb sind Kontrollen der Glukosewerte nach dem Sport und vor allem vor dem Schlafengehen wichtig.

KEINE sportliche Aktivität bei Blutglukosewerten über 250 mg/dl! (Therapie Aktiv, 2023, S. 58 ff.)

Vor Beginn der sportlichen Aktivität soll mit dem behandelnden medizinischen Team abgeklärt werden, welche Form der Bewegung für die jeweiligen Betroffenen günstig ist. Im Normalfall besteht für Menschen mit Diabetes mellitus Typ 2 keine Kontraindikation für Bewegung und sportliche Aktivitäten. Allerdings muss bei bestehenden Begleiterkrankungen wie z. B. bei einer Retinopathie, einer Neuropathie, bei symptomatischer koronarer Herzerkrankung und Herzinsuffizienz eine medizinische Abklärung erfolgen.

Tab. 21: Bewegungsarten (Therapie Aktiv, 2023)

Ausdauertraining
150 Minuten pro Woche bei mittlerer Intensität (Sprechen ist noch möglich)
oder
75 Minuten pro Woche bei hoher Intensität (dauerhaftes Sprechen ist nicht mehr möglich)
Moderates Krafttraining
2–3x pro Woche (z. B. Therapieband, leichte Hanteln, Training mit dem eigenen Körpergewicht)

Wenn keine Einschränkungen durch Begleiterkrankungen vorliegen, ist eine Kombination von Ausdauertraining und moderatem Krafttraining optimal. Für das Ausdauertraining eignen sich Nordic Walking, Wandern, Radfahren und auch schnelles Gehen oder langsames Laufen, weiters Schwimmen, Tanzen, Wassergymnastik und Ähnliches. Als Krafttraining bietet sich Training mit dem eigenen Körpergewicht, mit dem Therapieband und Hanteln an.

Beispiele für Übungen sind online frei verfügbar auf „Therapie Aktiv – Diabetes im Griff, Diabetes-Schulung".

Für Menschen mit Diabetes gilt es, die Alltagsaktivität zu erhöhen bzw. zu fördern. Jede Form der Bewegung zählt und muss unterstützt werden.

Möglichkeiten/Vorschläge für mehr Bewegung:

- tägliche Spaziergänge
- vermehrt zu Fuß gehen
- Fahrrad statt Auto
- Treppe statt Aufzug

Bewegung ist auch bei geriatrischen Patient:innen ein wichtiges Thema. Sie profitieren ebenfalls von der vermehrten körperlichen Aktivität, denn sie wirkt unter anderem der erhöhten Sturzgefahr entgegen. Zur Anwendung kommen bei diesen Menschen, die bereits Einschränkungen unterliegen, z. B. Bewegung im Sitzen und Hilfsmittel wie Rollator, Gehstock, Unterarmstützkrücken und Ähnliches. Positiv wirkt sich die Anwendung von Physiotherapie bei älteren Menschen aus.

16.2.1 Risiko Hypoglykämien

Die Vermeidung von Hypoglykämien bei Menschen mit Insulintherapie und OADs wie Sulfonylharnstoffen (z. B. Amaryl®, Diamicron®, Gliclada®, Gliclazid®, Glimepirid®, Glurenorm®, Glucobene® oder Normoglucon®) oder Gliniden (Repaglinid) muss beachtet werden. Das Risiko für Hypoglykämien ist aber keine Kontraindikation, es müssen nur einige Richtlinien befolgt werden.

Richtlinien zur Vermeidung von Hypoglykämien während und nach dem Sport:

- Messung der Glukose vor dem Sport
- wenn notwendig, Sport-KE (Sport-Kohlenhydrateinheit) essen
- Glukose vor dem Schlafengehen messen, da die blutzuckersenkende Wirkung noch mehrere Stunden anhält, vor allem nach ausgiebigen körperlichen Aktivitäten

Bei sportlicher Aktivität immer mit dabei haben:

- Gerät und Materialien zur Blutglukoseselbstmessung
- Wasser oder andere ungesüßte Getränke

- Fruchtsaft oder Traubenzucker (als Maßnahme gegen eine Hypoglykämie)
- Vollkornbrot oder Obst als Sport-KE
- Diabetes-Ausweis bzw. Familie/Freund:innen, die über die Diabeteserkrankung Bescheid wissen und im Notfall reagieren können

Risiken bei sportlichen Aktivitäten:

- Hypoglykämie
- Überanstrengung: Bei Schmerzen, Schwindel, Atemlosigkeit usw. muss das Training sofort beendet werden!
- bei Krankheiten wie Infekten darf kein Sport gemacht werden
- auf die Atmung achten – Vermeidung einer Pressatmung
- bei hohen Glukosewerten keinen Sport beginnen

Bei hohen Glukosewerten über 250 mg/dl soll keine körperliche Aktivität durchgeführt werden. Es kann sonst zu einer weiteren Erhöhung der Blutglukose kommen. In diesem Fall sollen Betroffene ruhen, ausreichend Wasser trinken und nichts essen. Gleichzeitig soll der Auslöser für die Hyperglykämie eruiert werden, wie z. B., ob die Einnahme der Medikamente und/oder die Insulininjektion vergessen wurde oder ob zu viele Kohlenhydrate gegessen wurden.

Am Anfang sollte man es mit der sportlichen Betätigung nicht übertreiben und keine falschen Techniken erlernen! Achten Sie zudem auf gutes Schuhwerk und geeignete, bequeme Kleidung. (Therapie Aktiv, 2023, S. 54 ff.; Therapie Aktiv, o. D. b; ÖDG, 2023b, S. 34 ff.; diabinfo, o. D. m)

Studie der Medizinischen Universität Wien und des Complexity Science Hub

„Ein Drittel der Diabetiker:innen in Österreich bricht Therapie ab"

Eine Studie der MedUni Wien hat erhoben, dass ungefähr ein Drittel der Diabetiker:innen in Österreich die Therapie für einen längeren Zeitraum abbricht. Die Zahl von Diabetesbetroffenen kann in

Österreich nur geschätzt werden, da es kein nationales Diabetesregister wie in anderen Ländern gibt. Man geht davon aus, dass in Österreich rund 800.000 Betroffene mit Diabetes leben und ungefähr 350.000 Menschen mit einem sogenannten Prädiabetes, der Vorstufe zum Diabetes mellitus.

Was wurde untersucht?

Das Forscherteam der MedUni Wien hat von 2012 bis 2017 untersucht, wie viele Menschen eine medikamentöse Diabetestherapie bekommen haben und/oder ob eine Kontrolle des Langzeitzuckers (HbA1c) durchgeführt wurde. Es war eine erstmalige Erhebung der tatsächlich an Diabetes Typ 2 Erkrankten in Österreich. Das Resultat waren insgesamt 746.184 Betroffene. Eine erschreckend hohe Zahl, 268.680 Menschen, brach für wenigstens ein Jahr ihre medikamentöse Therapie und/oder Kontrolluntersuchungen ab. Davon waren mehr Frauen (140.960) als Männer betroffen. Die Unterbrechung der Therapie führte bei diesen Patient:innen zu mehr Folge- und Begleiterkrankungen als bei therapietreuen Betroffenen.

Jeder Dritte von Diabetes mellitus Typ 2 Betroffene in Österreich bricht für wenigstens ein Jahr die Therapie ab und/oder verzichtet auf die notwendigen Kontrolluntersuchungen!

(Kaleta et al., 2023; Medizinische Universität Wien, 2023)

Was tun?

Um Diabetiker:innen die Therapietreue (Adhärenz) ans Herz zu legen, bedarf es einer umfassenden Betreuung mit ausführlichen Beratungen und Schulungen. Empowerment und Selbstmanagement sollen nicht nur Schlagworte sein, sondern auch in der Schulung umgesetzt werden. Diabetesberater:innen haben hierfür die notwendige Weiterbildung absolviert. Die Schulungsangebote sollten sich nicht nur auf die Kliniken und Ambulanzen beschränken, sondern vermehrt niederschwellig, wohnortnah und gegebenenfalls im häuslichen Umfeld erfolgen. Ein zusätzliches Problem ist, dass die Schulungen in Österreich nicht flächendeckend zugänglich sind und das Angebot regional sehr unterschiedlich ist. Betroffene und Angehörige müssen oftmals eine lange Anfahrtszeit in Kauf nehmen. Diabetiker:innen benötigen Begleitung und Betreuung von unterschiedlichen Gesundheitsprofessionals, um den Umgang mit ihrer chronischen Krankheit im Alltag gut bewältigen zu können.

(Anmerkung: Freiberuflich tätige Diabetesberater:innen können ihre Leistungen derzeit nicht mit den Sozialversicherungen abrechnen. Ausnahmen sind Schulungen zum „Disease Management Programm Diabetes mellitus Typ 2", wobei die Abrechnung in den Bundesländern unterschiedlich geregelt ist.)

17 Akutkomplikationen und Folgeerkrankungen des Diabetes mellitus

Tab. 22: Übersicht Akutkomplikationen und Folgeerkrankungen des Diabetes mellitus

Akutkomplikationen und Folgeerkrankungen	
Akutkomplikationen	Hypoglykämie Hyperglykämie → Diabetische Ketoazidose (DKA) → Hyperglykämisches hyperosmolares Syndrom (HHS)
Folgeerkrankungen	Makroangiopathie → Herz → Gehirn Mikroangiopathie → Augen → Niere → Diabetische Neuropathie → Diabetischer Fuß

17.1 Akutkomplikationen

Zu den Akutkomplikationen von Diabetes mellitus zählen die Hypoglykämie, d. h., dass die Glukose im Blut zu niedrig ist, und die Hyperglykämie, dabei sind die Blutglukosewerte zu hoch. Weitere Akutkomplikationen sind die diabetische Ketoazidose (DKA), die vor allem bei Menschen mit Diabetes mellitus Typ 1 vorkommt, und das hyperglykämische hyperosmolare Syndrom (HHS), welches vorwiegend bei Diabetes mellitus Typ 2 auftritt.

17.1.1 Hypoglykämie

Hypoglykämie (kurz: Hypo) oder Unterzuckerung
Hypo → zu wenig – Glyk → Zucker – Ämie → im Blut

Eine Hypoglykämie (Unterzuckerung) können Menschen mit Diabetes mellitus bekommen, die Insulin spritzen oder Medikamente einnehmen, die an der Bauchspeicheldrüse wirken und somit ein erhöhtes Risiko für Hypoglykämien darstellen (z. B. Sulfonylharnstoffe wie Amaryl®, Diamicron®, Gliclada®, Gliclazid®, Glimepirid®, Glurenorm®, Glucobene® und Normoglucon® oder Glinide wie Repaglinid®).

Tab. 23: Definition der Hypoglykämie und Einteilung der Schweregrade nach der S3-Leitlinie (Haak et al., 2024, S. 161)

Hypoglykämie-Schweregrade	
Milde Hypoglykämie	Diese milde Form der Hypoglykämie kann von den Betroffenen selbst durch die Aufnahme von Kohlenhydraten bewältigt werden.
Schwere Hypoglykämie	Bei einer schweren Hypoglykämie sind Betroffene auf Fremdhilfe (Angehörige, Freund:innen, sonstige an der Diabetestherapie beteiligte Personen oder Gesundheitsprofessionals) angewiesen.

17.1.1.1 Einteilung der Hypoglykämie und Schwellenwerte

Laut der S3-Leitlinie (AWMF, 2023) wird Hypoglykämie ausschließlich in eine milde und eine schwere Hypoglykämie eingeteilt. Es werden keine spezifischen Glukosewerte angegeben, es wird lediglich zwischen der Selbsttherapie und der Fremdhilfe unterschieden.

Die Amerikanische Diabetes Gesellschaft (ADA) und das NIDDK (National Institute of Diabetes and Digestive Kidney Diseases) nennen einen Schwellenwert von 70 mg/dl (3,9 mmol/l) für eine Hypoglykämie (AWMF, 2023, S. 107).

In den Schulungsunterlagen für Diabetes mellitus Typ 2 mit Insulintherapie (von „Therapie Aktiv") wird eine Hypoglykämie mit einem

Wert unter 60 mg/dl (3,3 mmol/l) angegeben, wobei ein Grenzwert aufgrund der individuell unterschiedlichen Reaktionen als problematisch angesehen und kontrovers diskutiert wird. Hypo-Symptome können auch schon bei höheren Werten wie auch erst bei niedrigeren Glukosewerten auftreten (Therapie Aktiv, 2023, S. 82 ff.; Therapie Aktiv, o. D. b).

Hinweis:

In den Leitlinien der Deutschen Diabetes Gesellschaft (DDG) wie auch in denen der Österreichischen Diabetes Gesellschaft (ÖDG) wird bei Diabetes mellitus Typ 2 die Hypoglykämie nicht angeführt, aus diesem Grund werden die Leitlinien zur Hypoglykämie des Typ-1-Diabetes herangezogen.

Bei einer Hypoglykämie fällt die Glukose auf ein für Betroffene zu niedriges Level ab, sodass Symptome einer Unterzuckerung auftreten.

17.1.1.2 Symptome einer Hypoglykämie

Die Anzeichen einer Unterzuckerung sind sehr individuell und daher unterschiedlich. Die häufigsten Symptome sind Zittern, Schwitzen, Heißhunger, Herzklopfen, weiche Knie, Verwirrtheit, Orientierungslosigkeit und Blässe im Gesicht. Weitere Anzeichen können Schläfrigkeit, Angst, Sehstörungen, Sprachstörungen, Kopfschmerzen, Konzentrationsstörungen, Störungen im Handlungsablauf, Gedächtnisstörungen, Wortfindungsstörungen, Schwindel, Gangstörungen, Übelkeit, Unruhe, Nervosität, Reizbarkeit, Aggressivität, Traurigkeit, Euphorie und Wesensveränderungen sein. Bei sehr niedrigen Blutzuckerwerten kann es zur Bewusstlosigkeit und zu Krämpfen kommen.

Tab. 24: Hypoglykämie-Symptome aus den S3-Leitlinien (AWMF, 2023, mod. n. Canadian Diabetes Association, 2013; Deary, 1993, Graveling, 2009; McAulay, 2001)

Typische Symptome einer Hypoglykämie		
Autonome Symptome	**Neuroglykopenische Symptome**	**Allgemeines Unwohlsein**
→ Schwitzen → Zittern → Heißhunger → Herzklopfen	→ Gedankenflucht → Logorrhoe → Wortfindungsstörungen → Reizbarkeit → Doppelbilder und andere Sehstörungen → Kopfschmerzen → Ängstlichkeit → Schläfrigkeit → Koordinationsschwierigkeiten	→ Übelkeit → Kopfschmerzen
	→ Bewusstseins- und Handlungseinschränkung → Bewusstlosigkeit → Krämpfe	

17.1.1.3 Therapie der Hypoglykämie

Bei einer leichten oder milden Hypoglykämie können Betroffene selbst gegensteuern und eigenständig Gegenmaßnahmen einleiten. Sie müssen sofort schnell wirksame Kohlenhydrate zu sich nehmen, wie z. B. Traubenzuckerplättchen oder Fruchtsäfte. Bei Auftreten von Hypo-Symptomen sollen zuerst Gegenmaßnahmen eingeleitet werden (zuerst essen), dann anschließend die Glukose kontrolliert werden (dann messen). Danach müssen länger wirksame Kohlenhydrate wie z. B. eine halbe Scheibe Vollkornbrot, ein halbes Vollkornweckerl oder eine Portion (Handvoll) Obst gegessen werden, um das Auftreten einer neuerlichen Hypoglykämie zu vermeiden. 15 Minuten nach der ersten Glukosemessung muss eine weitere Messung der Glukose durchgeführt werden. Die Blutglukose soll nach einer Unterzuckerung häufiger in kurzen Abständen kontrolliert werden.

Wichtig:

Vor dem Schlafengehen sollen sich die Glukosewerte wieder normalisiert haben. Mit einem niedrigen Glukosespiegel nicht schlafen gehen!

Tab. 25: „Hypo" – Was tun? Behandlung einer milden Hypoglykämie (Therapie Aktiv, o. D. b)

Zuerst essen – dann messen!
Erstmaßnahme: 2–4 Blättchen Traubenzucker (Traubenzucker soll immer in Reichweite sein!) ODER 2–4 Stück Würfelzucker ODER 250 ml Fruchtsaft oder Limonaden (ACHTUNG: KEINE Light-Getränke!) ODER Flüssigzucker
Zusätzlich ½ Scheibe Brot oder ½ Vollkornweckerl ODER 1 Handvoll Obst ODER 250 ml naturbelassenes Milchprodukt trinken

Ungeeignete Nahrungsmittel zur Akutbehandlung:

- Schokolade (durch den Fettanteil wird der Glukoseanstieg verlangsamt)
- Vollkornprodukte
- Milch und Milchprodukte
- Lebensmittel mit einem hohen Fettanteil (z. B. Wurst- oder Butterbrot)

„Light"-Produkte enthalten Süßstoff und keine Glukose, sie sind daher NICHT zur Behandlung von Hypoglykämien geeignet!

Diabetiker:innen spüren meist, wenn der Blutzucker abfällt. Dem kann entgegengewirkt werden, indem sie rechtzeitig Kohlenhydrate essen, wie ein Stück Vollkornbrot oder Obst. Dies ist z. B. wichtig vor einem Spaziergang, vor der Gartenarbeit oder Hausarbeit usw.

17.1.1.4 Behandlung einer schweren Hypoglykämie

Betroffene einer schweren Hypoglykämie sind auf Fremdhilfe angewiesen! Angehörige und Menschen aus dem nahen sozialen Umfeld sollen über Maßnahmen und deren korrekte Anwendung bei einer schweren Hypoglykämie mit Bewusstlosigkeit Bescheid wissen. Vor allem die Anwendung der Glucagon-Injektion mit der Auflösung des Wirkstoffs muss geschult werden.

Erste-Hilfe-Maßnahmen:

- Atemwege frei machen
- stabile Seitenlage
- Notruf absetzen
- Baqsimi® 3 mg (Glucagon) Nasenspray (Erwachsene, Jugendliche und Kinder ab 4 Jahren) oder Glucagon spritzen (GlucaGen® HypoKit 1 mg – Trockenstechampulle mit Lösungsmittel – Lagerung im Kühlschrank!)

> **Wichtig:**
>
> Niemals einem bewusstlosen Menschen Flüssigkeit in den Mund einflößen!
>
> Aspirationsgefahr! (Aspiration: Eindringen von Flüssigkeit und/oder Nahrungsmittel in die Atemwege bei der Einatmung oder bei fehlenden Schutzreflexen während einer Bewusstlosigkeit)
>
> Bei Bewusstlosigkeit sofort medizinische Hilfe anfordern – Notruf absetzen!

Tab. 26: Korrekte Anwendung von GlucaGen® Hypokit und Baqsimi® Glucagon Nasenspray (diabinfo, o. D. h; Novo Nordisk, 2023; Eli Lilly, 2021)

Glucagon-Spritze	Glucagon-Nasenspray
1. Kappe der Durchstechflasche und Schutzkappe der Nadel von der Spritze entfernen. 2. Nadel innerhalb des markierten Kreises durch den Gummistopfen in die Durchstechflasche mit dem Wirkstoff stechen. 3. Gesamtes Lösungsmittel der Spritze in die Durchstechflasche mit dem Wirkstoff spritzen. 4. Durchstechflasche schwenken, bis sich der Wirkstoff aufgelöst hat und die Lösung klar ist, ohne die Spritze aus der Flasche zu entfernen. 5. Lösung vollständig aus der Durchstechflasche in die Spritze aufziehen und ev. vorhandene Luftblasen aus der Spritze entfernen (durch leichtes Klopfen gegen die Spritze und anschließend durch leichtes Drücken auf den Spritzenkolben, um die Luft zu entfernen). 6. Injektion der Glucagon-Spritze senkrecht (im 90°-Winkel) in den Oberschenkel. Applikation in das subkutane Fettgewebe oder in den Muskel. 7. Nach der Injektion die Nadel gerade herausziehen und in einen bruchsicheren Behälter entsorgen. Achtung: Risiko von Verletzungen durch die Nadel!	1. Spray vor der Anwendung nicht testen, es befindet sich nur 1 Dosis im Nasenspray. Spray kann auch bei einer verstopften Nase angewendet werden. 2. Folie entfernen. 3. Einzeldosisbehälter aus dem Röhrchen nehmen. 4. Einzeldosisbehälter zwischen 2 Finger nehmen und die Spitze in ein Nasenloch einführen, bis die Finger die Nase berühren. 5. Kolben des Sprays mit dem Daumen vollständig durchdrücken, bis die grüne Linie nicht mehr zu sehen ist – komplette Dosis wurde verabreicht. 6. Einzeldosisbehälter aus der Nase entfernen.

Bei Anwendung der Glucagon-Spritze oder des Glucagon-Nasensprays kommt es zu einer Glukosefreisetzung aus der Leber ins Blut und die Glukosewerte steigen wieder. Allerdings ist die Anwendung von Glucagon unwirksam nach:

- Genuss von Alkohol
- intensiver sportlicher Betätigung
- längeren Fastenzeiten

Wichtig:

KEINE Verabreichung von INSULIN bei Verdacht auf eine Hypoglykämie!

Schulung von Betroffenen und Angehörigen!

Nach einer Hypoglykämie mit Bewusstlosigkeit müssen die Glukosewerte engmaschig kontrolliert werden, da eine erneute Hypoglykämie auch noch nach mehreren Stunden wieder auftreten kann. Daher ist eine Überwachung im Krankenhaus empfohlen.

Wichtig:

Bei starken Glukoseschwankungen soll die Kontrolle der Glukosewerte mit Kapillarblut (blutige Messung) erfolgen, da CGM-Systeme (kontinuierliche Glukosemessung) zeitlich verzögert reagieren.

Ursachen einer Hypoglykämie

- zu viel Insulin gespritzt oder zu viele Medikamente eingenommen, die zu einer Unterzuckerung führen können (z. B. Sulfonylharnstoffe oder Glinide)
- versehentlich die doppelte Insulindosis gespritzt
- Insulin versehentlich in den Muskel gespritzt (Insulinwirkung setzt dadurch rascher ein)
- versehentlich falsches Insulin verabreicht (Verwechslung Bolus- und Basalinsulin)
- Spritz-Ess-Abstand zu lang
- auf die Mahlzeit vergessen trotz Insulinverabreichung und Medikamenteneinnahme
- zu wenig Kohlenhydrate (Brot, Erdäpfel, Reis, Nudeln, Obst ...) gegessen oder eine Mahlzeit ausgelassen
- Kohlenhydrateinheiten (KE) wurden falsch geschätzt oder falsch berechnet

- Erbrechen und/oder Durchfall
- ungewohnte körperliche Betätigung, Sport (erhöhter Glukoseverbrauch)
- Gewichtsabnahme (Verbesserung der Insulinwirkung)
- verbesserte Aufnahme von Insulin wie z. B. bei Wärme (bei längerem Aufenthalt in sehr warmen Temperaturen wird Insulin schneller ins Blut aufgenommen)
- Absetzen von Medikamenten (z. B. Cortison)
- Wechselwirkungen mit anderen Medikamenten (z. B. bei Schmerzmedikation)
- übermäßiger Alkoholkonsum (vor allem bei hochprozentigem Alkohol)

Wichtig:

- Angehörige, der Freundeskreis und die Kollegenschaft sollten über die Diabeteserkrankung Bescheid wissen. Die Symptome einer Hypoglykämie können mit einem Rauschzustand verwechselt werden und es kann fälschlich keine Hypobehandlung eingeleitet werden!
- Traubenzucker soll immer dabei sein.
- Hypoglykämien sollen im Diabetes-Tagebuch eingetragen werden.
- Wiederholte und vor allem schwere Hypoglykämien sollen medizinisch abgeklärt werden – Ursachensuche und gegebenenfalls Therapieanpassung.

17.1.1.5 Risikofaktoren für schwere Hypoglykämien

Bei Diabetes mellitus Typ 1

- normnaher HbA1c
- vorangegangene schwere Hypoglykämie
- Einschränkung der Hypoglykämie-Wahrnehmung
- Einfluss von Begleiterkrankungen und Begleitmedikation
- schlecht funktionierendes Selbstmanagement

Bei Diabetes mellitus Typ 2

- normnaher HbA1c
- Einschränkung der Hypoglykämie-Wahrnehmung
- höheres Lebensalter
- lange Diabetesdauer
- Dauer der Insulintherapie

Hypoglykämien sind bei geriatrischen Diabetiker:innen unbedingt zu vermeiden!

Hypoglykämie-Wahrnehmungsstörungen (hypoglycaemia unawareness)

Bei einer Hypoglykämie-Wahrnehmungsstörung ist die Gefahr von schweren Hypoglykämien mit Bewusstlosigkeit deutlich erhöht. Durch wiederholt auftretende Hypoglykämien besteht die Möglichkeit, dass Hypo-Symptome später oder erst bei relativ niedrigen Glukosewerten gespürt werden. Das heißt, die Hypoglykämie-Wahrnehmung ist gestört. Der Körper passt sich an dauerhaft hypoglykämische Werte oder rezidivierende Hypoglykämien an. Laut S3-Leitlinie (AWMF, 2023) erhöhen wiederkehrende milde Hypoglykämien und ein niedriger HbA1c die Gefahr für die Entstehung von Hypoglykämie-Wahrnehmungsstörungen. Anhand von Schulungsprogrammen und Training kann die Wahrnehmung der Symptome wieder erhöht werden.

Nächtliche Hypoglykämien

Unterzuckerungen in der Nacht können für Betroffene unbemerkt verlaufen. Zeichen dafür können unter anderem Albträume sein, unruhiger Schlaf, Schweißausbrüche, Müdigkeit nach dem Aufwachen, Abgeschlagenheit und Kopfschmerzen. Durch die körpereigene Gegenregulation aufgrund von Stresshormonen ist die Nüchternglukose durch eine Glukosefreisetzung aus der Leber ins Blut nach einer nächtlichen Hypoglykämie meist erhöht. Dieses Phänomen nennt man den Somogyi-Effekt. Allerdings können auch niedrige Glukosewerte am Morgen auf eine nächtliche Hypoglykämie hinweisen.

Vermeidung von nächtlichen Hypoglykämien

- die Glukosewerte sollten vor dem Schlafengehen nicht zu niedrig sein
- abends langsam wirkende Kohlenhydrate wie Vollkornprodukte essen
- abends eher vorsichtig bei Korrekturen von erhöhten Glukosewerten mit Insulin vorgehen
- Vorsicht bei abendlichen sportlichen Betätigungen
- Anpassung der abendlichen Insulindosis nach Rücksprache
- Vorsicht bei abendlichem Alkoholgenuss
- Einsatz von kontinuierlichen Glukosemessungen (CGM-Systemen) mit Alarmfunktionen

Vorbeugung von Hypoglykämien

- Erkennen von Ursachen für Hypoglykämien und Gegensteuerung
- Teilnahme an Diabetes-Schulungen, um Wissensdefizite auszugleichen
- Erlernen des Diabetes-Selbstmanagements durch professionelle Beratung und Schulung
- gegebenenfalls Therapieanpassung
- Ernährungsberatung und KE-Berechnung
- Einsatz von Diabetes-Technologie
- Information von Angehörigen und des sozialen Umfelds
- rechtzeitig Hilfe in Anspruch nehmen
- Diabetes-Pass mitführen
- Notfallpaket mitführen (Traubenzucker, Messgerät und alle benötigten Materialien usw.)
- wenn notwendig, Hypoglykämie-Wahrnehmungstraining absolvieren

(Haak et al., 2024, S. 161; AWMF, 2023, S. 107 ff.; Therapie Aktiv, 2023, S. 82 ff.; Therapie Aktiv, o. D. b; diabinfo, o. D. h; Semlitsch et al., 2023)

17.1.2 Hyperglykämie

Blutglukosewerte über dem Zielbereich = erhöhter Blutzucker
Glukosewerte > 250 mg/dl (13,9 mmol/l) = Hyperglykämie
Hyper → zu viel – Glyk → Zucker – Ämie → im Blut

Wenn der Blutzuckerspiegel über 250 mg/dl (13,9 mmol/l) ansteigt, spricht man von einer Hyperglykämie. Wenn diese hohen Werte länger bestehen, muss unbedingt ärztliche Hilfe in Anspruch genommen werden!

17.1.2.1 Symptome einer Hyperglykämie

Die Anzeichen von zu viel Zucker im Blut sind ebenfalls sehr individuell und können daher unterschiedlich sein. Betroffene leiden unter starkem Durst (Polydipsie) und vermehrtem Harnlassen (Polyurie), trockenem Mund, Müdigkeit, Abgeschlagenheit und Kraftlosigkeit. Weiters können Sehstörungen, Kopfschmerzen, Krämpfe und Appetitlosigkeit auftreten. Es kann zu Wadenkrämpfen und Nervenschmerzen in den Beinen und durch den Flüssigkeitsmangel zu Verwirrtheit kommen. Bei länger bestehender Hyperglykämie treten trockene Haut, Hautjucken und eine schlechtere Wundheilung auf. Es kommt zu häufigen Infektionen wie z. B. Pilz- oder Harnwegsinfekten. Bei sehr hohen Blutzuckerwerten kann es zu sogenannten Stoffwechselentgleisungen wie zum lebensbedrohlichen diabetischen Koma kommen. Warnzeichen sind Bauchschmerzen, Übelkeit und Erbrechen, süßlich riechender Atem sowie eine vertiefte Atmung, Bewusstseinsstörungen und Bewusstlosigkeit (z. B. bei einer diabetischen Ketoazidose – vorwiegend bei Diabetes Typ 1). Bei Betroffenen von Diabetes Typ 2 kann der Blutzuckerspiegel auch sehr hoch ansteigen (über 600 mg/dl) und es kann ebenso zur Bewusstlosigkeit und zum Koma kommen. Zeichen erhöhter Glukosewerte und von Hyperglykämie sind aber individuell unterschiedlich und können auch völlig ausbleiben.

Tab. 27: Symptome von erhöhten Glukosewerten und Hyperglykämie (Therapie Aktiv, 2023, S. 89; Therapie Aktiv, o. D. b)

Symptome von erhöhten Glukosewerten und Hyperglykämie
starker Durst (Polydipsie), trockener Mund/Zunge
häufiges Urinieren (Polyurie)
Müdigkeit, Abgeschlagenheit, Kraftlosigkeit
Verwirrtheit durch Flüssigkeitsmangel (Dehydration)
Wadenkrämpfe und Nervenschmerzen in den Beinen
Sehstörungen
trockene Haut
Juckreiz
schlechte Wundheilung (bei langandauernden hohen Glukosewerten)
häufige Infektionen, z. B. Pilzinfektionen, Harnwegsinfekte

17.1.2.2 Was ist bei einer Hyperglykämie zu tun?

Viel Wasser trinken! Zu Beginn 1 Liter Wasser pro Stunde (nicht bei Herz- und Nierenschwäche!). Keine Bewegung bei Blutzuckerwerten über 250 mg/dl. Häufige Blutzuckerkontrollen durchführen, keine Mahlzeiten essen (erst wenn der Blutzucker unter 200 mg/dl gesunken ist). Bei Insulintherapie soll Korrekturinsulin (nach individueller Vorgabe/Korrekturschema) gespritzt werden. Abklärung, ob es sich um einen „Ausreißer" handelt. Wenn hohe Blutzuckerwerte häufiger vorkommen, muss die Tabletten- und/oder Insulintherapie angepasst werden (Therapie Aktiv, 2023, S. 92; Therapie Aktiv, o. D. b).

Tab. 28: Erstmaßnahmen bei Hyperglykämie (diabinfo, o. D. h)

<table>
<tr><th colspan="2">Milde Hyperglykämie</th></tr>
<tr><td colspan="2">bei Blutglukosewerten bis rund 250 mg/dl (13,9 mmol/l)
Maßnahmen:
→ ausreichend Wasser trinken
→ regelmäßige Kontrolle der Blutglukosewerte (alle 60 Minuten)
→ bei Insulintherapie Korrekturinsulin spritzen</td></tr>
<tr><th colspan="2">Schwere Hyperglykämie</th></tr>
<tr><td colspan="2">bei Blutglukosewerten über 250 mg/dl (13,9 mmol/l)
mit Anzeichen einer beginnenden Ketoazidose wie Übelkeit und Erbrechen</td></tr>
<tr><th colspan="2">Ketonmessung</th></tr>
<tr><td>Keine Ketone nachweisbar
Ketonmessung im Harn:
helle Färbung ohne +
Ketonmessung im Blut: < 0,6 mmol/l
Maßnahmen:
→ ausreichend Wasser trinken
→ regelmäßige Kontrolle der Blutglukosewerte (alle 60 Minuten)
→ bei Insulintherapie Korrekturinsulin spritzen</td><td>Ketone nachweisbar
Gering:
→ Harn: (+)
→ Blut: bis 1,5 mmol/l
Mittel:
Harn: (++)
Blut: > 1,5 mmol/l
Hoch:
→ Harn: (+++ oder ++++)
→ Blut: > 4,0 mmol/l
Maßnahmen:
→ Korrekturinsulin – doppelte Menge (nach individuellen Vorgaben) spritzen
→ VIEL Wasser trinken
→ nicht einschlafen
→ regelmäßige Kontrolle der Blutglukosewerte (blutige Messung!)
→ Einweisung ins Krankenhaus empfohlen</td></tr>
</table>

Wenn keine Besserung eintritt, muss medizinische Hilfe angefordert werden. Bei schweren Hyperglykämien, vor allem mit Verdacht auf eine hyperglykämische Entgleisung, ist immer eine Einweisung in ein Krankenhaus empfohlen. Zwingend notwendig ist sie bei Bewusstlosigkeit. Information von Angehörigen und Freund:innen notwendig.

Wichtig:

KEINE Verabreichung von Glucagon (mittels Injektion oder Nasenspray) bei Verdacht auf eine Hyperglykämie!

Schulung von Betroffenen und Angehörigen!

Ketonmessung

Bei Hyperglykämie mit Verdacht auf eine akute Stoffwechselentgleisung (DKA oder HHS) ist es sinnvoll, die Ketone im Blut oder im Harn zu messen.

Tab. 29: Korrekte Messung der Ketone im Blut und im Harn (diabinfo, o. D. h)

Ketonmessung im Blut	Ketonmessung im Harn
Die Messung der Ketone im Blut funktioniert wie eine Messung der Glukose im kapillaren Blut (Fingerbeere): 1. alle benötigten Materialien bereitlegen 2. Hände waschen und gut trocknen 3. Teststreifen für die Ketonmessung in das Messgerät einführen 4. Punktion mit der Stechhilfe seitlich am Finger 5. Finger nach vorne ausstreichen, bis ein Blutstropfen entsteht (nicht quetschen) 6. Blut vom Teststreifen ansaugen lassen 7. Ergebnis wird am Display angezeigt Auswertung: normal: 0,0 bis < 0,6 mmol/l leicht erhöht: 0,6–1,5 mmol/l erhöht: > 1,5 mmol/l	Messung der Ketone im Harn mittels eines Harnstreifens: 1. Harn in einem Becher auffangen 2. Teststreifen in den Harn eintauchen 3. nach einer kurzen Zeit (wenige Sekunden bis eine Minute – je nach Hersteller) die Färbung am Harnstreifen mit der Skala auf der Verpackung abgleichen Auswertung: Je nach Ketonkörpermenge im Harn färbt sich der Teststreifen von hell bis dunkel. gering (+/- bis +) mittel (++) hoch (+++ oder ++++)

17.1.2.3 Ursachen einer Hyperglykämie

- zu viele Kohlenhydrate gegessen (Brot, Erdäpfel, Reis, Nudeln, Obst ...)
- Kohlenhydrateinheiten (KE) falsch geschätzt
- Medikamente (OAD) und/oder Insulin vergessen bzw. zu geringe Dosis oder unregelmäßige Medikamenteneinnahme
- weniger Bewegung/Sport als sonst
- Ärger, Stress und Aufregung (Insulinbedarf erhöht)
- Medikamente wie z. B. Cortison
- Krankheit (z. B. Fieber, grippaler Infekt, dadurch erhöhter Insulinbedarf)
- defekte bei Insulinpen, Insulinpumpe oder Blutzuckergerät
- veränderte Spritzstellen (Lipohypertrophien, Narben usw., in diese Stellen darf kein Insulin gespritzt werden)
- Diabeteserkrankung ist den Betroffenen noch nicht bekannt – Erstmanifestation
- Insulineigenproduktion verringert (durch lange Diabetesdauer bei DM Typ 2)
- mangelndes Diabetes-Selbstmanagement

Betroffene sollen ihre Angehörigen, Freund:innen und eventuell die Kollegenschaft von der Diabeteserkrankung in Kenntnis setzen. Auch Angehörige und/oder Freund:innen sollen an einer Diabetes-Schulung teilnehmen, damit im Notfall richtig reagiert werden kann.

Nach einer Mahlzeit erhöhte Glukosewerte nicht zu früh mit Insulin korrigieren, da das prandiale Insulin noch wirkt, sonst besteht die Gefahr einer Hypoglykämie.

Wichtig:

Die Nierenschwelle (äußerste Kapazität der Niere für Rückresorption von einer Substanz wie Glukose) liegt bei rund 180 mg/dl (10,0 mmol/l). Bei Überschreiten der Nierenschwelle ist die Glukose im Blut erhöht, wird über den Harn ausgeschieden und kann mittels Harnuntersuchung bzw. Harnstreifen nachgewiesen werden.

Achtung bei der Einnahme von SGLT2-Hemmern oder Gliflozinen (z. B. Dapagliflozin – Forxiga®, Empagliflozin – Jardiance®, Canagliflozin – Invokana®): Die Glukose wird **über die Niere ausgeschieden**, ist deshalb auch im Harn nachweisbar und senkt somit die Blutglukose.

17.1.2.4 Vorbeugung von Hyperglykämien

- Erkennen von Ursachen für Hyperglykämien und Gegensteuerung
- Teilnahme an Diabetes-Schulungen, um Wissensdefizite auszugleichen
- Erlernen des Diabetes-Selbstmanagements durch professionelle Beratung und Schulung
- gegebenenfalls Therapieanpassung
- Ernährungsberatung und KE-Berechnung
- Einsatz von Diabetes-Technologie
- Information von Angehörigen und des sozialen Umfelds
- rechtzeitig Hilfe in Anspruch nehmen
- Diabetes-Pass mitführen
- Notfallpaket mitführen (Messgerät, wenn notwendig Insulinpen und alle benötigten Materialien usw.)

(Therapie Aktiv, 2023, S. 88 ff.; Therapie Aktiv, o. D. b; diabinfo, o. D. h)

17.1.2.5 Diabetische Ketoazidose (DKA)

Die diabetische Ketoazidose (DKA) ist eine akute Stoffwechselentgleisung infolge von absolutem oder relativem Insulinmangel. Die DKA kann sich auch ohne hohe hyperglykämische Werte entwickeln. Wenn Insulin im Blut nur in geringem Maß vorhanden ist, kann die Glukose aus dem Blut nicht in die Körperzellen gelangen. Der Bedarf an Energie muss somit anders abgedeckt werden. Der Körper baut aus diesem Grund Fettreserven ab. Dadurch entstehen saure Ketonkörper, die sich im Blut ansammeln und zur Azidose (Übersäuerung) führen. Ketonkörper können im Blut und auch im Harn nachgewiesen werden.

Die diabetische Ketoazidose tritt vor allem bei Menschen mit Typ-1-Diabetes auf, kann aber auch bei insulinpflichtigem Typ-2-Diabetes vorkommen. Es wird zwischen einer leichten ketoazidotischen Stoffwechselentgleisung und einer schweren diabetischen Ketoazidose bis zum diabetischen Koma unterschieden. Die diabetische Ketoazidose ist somit ohne entsprechende Therapie lebensbedrohend.

Unbedingt Gegenmaßnahmen einleiten (siehe Kapitel 17.1.2 Hyperglykämie) – bei schwerer DKA medizinische Hilfe mit Krankenhauseinweisung und Intensivbehandlung erforderlich!

Symptome der diabetischen Ketoazidose (DKA)

Typische Symptome einer Hyperglykämie:

- starker Durst (Polydipsie), trockener Mund, trockene Zunge
- häufiges Urinieren (Polyurie)
- Müdigkeit, Abgeschlagenheit, Kraftlosigkeit
- ...

Zusätzliche Symptome bei Stoffwechselentgleisung:

- Exsikkose (Dehydrierung) durch Verlust von Flüssigkeit und Elektrolyten (Harnausscheidung massiv erhöht), extrem trockene Haut (Abhebung der Hautfalten), Muskelkrämpfe
- extreme Müdigkeit
- Verwirrtheit
- Übelkeit (Nausea)
- Erbrechen (Emesis oder Vomitus)

- abdominelle Schmerzen
- ev. Durchfall (Diarrhoe)
- tiefe und schwere Atmung (Kussmaul-Atmung)
- Azeton (ähnlich Nagellackentferner) ist der typisch süßlich-fruchtige Atemgeruch bei der Ketoazidose
- Bewusstseinsstörungen

Ursachen DKA bei Typ-1-Diabetes

- bei Neumanifestation
- zu geringe Insulinmengen gespritzt bzw. vergessen zu spritzen
- hoher Insulinmangel aufgrund von Problemen mit der Technik (Funktionsstörung Insulinpen, Insulinpumpe und/oder Infusionsset der Pumpe)
- schwere Infektionskrankheiten
- akute kardiovaskuläre Ereignisse

Ursachen DKA bei Typ-2-Diabetes

- hoher Insulinmangel bei langer Diabetesdauer
- schwere Infektionskrankheiten
- hoher Alkoholkonsum mit und ohne Metformin-Therapie
- Therapie mit SGLT2-Hemmer – euglykämische DKA – selten

Ein **Sonderfall der DKA** ist eine euglykämische (Glukosespiegel im Normalbereich) diabetische Ketoazidose. Sie kommt bei einer Therapie mit SGLT2-Hemmern (Gliflozinen, z. B. Dapagliflozin – Forxiga®, Empagliflozin – Jardiance®, Canagliflozin – Invokana®) vor.

Empfehlungen vor allem bei Typ-1-Diabetes:
Messgerät inklusive Teststreifen für die Ketonmessung (einige Blutglukosemessgeräte können auch Ketone im Blut messen) zur Verfügung haben (Verordnung) sowie deren Anwendung mit Interpretation der ermittelten Werte kennen – Schulung! (AWMF, 2023, S. 112 ff.; diabinfo, o. D. h; Therapie Aktiv, 2023, S. 92; Therapie Aktiv, o. D. b; ÖDG, 2023b, S. 89 ff.; Giesinger, 2021)

17.1.2.6 Hyperglykämisches hyperosmolares Syndrom (HHS)

Das hyperglykämische hyperosmolare Syndrom (HHS) ist gekennzeichnet durch sehr hohe Blutglukosewerte über 600 mg/dl (33,3 mmol/l) oder auch mit Werten von 1.000 mg/dl (55,5 mmol/l). Die Betroffenen haben einen massiven Flüssigkeitsmangel. Das hyperglykämische hyperosmolare Syndrom tritt vorwiegend bei Menschen mit Typ-2-Diabetes auf, es kann aber auch bei Typ 1 zum Vorschein kommen. Es ist eine intensivmedizinische Betreuung notwendig.

Beim HHS kommt es meist nicht zu einem hohen Anstieg von Ketonkörpern, da bei Menschen mit Typ-2-Diabetes meist immer noch kleine Mengen an Insulin in den Betazellen des Pankreas gebildet werden.

Symptome des HHS

- starker Durst (Polydipsie), trockener Mund/Zunge
- häufiges Urinieren (Polyurie)
- Sehstörungen
- Muskelkrämpfe in den Waden
- Müdigkeit
- Herzrasen
- niedriger Blutdruck
- Schwindel
- Schwäche

Auslöser des HHS

- Infektionskrankheiten
- akute kardiovaskuläre Ereignisse
- Erbrechen (Emesis oder Vomitus)
- schwere Durchfälle (Diarrhoe)
- Nierenerkrankungen
- diverse Medikamente (Diuretika, verschiedene Psychopharmaka, Glukokortikoide)

Ohne entsprechende Therapie kommt es zum hyperosmolaren Koma. Dringende medizinische Hilfe ist erforderlich!

Tab. 30: Typische Laborbefunde bei DKA und HHS laut Leitlinien der ÖDG (ÖDG, 2023b, S. 89; Kaser et al., 2019, S. 196–199)

Typische Laborwerte		
	DKA	HHS
Plasmaglukose (mg/dl)	> 250	> 600
Serumketone (mmol/l)	3 bis > 8	< 0,6
Harnketone	positiv	negativ oder schwach positiv
Bewusstseinslage	Klar-Koma	Stupor-Koma
arterieller pH	< 7–7,3	> 7,3
Serumbikarbonat (mmol/l)	< 10–18	> 18
effektive Serumosmolalität	variabel	> 320
Anionenlücke	> 10	variabel

Es sind auch Mischtypen von DKA und HHS möglich. Eine DKA kann in jedem Lebensalter auftreten, ein HHS tritt meist ab dem 50. Lebensjahr auf. (diabinfo, o. D. h; ÖDG, 2023b, S. 89 ff.; Ruprecht, 2020; AWMF, 2023, S. 118 ff.; Therapie Aktiv, 2023, S. 92)

17.2 Folgeerkrankungen des Diabetes mellitus

Die Folgen von chronisch erhöhten hyperglykämischen Werten sind der hauptsächliche Grund für makrovaskuläre und mikrovaskuläre Komplikationen.

17.2.1 Makroangiopathie

Makrovaskuläre Komplikationen betreffen in erster Linie das Herz, das Gehirn und auch die Beinarterien mit der peripheren Arteriellen Verschlusskrankheit (pAVK).

17.2.1.1 Herz

Bei Menschen mit Diabetes mellitus liegt ein erhöhtes Risiko für die Entstehung von kardiovaskulären Erkrankungen vor. Beispiele hierfür sind die koronare Herzkrankheit (KHK), die Herzinsuffizienz (Herzschwäche) und der Myokardinfarkt. Bei Betroffenen soll eine regelmäßige Risikoeinteilung in ein sehr hohes kardiovaskuläres Risiko, ein hohes kardiovaskuläres Risiko und in ein moderates kardiovaskuläres Risiko, je nach Symptomatik, aber mindestens einmal jährlich, erfolgen. Bei symptomlosen Diabetiker:innen ohne EKG-Veränderungen sind keine weiteren diagnostischen Maßnahmen erforderlich. Bei Diabetesbetroffenen mit typischen Symptomen wie z. B. einer zunehmenden Leistungsverminderung, einer Belastungsdyspnoe oder Ähnlichem ist eine weiterführende Diagnostik erforderlich.

17.2.1.2 Gehirn

Makrovaskuläre Komplikationen im Gehirn sind die zerebrovaskuläre Sklerose sowie der zerebrovaskuläre Insult (Schlaganfall).

17.2.2 Mikroangiopathie

Von mikrovaskulären Komplikationen betroffene Organe sind die Augen und die Nieren. Auch die diabetische Neuropathie gilt es, zu beachten, unter anderem das diabetische Fußsyndrom.

17.2.2.1 Augen

Aufgrund von Diabetes mellitus kann es zu verschiedenen Augenerkrankungen wie z. B. diabetischer Retinopathie, diabetischem Makulaödem, einer Optikusneuropathie, dem Katarakt (grauer Star), einem Sekundärglaukom sowie zu einer Fehlfunktionen der äußeren Augenmuskeln kommen. Die Entwicklung der Folgeschäden ist abhängig von der Güte der Glukoseeinstellung und von der Diabetesdauer. Weitere Faktoren neben der chronischen Hyperglykämie und der Dauer der Diabeteserkrankung sind Hypertonie, erhöhte Blutfette, eine plötzliche Absenkung des HbA1c durch eine Therapieoptimierung (z. B. Start einer intensivierten Insulintherapie), hormonelle Änderungen (wie z. B. in der Pubertät) oder eine Schwangerschaft. Augenärztliche Kontrolluntersuchungen mindestens einmal jährlich sind ein wichtiges Instrument. Je nach bereits bestehenden Augenerkrankungen werden die Untersuchungsintervalle kürzer.

Die Behandlungsziele sind eine gute glykämische Einstellung wie auch eine gute Einstellung des Blutdrucks und der Lipide, weiters der Verzicht auf Nikotin sowie ein zeitnaher Therapiebeginn beim Auftreten von Augenerkrankungen.

17.2.2.2 Nieren

Eine weitere mikrovaskuläre Komplikation ist die diabetische Nephropathie. Es soll bei Diabetesbetroffenen immer zusätzlich abgeklärt werden, ob dieser Nierenerkrankung eine nicht-diabetische Ursache zugrunde liegt. Entsprechende Untersuchungen, z. B. der Nierenwerte im Blut und auf Albuminurie, sollen regelmäßig durchgeführt werden (siehe Kapitel 25 Kontrolluntersuchungen).

Tab. 31: Stadien der chronischen Niereninsuffizienz und der Albuminurie (ÖDG, 2023b, S. 73)

Stadium/Funktionseinschränkung/eGFR			
GFR-Kategorien (ml/min/1,73 m^2)	G1	keine	> 90
	G2	geringgradig	60–89
	G3a	gering- bis mittelgradig	45–59
	G3b	mittel- bis hochgradig	30–44
	G4	hochgradig	15–29
	G5	Nierenversagen	< 15

Albuminurie-Kategorien		
A1	A2	A3
normal bis leicht erhöht	moderat erhöht	stark erhöht
< 30 mg/g < 3 mg/mmol	30–299 mg/g 3–29 mg/mmol	> 300 mg/g > 30 mg/mmol

Maßnahmen bei Menschen mit Diabetes mellitus und einer chronischen Nierenerkrankung sind eine Änderung des Lebensstils mit Fokus auf Ernährung und Bewegung, der Verzicht auf Nikotin sowie ein gutes Blutglukose-, Blutdruck- und Blutfettmanagement. (ÖDG, 2023b, S. 72 ff., S. 77 ff.; diabinfo, O. D. a; Hien et al., 2013; Marx-Schütt et al., 2024, S. 304 ff.)

17.2.2.3 Diabetische Neuropathie – Diabetischer Fuß

Unter dem Begriff der diabetischen Neuropathie werden Störungen der peripheren, sensomotorischen und autonomen Nervenfunktion verstanden. Durch chronisch erhöhte Blutglukosewerte, hohen Blutdruck und erhöhte Blutfette sowie Nikotinabusus kann sich auf lange Sicht eine Neuropathie und/oder eine Störung der Durchblutung an den Füßen entwickeln.

Wichtig sind jährliche Kontrolluntersuchungen auf eine diabetische Neuropathie, bei Symptomen verkürzen sich die Untersuchungsintervalle (siehe Kapitel 25 Kontrolluntersuchungen). Die Erstuntersuchung sollte bei Typ-2-Diabetes nach der Diagnosestellung erfolgen und bei Typ-1-Diabetes nach 5 Jahren Diabetesdauer.

Diabetische Neuropathie (Nervenstörung)

Anzeichen einer Nervenstörung:

- warme, extrem trockene und rissige Haut (schuppiges Hautbild)
- Kribbeln, Ameisenlaufen, Taubheitsgefühl
- Missempfindungen (Kältegefühl bei warmen Füßen)
- fehlendes oder vermindertes Temperatur- und Schmerzempfinden (Vorsicht: Verbrennungsgefahr!)
- vermehrte Hornhaut- und Schwielenbildung
- unbewegliche Zehen
- Fußfehlstellungen (Therapie Aktiv, 2023, S. 107; Therapie Aktiv, o. D. b)

Weitere Anzeichen einer Nervenstörung:

- Verletzungen werden schlechter oder nicht mehr gespürt
  - Druckstellen im Schuh
  - Brandwunden
  - Verletzungen durch Nagelpflege
- Fremdkörper werden nicht gespürt
  - Steine in den Schuhen
  - verrutschte Einlage im Schuh (Therapie Aktiv, o. D. b)

Wichtig:

Das diabetische Fußsyndrom zählt zu den schwerwiegendsten diabetischen Folgeerkrankungen.

Definiert ist das diabetische Fußsyndrom als Ulzeration, Infektion oder Gewebsdestruktion an der unteren Extremität bei Menschen mit Diabetes mellitus, verursacht durch eine Neuropathie und/oder periphere Arterielle Verschlusskrankheit. (ÖDG, 2023b, S. 69)

Untersuchung auf diabetische Neuropathie

- neurologischer Fußstatus (Neuropathie-Screening) – mindestens 1x jährlich
  - Semmes-Weinstein Monofilament
  - Rydel-Seiffer Stimmgabel
  - TipTherm® (Kalt-Warm-Stift)
- Gefäßstatus – Bein/Fuß

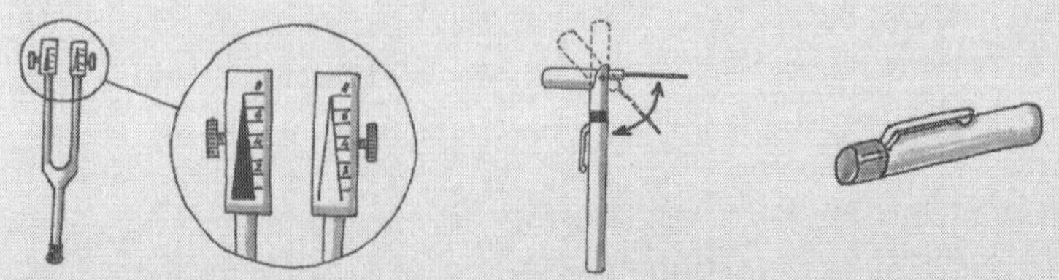

Rydel-Seifer Stimmgabel
mit der Achtel-Skalierung zur Untersuchung des Vibrationsempfindens

Semmes-Weinstein Monofilament
Nylonfaden – 10 g Auflagendruck auf die Haut zur Untersuchung des Druck- und Berührungsempfindens

TipTherm®
(Kalt-Warm-Stift)
Untersuchung des Temperaturempfindens (Temperatur unterschied zwischen Metall- und Kunststoffende)

(Morbach et al., 2024, S. 349; Therapie Aktiv, o. D. b)

Abb. 2: Neuropathie-Untersuchungsinstrumente (Illustrationen: M. Schreib)

Diabetisches Fußsyndrom (DFS)

Das diabetische Fußsyndrom ist eine komplexe chronische Erkrankung mit aktiven und inaktiven Phasen. Kernprobleme sind die Neuropathie, eine periphere Arterielle Verschlusskrankheit (pAVK) und eine Fußdeformität. Die Abklärung eines DFS soll in spezialisierten Zentren erfolgen.

Prävention des diabetischen Fußulcus:

- Identifikation einer möglichen Gefährdung
- regelmäßige Kontrolluntersuchungen
- Aufklärung von Betroffenen/Angehörigen/Gesundheitspersonal
- Tragen von geeignetem Schuhwerk

Wichtig ist eine absolute Druckentlastung bei Fußulcera. Bei geriatrischen Patient:innen muss die Notwendigkeit der Druckentlastung diskutiert werden, es besteht die Gefahr der Immobilität.

Wichtig:

Das diabetische Fußsyndrom (DFS) ist die häufigste Ursache für Majoramputationen der unteren Extremität.

Maßnahmen bei Verletzungen:

- Desinfektion
- steriler Verband
- Druckentlastung
- auch auf kleinste Verletzungen achten
- professionelle Hilfe in Anspruch nehmen

Fußpflege

Tägliche Kontrolle der Füße auf:

- Hautfarbe und Hauttemperatur
- Verletzungen
- Hornhaut, Schwielen, trockene und rissige Haut
- Hühneraugen
- Rötungen und Druckstellen
- Blasen
- Auffälligkeiten in den Zehenzwischenräumen

Reinigung und Hautpflege:

- Fußbad – max. 3–5 Minuten
- Wassertemperatur max. 37 °C
- Füße gut abtrocknen – besonders die Zehenzwischenräume
- feuchtigkeitsspendende Cremen verwenden (mit Urea), Zehenzwischenräume aussparen
- Hornhaut und Schwielen nur mit einem Bimsstein entfernen
- geeignete Materialien zur Haut- und Nagelpflege (Feile), keine Scheren, Hornhautraspel oder -hobel
- regelmäßige professionelle Fußpflege – vor allem bei Beeinträchtigung der Sehkraft

Zu beachten:

- jeden Tag frische Socken/Strümpfe anziehen (sollen nicht einschnüren), Vermeidung von synthetischen Materialien
- passendes Schuhwerk: weiches Material, genügend Platz für die Zehen, guter Halt (auch im Fersenbereich), keine störenden Nähte, feste Sohlen, flache Absätze, Schuhkauf nachmittags
- Schuhe vor dem Anziehen auf Fremdkörper untersuchen
- nicht barfuß gehen – Verletzungsgefahr!

Fußgymnastik:

- Wichtig für die Fußgesundheit
- zur Kräftigung der Fuß- und Unterschenkelmuskulatur
- zur Verbesserung der Durchblutung
- regelmäßige Bewegungsübungen sind für alle Altersgruppen wichtig

(Therapie Aktiv, 2023, S. 104 ff.; Therapie Aktiv, o. D. b; diabinfo, O. D. a; ÖDG, 2023b, S. 67 ff; Haas, 2021)

18 Weitere Folgeerkrankungen des Diabetes mellitus

18.1 Parodontitis

Die Zahngesundheit bei Diabetes mellitus ist ein wichtiger Bestandteil der Vorsorgeuntersuchungen, da das Risiko für Parodontitis bei Menschen mit Diabetes um das Dreifache erhöht ist. Die Parodontitis ist eine entzündliche Erkrankung des Zahnhalteapparates. Die Besonderheit dabei ist, dass Diabetes die Parodontitis fördert und umgekehrt die Parodontitis auch den Diabetes fördern kann.

Diabetes fördert Parodontitis

Durch aggressive Bakterien im Zahnbelag entstehen Entzündungen im Zahnfleisch. Zu einer Parodontitis kommt es, wenn sich die Entzündung schließlich auf den Zahnhalteapparat und den Kieferknochen ausdehnt. Bei Menschen mit Diabetes, die chronisch erhöhte Blutzuckerwerte haben, kommt es zu einer Schädigung der großen und der kleinen Blutgefäße. Dies führt unter anderem zu einer Beeinträchtigung des Zahnhalteapparates. Zusätzlich ist bei Diabetes das Immunsystem geschwächt, dadurch können sich Bakterien im Mund besser vermehren.

Parodontitis fördert Diabetes

Bei Diabetiker:innen mit Parodontitis können sich diese Entzündungen im Mund negativ auf den Diabetes auswirken. Wenn die Parodontitis unbehandelt bleibt, erhöht sich die Insulinresistenz. Das bedeutet, dass das Insulin im Körper nicht mehr richtig wirkt. Die Parodontitis begünstigt und verstärkt auch andere diabetische Folgeerkrankungen wie die diabetische Nierenerkrankung und die Schädigung der Koronararterien (Herzkranzgefäße).

Wichtig:

- Ursachen kennen und beseitigen
- Achten auf gute Mundhygiene und Zahnpflege – Parodontitisprophylaxe
- Lebensstil beachten

Bei einer guten Blutglukoseeinstellung sinkt das Parodontitisrisiko wieder!

Warnsignale von Parodontitis

Schmerzen sind zu Beginn eher selten, darum sind folgende Warnsignale zu beachten:

- vermehrtes Zahnfleischbluten beim Zähneputzen und Essen
- Schwellung und starke Rötung des Zahnfleisches
- Mundgeruch und/oder unangenehmer Geschmack im Mund
- das Zahnfleisch zieht sich zurück und die Zahnhälse werden sichtbar
- die Schmerzempfindlichkeit der Zähne und Zahnhälse nimmt zu
- es kommt zu lockeren Zähnen

Mund- und Zahnpflege

Wichtig sind eine gute Mundhygiene und Pflege der Zähne!

- zweimal täglich Zähneputzen mit einer weichen Zahnbürste und einer Zahnpasta mit Fluorid
- elektrische Zahnbürsten erleichtern die Zahnpflege
- Reinigung der Zahnzwischenräume mit Zahnseide und Interdentalbürsten
- hilfreich ist auch die tägliche Anwendung einer alkoholfreien Mundspüllösung
- zweimal im Jahr Kontrolle bei der Zahnärztin (bei Warnsignalen unbedingt sofort zahnärztliche Hilfe aufsuchen)

- Regelmäßige professionelle Mundhygiene ist die beste Prophylaxe von Parodontitis!
  Dabei werden alle Beläge an schwer erreichbaren Stellen entfernt und Zahnfleischentzündungen können somit abheilen.
  Für Menschen mit Diabetes ist eine professionelle Mundhygiene alle 6 Monate empfehlenswert.
- Information der Zahnärztin über die Diabeteserkrankung

Prävention

Ein gesundheitsbewusster Lebensstil, wie er für Menschen mit Diabetes empfohlen wird, ist auch eine gute Parodontitis-Prävention.

- gesunde und abwechslungsreiche Ernährung
- ausreichend Bewegung
- Verzicht auf Zigaretten
- Vermeidung von Stress

(Therapie Aktiv, 2023, S. 130; Therapie Aktiv, o. D. b; diabinfo, O. D. a)

18.2 Psychische Erkrankungen und Diabetes

Menschen mit einer chronischen Erkrankung sind oftmals hohen psychischen Belastungen ausgesetzt. Sie müssen sich mit ihrer Erkrankung jeden Tag auseinandersetzen, um im Alltag das Leben mit Diabetes gut meistern zu können. Das betreuende Diabetesteam muss Betroffene bzgl. Belastung und Stress aufklären, Hilfestellungen anbieten und gegebenenfalls, je nach Diagnose, weitere Fachrichtungen wie die Psychiatrie, Psychologie oder Psychotherapie einbeziehen.

Psychische Erkrankungen und kognitive Störungen bei Diabetes mellitus

- Diabetes-Distress (durch kognitive und emotionale Überforderung)
- Depressionen (eine erhöhte psychische Belastung durch die Diabeteserkrankung)

- Angststörungen, Zwangsstörungen, Belastungsreaktionsstörungen und Anpassungsstörungen
- Essstörungen (hpts. jüngere Menschen betroffen)
- Borderline-Persönlichkeitsstörung
- Schizophrenie und bipolare Erkrankungen
- kognitive Störungen

Stress und Glukosewerte

Bei Stress wird vermehrt das Hormon Cortisol gebildet. Dadurch kommt es zu einem Anstieg der Blutglukose. Die beiden Hormone Cortisol und Insulin sind Gegenspieler. Insulin wird benötigt, damit die Glukose vom Blut in die Zellen gelangen kann, wo sie für die Ernährung der Zellen genutzt wird. Das Insulin ist für den Blutzucker sozusagen der „Türöffner in die Zellen". Das Cortisol schwächt die Wirkung von Insulin in den Körperzellen ab. Die Glukose im Blut bleibt hoch und erschwert somit eine adäquate Blutglukoseeinstellung.

Eine ständige Überbelastung – „Diabetes-Distress"

Der Umgang mit einer chronischen Erkrankung fordert die Betroffenen im täglichen Leben. Diabetiker:innen müssen das theoretisch erlernte Wissen aus den Schulungen zuhause umsetzen. Dies betrifft unter anderem die regelmäßige Einnahme der Medikamente, die Verabreichung von Insulin und anderen Injektionstherapien, die regelmäßigen Blutglukosemessungen und die Dokumentation im Blutzuckertagebuch oder eine kontinuierliche Messung der Gewebsglukose. Betroffene sollen auf eine gesunde und abwechslungsreiche Ernährung achten sowie auf ausreichende Bewegung.

Bei manchen Menschen fördern diese täglichen zusätzlichen Aufgaben die Angst vor der Frage, ob sie mit der Erkrankung im Alltag zurechtkommen werden. Dazu kommen auch noch die Furcht vor Folge- und Begleiterkrankungen, vor Hypoglykämien und möglicherweise ein schlechtes Gewissen, weil eventuell die Anordnungen vernachlässigt werden und dergleichen. Diese ständige Überbelastung wird „Diabetes-Distress" genannt und führt dazu, dass sich Betroffene nicht ausreichend um ihre Diabeteserkrankung kümmern können.

Wichtig bei psychischen Erkrankungen
Eine gute Lebensqualität soll für Betroffene trotz der chronischen Erkrankung oberstes Ziel sein. Diabetesbezogener Stress kann durch verschiedene Maßnahmen reduziert oder sogar vermieden werden.

Vermeidung von diabetesbezogenem Stress:
Das Wichtigste für Betroffene sind die Wissenserweiterung, das Erlernen des Selbstmanagements im Umgang mit der Erkrankung sowie die Akzeptanz dessen, von Diabetes betroffen zu sein. Diabetiker:innen brauchen eine regelmäßige Betreuung, Beratung und Schulung durch das Diabetesteam. Eine Möglichkeit sind die Gruppenschulungen. In kleinen Gruppen werden verschiedene Themen zu Diabetes mellitus besprochen und anschließend unter den Anwesenden diskutiert. Den Betroffenen wird bewusst, dass sie mit ihren Problemen nicht alleine sind. Sie können sich Tipps und Tricks von anderen Diabetesbetroffenen und vom Schulungsteam im Umgang mit der Erkrankung holen. Neben den Gruppenschulungen sind auch Einzelberatungen, während denen individuelle Fragen und Problematiken geklärt werden können, ein wichtiges Instrument. Zusätzlich zu Schulungen und Beratungen bieten sich Selbsthilfegruppen (SHG) an.

Weiters gibt es viele zusätzliche Möglichkeiten, Stress zu reduzieren: verschiedene Freizeitaktivitäten, lesen, ein Spaziergang an der frischen Luft, der Austausch mit Angehörigen, Freund:innen sowie anderen Betroffenen und dergleichen. Wenn die Probleme dennoch weiterhin bestehen, müssen Spezialist:innen hinzugezogen werden. (BÖP, 2019; Therapie Aktiv, 2023, S. 131 ff.; Therapie Aktiv, o. D. b; ÖDG, 2023b, S. 84 ff.)

18.3 Kognitive Störungen – Demenz

Diabetes mellitus und Demenz sind zwei sich gegenseitig beeinflussende, chronische Erkrankungen. Die Anzahl an Betroffenen wird künftig durch die demographische Entwicklung deutlich steigen. Demenz und Diabetes beeinträchtigen die kognitive Funktion und wirken sich enorm auf die Lebensqualität der Menschen aus (Kopf, 2015).

Demenzformen

- Demenz vom Alzheimertyp (häufigste Form)
- vaskuläre Demenz
- Lewy-Body-Demenz
- frontotemporale Demenz

Es treten (meist) Mischtypen auf (Scheichenberger & Scharb, 2018).

Durch das Nachlassen der kognitiven Fähigkeiten kommt es zum Verlust der Eigenständigkeit, in weiterer Folge ist das Diabetes-Selbstmanagement nicht mehr erfolgreich durchführbar und Betroffene sind auf Hilfe von Dritten angewiesen.

Probleme mit dem Diabetes-Selbstmanagement

- Hypoglykämien
- keine oder zu häufige Medikamenteneinnahme
- Mahlzeiten und ausreichende Flüssigkeitszufuhr werden vergessen

Es kommt zu einer Verschlechterung der Gefäßsituation und dadurch zur Förderung von (vor allem) der vaskulären Demenz. (Zeyfang, 2017)

Problematik bei Demenz

- Blutzuckerentgleisungen (Hypo- und Hyperglykämie)
- Verstärkung einer vorhandenen Inkontinenz
- erhöhtes Sturzrisiko
- soziale Isolation
- Depression

- Mangelernährung
- Fehlmedikation
- nachlassende Selbstfürsorge
- Verlust der Selbstständigkeit (Wernecke, 2020)

Durch die zunehmende Demenz kommt es bei Betroffenen zu einer Änderung der Ernährungsgewohnheiten.

Risiko von Fehl- und Mangelernährung

- oft deutlicher Gewichtsverlust – erhöhte Gefahr von Hypoglykämien
- genaue Erhebung der Mahlzeiten notwendig (Häufigkeit, Regelmäßigkeit, Portionsgröße, Kohlenhydratanteil)
- Anpassung der Therapie
- Ernährungsprotokoll
- Gewichtskontrolle (Friedl, 2016)

Maßnahmen bei kognitiven Störungen

- gesunde Mischkost – keine einschränkende Diabetesdiät
- Verhinderung einer Mangelernährung
- Verhinderung von Hypoglykämien
  - Verzicht auf einen Spritz-Ess-Abstand, Insulininjektion unmittelbar nach einer Mahlzeit (vor allem bei unvorhersehbarem Essverhalten) (Wernecke, 2020)

Menschen mit einer beginnenden Demenzerkrankung leiden oft an einem Appetitverlust. Es besteht häufig eine Vorliebe für Süßspeisen. Um einen Gewichtsverlust zu vermeiden, ist ein großzügiger Umgang mit den Wünschen der Betroffenen angebracht. Die Blutglukosezielwerte sollten nicht zu streng bemessen werden (individualisierte Zielwerte).

Richtwert: nicht weit > 200 mg/dl über einen längeren Zeitraum, HbA1c um die 8 %

Therapieziele bei Menschen mit Diabetes und Demenz

1. Unbedingte Vermeidung von Hypoglykämien
2. Beschränkung des Gewichtsverlustes
3. Vermeidung von symptomatischen, hyperglykämischen Entgleisungen
4. Therapie und Prävention von diabetesbezogenen Komplikationen (Kopf, 2022)

Menschen mit Diabetes mellitus und Demenz stellen für Gesundheitsprofessionals im intra- wie auch im extramuralen Bereich eine große Herausforderung dar. Das jahrelang durchgeführte Diabetes-Selbstmanagement wird vom Umfeld in Frage gestellt und ist für die Betroffenen eine zusätzliche Belastung.

Die Anleitung, Beratung und Schulung von Menschen mit Diabetes mellitus und Demenz, ihren Angehörigen und Betreuungspersonen ist ein elementares Anliegen in der Diabetes- sowie der Demenzberatung. Ziel ist es, das Selbstmanagement, soweit eine sichere Umsetzung der Diabetestherapie möglich ist, aufrechtzuerhalten sowie die Sicherung der Lebensqualität zu gewährleisten und parallel die Einbeziehung von Betreuung durch Dritte einzuleiten (Schreib et al., 2023).

18.4 Osteoporose

Menschen mit Diabetes mellitus weisen ein erhöhtes Risiko für Osteoporose sowie, bedingt durch eine schlechte Stoffwechsellage, auch ein erhöhtes Frakturrisiko auf.

Prophylaxe und Therapie bei Osteoporose und Diabetes mellitus Typ 2

Adaptierung des Lebensstils:

- Ernährung (mediterrane Kost), ggf. mäßige Gewichtsabnahme
- ausreichend Bewegung
- Verzicht auf Nikotin
- Reduktion von Alkohol

Der Vitamin-D-Spiegel muss regelmäßig kontrolliert und gegebenenfalls adaptiert werden, ebenso der Kalzium-Spiegel. Überprüfung und ev. Adaptierung der Medikation bei erhöhtem Osteoporose- und Frakturrisiko. Durchführung von regelmäßigen Kontrolluntersuchungen sowie einer Osteoporosebehandlung. (ÖDG, 2023b, S. 81 f.)

19 Diabetes mellitus in der Geriatrie

Bei geriatrischen Patient:innen mit Diabetes mellitus gibt es einige Besonderheiten, die in der Betreuung zu beachten sind. Grundsätzlich gelten in Bezug auf die Stoffwechsellage wie auch auf den Blutdruck, Lipide und dergleichen die gleichen Therapieziele wie bei jüngeren Betroffenen. Die individuellen Zielwerte werden je nach funktioneller Abhängigkeit der älteren Diabetiker:innen im Sinne der partizipativen Entscheidungsfindung gemeinsam vom Diabetesteam und den Betroffenen entschieden.

Ältere Diabetesbetroffene sind in vielen Fällen früher auf Hilfe und Pflege angewiesen als Menschen ohne Diabetes. Höchste Prioritäten bei Diabetes mellitus im Alter sind der Erhalt der Lebensqualität und die Vermeidung von Hypoglykämien. Die Förderung von Selbstständigkeit und Selbstmanagementfähigkeiten sind Ziele von Diabetesschulungen. Strukturierte Diabetesschulungen sind auch bei geriatrischen Patient:innen essenziell.

Bei Diabetiker:innen treten aufgrund des höheren Lebensalters oft Zusatzerkrankungen und Komorbiditäten wie funktionelle und kognitive Einschränkungen sowie diabetesassoziierte Akutkomplikationen und Folgeerkrankungen auf.

Tab. 32: Einteilung der Betroffenen in funktionelle Gruppen mit HbA1c-Zielwerten für eine differenzierte und individuelle Planung der Therapie (Zeyfang et al., 2023; DDG, o. D.)

Funktionelle Gruppe	Beschreibung	Ziel-HbA1c
funktionell unabhängig	ältere Menschen mit Diabetes und gutem funktionellen Status; geringe Komorbidität, geringe kognitive Einschränkungen, gute Kompensationsmöglichkeiten	6,5–7,5 %

funktionell leicht abhängig	ältere Menschen mit Diabetes und eingeschränktem funktionellen Status; Multimorbidität, funktionelle und kognitive Einschränkungen, geriatrische Syndrome	< 8,0%
funktionell stark abhängig	ältere Menschen mit Diabetes und extrem eingeschränktem funktionellen Status oder terminal Erkrankte; Multimorbidität, geriatrische Symptome, ausgeprägte funktionelle und kognitive Einschränkungen, Erkrankungen mit limitierter Lebensprognose (z. B. terminale Herz-, Nieren- oder maligne Erkrankungen)	< 8,5 %
End of Life	Menschen in der unmittelbaren Sterbephase	HbA1c sekundär, Symptomfreiheit

Diabetesschulungen bei geriatrischen Patient:innen

- Kurze Schulungseinheiten, wie z. B. Mikroschulungen zu bestimmten vorrangigen Themen, angepasst an die individuellen Bedürfnisse wie z. B.:
  - Blutglukoseselbstmessung
  - Pen-Schulung
  - medikamentöse Therapie
  - Hypoglykämie
  - Ernährung
  - Fußschulung
- Berücksichtigung der körperlichen und kognitiven Leistungsfähigkeit
- Praxisorientiertheit (praktische Übungen)
- Definition von persönlichen Zielen
- Selbstmanagementkompetenzen
- Erhalt der Lebensqualität
- Unterlagen in großer Schrift
- Schulungswiederholungen (auch innerhalb einer Schulungseinheit)

Die Nutzung von CGM-Systemen ist auch bei älteren Menschen mit Insulintherapie ein wichtiger Bestandteil des Diabetesmanagements, vor allem im Hinblick auf die Vermeidung von Hypoglykämien. Aufgrund einer eventuell vorhandenen motorischen und sensorischen Problematik mit dem Finger ist durch den Einsatz von Glukosesensoren der Erhalt des Selbstmanagements deutlich länger möglich.

Spezielle Situationen in der Geriatrie

Herausforderungen in der Behandlung und Betreuung von Menschen im höheren Lebensalter sind zusätzliche, geriatrische Syndrome wie Frailty (die Gebrechlichkeit) und Sarkopenie (der Verlust von Muskelmasse und Muskelfunktion).

Weitere Komplikationen bei Diabetes im Alter sind:

- Hypoglykämie
- Hyperglykämie
- Inkontinenz
- erhöhtes Sturzrisiko
- Einschränkung der Mobilität
- Verschlechterung der Sehkraft
- Mangelernährung (keine limitierende Diabetesdiät)
- Polypharmazie (regelmäßige Evaluierung der medikamentösen Therapie)
- soziale Isolation
- Depressionen
- Demenz

Diabetes mellitus bedarf bei geriatrischen Patient:innen meist einer intensiveren und kontinuierlicheren Betreuung, vor allem im Hinblick auf einen möglichst langen (gewünschten) Verbleib im eigenen Zuhause.

Wichtig:

Priorität bei geriatrischen Diabetiker:innen ist die Vermeidung von Hypoglykämien, der Erhalt bzw. die Verbesserung der Lebensqualität sowie der Selbstständigkeit und des Selbstmanagements!

(Zeyfang et al., 2023, S. 226 ff.; ÖDG, 2023b, S. 109 ff.; Huber et al., 2023, S. 307 ff.; NVL, 2023, S. 20 ff.; diabinfo, o. D.j; Schreib, 2024a; Grammes & Kubiak, 2022; von Reibnitz et al., 2017; von Reibnitz & Sonntag, 2020)

20 Sondersituationen

20.1 Akute Erkrankungen bei Diabetes mellitus – „Sick Day Rules"

Menschen mit Diabetes sind bei nicht optimaler Stoffwechsellage durch ein geschwächtes Immunsystem anfälliger für Infekte. Eine gute Stoffwechseleinstellung wirkt sich positiv auf das Immunsystem aus.

Im Krankheitsfall gibt es für Diabetiker:innen einige Regeln, die beachtet werden sollten. Bei Diabetes-Schulungen lernen Betroffene und Angehörige das Verhalten bei Krankheit und den Umgang mit den Medikamenten. Eine rechtzeitige Konsultation der Hausärztin bzgl. der Erkrankung und der Vorgehensweise mit der Diabetesmedikation ist notwendig.

Vor allem bei fieberhaften Erkrankungen werden vermehrt Stresshormone (z. B. Cortisol) freigesetzt. Obwohl Betroffene bei akuten Erkrankungen meist weniger essen, steigt der Blutzucker durch diese Stresshormone an. Cortisol hemmt die Wirkung des Insulins und regt auch noch die Produktion von Zucker im Körper an. Damit der Blutzucker nicht zu hoch ansteigt, müssen Gegenmaßnahmen ergriffen werden.

Erkrankungen, die die Glukosewerte am wahrscheinlichsten beeinflussen:

- Grippe und grippale Infekte
- Infektionen der Atemwege
- Bronchitis
- Halsschmerzen
- Infektionen der Harnwege
- Magen-Darm-Krankheiten
- Durchfall
- Hautinfektionen/Abszesse – v. a. bei erhöhter Temperatur und Fieber

Durch den Anstieg der Blutglukose werden häufigere Blutglukoseselbstmessungen notwendig (je nach Schwere der Erkrankung alle 2–4 Stunden).

Bei Blutglukosewerten über 250 mg/dl:

- ausreichend Wasser trinken
- Mahlzeit auslassen
- Rücksprache bzgl. Medikamenteneinnahme (Schulung Sondersituationen – Verhalten bei Krankheit)

Diabetesmedikation, die bei einer Erkrankung pausiert werden soll – nach ärztlicher Rücksprache:

- Metformin (bei Dehydrierung – Gefahr einer Laktatazidose)
- Sulfonylharnstoffe (bei Unterbrechung der Nahrungsaufnahme, z. B. bei Übelkeit und Erbrechen, Gefahr eines niedrigen Blutglukosespiegels)
- GLP-1-Analoga (durch Dehydrierung ev. schwere Nebenwirkung möglich)
- SGLT2-Hemmer (bei Dehydrierung – Gefahr einer Ketoazidose)

Falls Medikamente abgesetzt werden müssen, kann es bei hohen Blutglukosewerten notwendig werden, dass andere OADs oder möglicherweise auch Insulin zum Einsatz kommen.

Bei Menschen mit Typ-2-Diabetes, die SGLT2-Hemmer in Kombination mit einer Insulintherapie schlucken, kann es bei einer Infektionskrankheit zu einer euglykämischen (normnahen) Ketoazidose kommen (selten). Bei dieser Therapieform wird für die Dauer der Erkrankung der SGLT2-Hemmer pausiert und die Insulindosis nach Bedarf adaptiert (nach ärztlicher Rücksprache).

„Regeln" im Krankheitsfall – „Sick Day Rules"

- Vorsicht vor Flüssigkeitsverlust! Regelmäßig trinken (Wasser, Tee oder andere ungesüßte Getränke). Durch Fieber ist der Flüssigkeitsverlust höher. Wenn nicht durch andere Erkrankungen wie z. B.

Herz- oder Nierenerkrankungen Vorsicht geboten ist, sollen stündlich ungefähr 100–150 ml Wasser getrunken werden. Aufzeichnungen der Trinkmengen empfehlenswert.

- Regelmäßig essen! Kleine Mahlzeiten mit Kohlenhydraten (Brot, Kartoffeln, Reis, Nudeln, alle Getreideprodukte, Obst usw.). Wenn die Nahrungsaufnahme wegen Übelkeit oder Erbrechen nicht möglich ist, schluckweise zuckerhältige Getränke (gezuckerten Tee oder Limonade) trinken.
- Insulin muss unbedingt weiter gespritzt werden! Möglicherweise muss die Dosis angepasst werden. Auch die sonstige Medikation sollte weiter eingenommen werden. Allerdings kann es bei einigen Medikamenten zu Problemen während Infektionskrankheiten kommen, sie müssen daher pausiert werden. Bei Unklarheiten sollte Kontakt mit der Hausärztin oder der Diabetologin aufgenommen werden, um die Behandlung an die aktuelle Situation anzupassen.
- Regelmäßig, öfter als üblich, den Blutzucker messen! Damit die aktuellen Werte im Blick sind und auf Änderungen rasch reagiert werden kann. Dokumentation im Blutglukose-Tagebuch (wann gemessen, was und wann gegessen, Besonderheiten usw.). Dies erleichtert dem Betreuungsteam eine schnellere Einschätzung des Gesundheitszustandes.
- Bei Unsicherheiten oder ungewöhnlichen Symptomen ärztliche Hilfe einholen! In jedem Fall bei hohen Blutzuckerwerten über 24 Stunden, bei andauerndem Erbrechen, Anzeichen einer Ketoazidose und Ähnlichem.
- Mindestens 2x täglich Fieber messen (morgens und abends).
- Gewichtskontrolle

Richtlinien für Menschen mit Diabetes mellitus Typ 2:

Achten auf Symptome eines erhöhten Blutglukosespiegels:

- großer Durst und trockener Mund
- Ausscheidung großer Harnmengen – Achtung vor Dehydrierung!

- Gewichtsverlust bei normaler Nahrungszufuhr ist ein Anzeichen für hohe Blutglukosewerte
- Müdigkeit

Generell wichtig für Menschen mit Diabetes mellitus:

- Medikamente sollten für 1 Monat vorrätig sein.
- Materialien für die Blutzucker-Messung (wie Blutzuckerstreifen und Lanzetten für die Stechhilfe) sollten ebenfalls in ausreichender Menge zur Verfügung stehen.
- Erstellung eines Planes für das Vorgehen im Krankheitsfall unter Berücksichtigung der eigenen Diabetes- und sonstigen Therapie.

Wichtig im Krankheitsfall:

- Blutglukosezielwert während der Erkrankung (idealerweise zwischen 110–180 mg/dl bzw. rund 6–10 mmol/l)
- Einnahme der Medikation
- welche Medikamente pausiert werden sollen
- bei Insulintherapie: Anpassung der Insulindosis
- Blutglukoseselbstmessungen (Wann und wie oft?)
- Ketonmessungen (Blut oder Harn)
- wann medizinische Hilfe notwendig wird

Betreuung im Krankheitsfall

Eine Betreuung durch Angehörige wäre ideal. Je nach Schwere der Erkrankung (z. B. anhaltend hohes Fieber, hohe Glukosewerte über einen längeren Zeitraum, Verdacht auf Ketoazidose oder hyperglykämisches hyperosmolares Syndrom) ist ein Aufenthalt im Krankenhaus notwendig. Bei Betroffenen, die alleine leben, sollte ein Krankenhausaufenthalt großzügiger angedacht werden. Eine Abstimmung mit dem Betreuungsteam ist essenziell (Ärzt:innen, mobile Hauskrankenpflege, Diabetesberatung, Diabetesambulanz und alle in die Betreuung involvierten Gesundheitsberufe).

Eine Ketoazidose tritt hauptsächlich bei Menschen mit Typ-1-DM auf, aber auch Menschen mit Typ-2-DM können eine Ketoazidose entwickeln.

Medizinische Hilfe soll in Anspruch genommen werden bei:

- Unsicherheit, was zu tun ist
- wiederholtem Erbrechen – Gefahr der Dehydrierung
- erhöhtem Blutglukosespiegel länger als 24 Stunden
- Symptomen einer Ketoazidose:
  - Blutzucker > 270 mg/dl (15 mmol/l)
  - Ketone im Harn
  - Durst
  - Erbrechen
  - schnelle Atmung (Atem riecht fruchtig)
  - Bauchschmerzen
  - Bewusstseinstrübung und Schläfrigkeit

Wichtig:

Anhaltende hohe Blutzuckerwerte bemerken Betroffene durch vermehrten Durst, trockenen Mund, durch häufiges Urinieren, Müdigkeit und Gewichtsverlust. Da diese Symptome auch bei Infektionserkrankungen auftreten können, ist es oft schwierig, diese zu erkennen.

Deshalb ist eine regelmäßige Blutglukoseselbstmessung sehr wichtig.

Niedriger Glukosespiegel und Hypoglykämie:

Es muss auch auf niedrige Blutglukosewerte geachtet werden. Bei Appetitlosigkeit, Übelkeit und Erbrechen kann es notwendig werden, Medikamente, die Hypoglykämien auslösen können, vorübergehend zu pausieren (z. B. Sulfonylharnstoffe und Glinide). Der Blutglukosespiegel muss regelmäßig überwacht werden.

Bei Werten unter 70 mg/dl (rund 4 mmol/l) Gegenmaßnahmen einleiten (Aufnahme von schnell wirkenden Kohlenhydraten wie Traubenzucker oder Fruchtsaft und im Anschluss langsamer wirkender Kohlenhydrate wie Brot).

Vorsicht bei Einnahme anderer Medikamente – IMMER mit ärztlicher Rücksprache:

- ACE-Hemmer (Angiotensin-Converting-Enzyme), z. B.: Ramipril®, Lisinopril® usw.
- ARB (Angiotensin II Rezeptorblocker), z. B.: Candesartan®, Valsartan® usw.
- Diuretika, z. B.: Furosemid® usw.
- NSAIDs (nicht-steroidale Antirheumatika – non-steroidal anti-inflammatory drugs), z. B.: Ibuprofen®, Naproxen® usw.

Erkrankungen im Urlaub

Im Urlaub und auf Reisen ist für Menschen mit Diabetes mellitus eine gut ausgestatte Reiseapotheke von wesentlicher Bedeutung. Medikamente für Erkältungskrankheiten, Husten, Halsschmerzen, Schnupfen, Fieber, Durchfall, Übelkeit und Erbrechen sollten auf Reisen dabei sein (siehe auch Kapitel 20.2 Reisen). (IDF-Europe, o. D.; NHS London Clinical Networks, 2020; Therapie Aktiv, 2023b; diabinfo, o. D. h; diabinfo, o. D. k)

Wichtig:

Achten auf vermehrte Hygienemaßnahmen bei erhöhtem Auftreten von Erkältungs- und Durchfallerkrankungen: **Händehygiene, Abstandhalten (Husten, Niesen),** Stärken des Immunsystems durch gesunde Ernährung, körperliche Aktivität, ausreichend Schlaf, genügend Flüssigkeitszufuhr.

20.2 Reisen

Die Stoffwechselerkrankung Diabetes mellitus soll kein Grund sein, auf Urlaubsreisen zu verzichten. Es müssen aber wichtige Vorbereitungen getroffen und je nach Reiseziel gut geplant werden. Darum ist es wichtig, sich vorab über die Gegebenheiten vor Ort zu erkundigen und diese in der Reiseplanung zu berücksichtigen.

20.2.1 Benötigte Materialien für die Reise

Für alle Diabetestherapiearten:

- verordnete Antidiabetika und sonstige Medikamente (doppelt so viele wie benötigt, Ablaufdatum beachten)
- Injektionstherapien in ausreichender Menge inklusive Pen-Nadeln (in Österreich verordnete Arzneimittel sind nicht in allen Ländern erhältlich) – Kühlung beachten (spezielle Transporttaschen)
- sonstige persönlich benötigte Medikamente (für das Handgepäck bei Flugreisen sind für alle Medikamente ärztliche Bestätigungen notwendig)
- alle Medikamente in der Originalverpackung mitnehmen
- Traubenzucker
- Apfel- oder Orangensaft (Achtung bei der Menge, ob bei Flugreisen erlaubt!)
- Notfall-BE (Broteinheiten) bzw. -KE oder -KHE (Kohlenhydrateinheiten)
- ev. vakuumverpacktes Vollkorn- oder Knäckebrot, Müsliriegel, Kekse, Cracker oder Ähnliches
- Bei Flugreisen daran denken, dass in manche Länder keine Nahrungsmittel eingeführt werden dürfen!
  Informationseinholung vorab wichtig, nach Ausnahmen erkundigen!
- Süßstoff (wenn gewünscht)
- Blutzuckermessgerät inkl. Ersatzbatterie, ev. Ersatzgerät
- Blutzuckerteststreifen (in ausreichender Menge und in der Originalpackung, Ablaufdatum beachten)

- Stechhilfe inkl. ausreichender Lanzetten
- Diabetes-Tagebuch
- Materialien und Cremen für die Fußpflege

Tipp bei Flugreisen:

Die Medikamente und das Diabeteszubehör auf mehrere Gepäckstücke aufteilen, da Gepäckstücke verwechselt, verloren oder gestohlen werden könnten (z. B. auch Reisepartner:innen ausstatten – zusätzliche Bestätigung), aber ausschließlich im Handgepäck, da es im Laderaum zu kalt ist! (Gefahr von Minusgraden)

Zusätzlich für Diabetiker:innen mit Insulintherapie:

- Insulin in ausreichender Menge (doppelt so viel wie benötigt, Ablaufdatum beachten)
- Auf einen veränderten Insulinbedarf bei langen Flugreisen (Zeitunterschied beachten), bei vermehrter sportlicher Aktivität im Urlaub sowie bei verändertem Speisen- und Getränkeangebot im Urlaubsland achten.
- In Österreich verordnete Insuline sind nicht in allen Ländern erhältlich!
- Kühlung beachten (spezielle Transporttaschen)
- Insulinpen
- Ersatz-Insulinpen
- Pen-Nadeln (doppelt so viele wie benötigt)
- Notfallset bei Hypoglykämie: HypoKit oder Baqsimi® Nasenspray (Ablaufdatum beachten und in der Originalverpackung mitführen)
- Zeitverschiebungen müssen individuell gehandhabt werden. Bis zum Reiseantritt gewohntes Vorgehen und während der Reise Insulintherapie anpassen. Keine zu frühen Korrekturspritzen, um Hypoglykämien zu vermeiden. Vermehrte Glukosekontrolle (blutig oder Sensor) durchführen und dokumentieren, ebenso die verabreichten Insulinmengen.

Wichtig bei Flugreisen bzgl. Zeitverschiebung:

- Reise nach Westen – Tage werden länger (Insulinmangel)
- Reise nach Osten – Tage werden kürzer (Insulinüberschuss)
- Die Insulinmenge muss unbedingt adaptiert werden!
- Bei Ankunft im Urlaubsdomizil Insulintherapie wieder an den Tagesrhythmus anpassen.

Zusätzlich für Patient:innen mit CGM-Systemen:
Die CGM-Systeme bieten auch auf Reisen Vorteile, d. h. bei Flugreisen aufgrund von Zeitverschiebungen. Da die Systeme nicht in allen Ländern verfügbar sind, sollte genügend Verbrauchsmaterial eingepackt werden. Bei Flugreisen benötigen die Anwender:innen zudem eine Bescheinigung für ihr CGM-System.

- ausreichend Sensoren (inkl. Reserve) mitführen
- Pflaster/Tapes zur zusätzlichen Fixierung (z. B. im Badeurlaub)
- Materialien für die blutige Messung
- Bescheinigung bei Flugreisen
- Diabetes-Tagebuch

Wichtige Dokumente:

- Diabetesausweis bzw. Diabetespass
- ärztliche Reisebestätigung für die Medikamente und den Diabetesbedarf
- Bei Flugreisen: Das gesamte Diabeteszubehör inkl. Medikamente muss im Handgepäck mitgenommen werden, da Koffer verloren gehen können. Außerdem wird es im Laderaum sehr kalt, es besteht die Gefahr, dass das Insulin und andere Injektionstherapien gefrieren und dadurch unbrauchbar werden.
  Reisebestätigungen sind im Internet in unterschiedlichen Sprachen abrufbar – diese in englischer Sprache und wenn möglich auch in der Landessprache ausfüllen und von Mediziner:innen bestätigen lassen.

- Hypo-Notfallskarte (in englischer Sprache und wenn möglich zusätzlich in der Landessprache)
- Beipacktext der Medikamente und Insuline
- Bei Insulintherapie – Aufzeichnungen der Glukosewerte, des verabreichten Basal- und Mahlzeiteninsulins sowie der Korrekturboli
- Diabetes-Tagebuch für die Aufzeichnungen der Blutglukosewerte im Urlaub

Gut ausgestattete Reiseapotheke:

- verschiedene Medikamente (für Schmerzen, Durchfall, Erbrechen, Erkältungskrankheiten und dergleichen), medizinisch beraten lassen, welche Medikamente individuell notwendig sind
- Fieberthermometer
- Desinfektionsmittel
- Verbandsmaterial
- Hautpflegecremen
- Sonnenschutz
- Insektenspray
- Sonstiges

Wichtig bei Fernreisen:
Abklärung notwendiger Schutzimpfungen und rechtzeitige Planung vorab geboten.

20.2.2 Lagerung von Insulin, Medikamenten und Blutzuckermessgeräten inkl. Zubehör

Die ideale Lagerung für Insulin liegt zwischen 2 und 8 Grad Celsius. In den meisten Hotels gibt es in den Zimmern bereits kleine Kühlschränke (auf die richtige Temperatur achten). Insulinpatronen oder Insulinpens in Gebrauch sind bei Raumtemperatur (bis zu 25 Grad Celsius) bis zu 4 Wochen haltbar. Bei der Blutglukosemessung muss darauf geachtet werden, dass die Blutzuckerteststreifen in der Originaldose gelagert werden und die Dose nach Entnahme eines Teststreifens sofort wieder verschlossen wird. Dies schützt vor Hitze, Kälte und Feuchtigkeit. Mehrere Faktoren können die Messung beeinflussen, z. B. die Lage in Höhen (am Berg), starke Sonneneinstrahlung während der Messung oder zu hohe und auch zu niedrige Umgebungstemperatur. Grundsätzlich gilt es, im Urlaub öfters Messungen durchzuführen als gewöhnlich, um die Blutglukosewerte unter Kontrolle zu halten – schon allein aufgrund der veränderten Situation im Urlaub, bedingt durch andere Speisen, Getränke und dergleichen.

Tipp:

Für den Transport von Insulin, Medikamenten und den Materialien für die Blutzuckermessung in Handtaschen, Rucksäcken oder Gepäckstücken (sowohl für die Reise als auch für kleinere Ausflüge) gibt es mittlerweile Isoliertaschen, Kühlbeutel, Kühltaschen und sonstige Taschen für den Diabetesbedarf in unterschiedlichen Größen zu kaufen (in Apotheken, im Fachhandel oder über den Versand). Sie schützen vor Hitze und auch vor übermäßiger Kälte. Vorsicht im Winter, dass das Insulin nicht gefriert und Messgeräte und Streifen nicht zu kalt werden, diese z. B. in der Jackeninnentasche aufbewahren, wenn keine sonstige Tasche zur Verfügung steht. Insulin kann bei Hitze auch in ein feuchtes Tuch gewickelt und in einer Stahl-Thermoskanne in der Kühltasche transportiert werden. Achtung: Das Insulin niemals direkt auf Kühlakkus legen. Am besten eine eigene Kühltasche für die Insulinpens verwenden. Das Blutzuckergerät und die benötigten Materialien müssen zwar nicht gekühlt, aber vor Kälte geschützt werden, da sie sonst nicht funktionieren. Auch vor übermäßiger Hitze müssen diese geschützt werden und sollten daher in einer Isoliertasche transportiert werden. Im Sommer kann es im Auto sehr heiß werden, Insulin und Diabetesmaterialien also nicht im Auto liegen lassen.

20.2.3 Schuhwerk und Fußpflege

Besondere Vorsicht gilt im Urlaub auch den Füßen. Wichtig ist ein gutes Schuhwerk inkl. Ersatzschuhe. Auf Socken achten, die nicht einschnüren, Baumwolle ist zu bevorzugen (übermäßiges Schwitzen kann durch Kunstfasern verursacht werden). Diabetiker:innen sollen keine Hühneraugenpflaster verwenden, sie verrutschen leicht und verursachen Wunden an der gesunden Haut, die unter Umständen über einen langen Zeitraum bestehen bleiben. Wichtig ist es, Blasenbildung an den Füßen vorzubeugen, denn Blasen können ebenfalls zu Wunden führen, die einen langen Heilungsprozess nach sich ziehen können. Achtung bei Strandspaziergängen bei vorliegender Neuropathie! Der heiße Sand kann zu teils schweren Verbrennungen führen, darum keinesfalls barfuß gehen. Im Schiurlaub auf die Vorbeugung von Druckstellen und Verletzungen im Schischuh achten, täglich kontrollieren. Ebenso bei Wanderurlauben/Wanderschuhen. Fußpflege-Set und Fußcremen mitführen.

20.2.4 Ernährung im Urlaub

Essen im Hotel ist oftmals eine Herausforderung, was z. B. an den Essenszeiten, am Angebot, der Anzahl der Mahlzeiten, dem Menü oder Buffet und vielem mehr liegen kann. Diabetiker:innen sollten erstmals das Buffet oder die Menükarte erkunden, bevor sie sich entscheiden, dort zu speisen. Falls Broteinheiten (BE) bzw. Kohlenhydrateinheiten (KE oder KHE) berechnet werden müssen, sollte das Schätzen der Kohlenhydrate bereits zuhause trainiert werden, dies ist vor allem bei nicht-alltäglichen Speisen wichtig. Tabellen von Nahrungsmitteln für BE bzw. KE zur Kontrolle mitführen und auch bei Selbstversorgung im Urlaub auf die Nahrungsmittel achten! Beim Einkauf die Nährstoffangaben kontrollieren (Übersetzungsapps, Wörterbücher). Achtung bei Alkoholkonsum: Um Hypoglykämien zu vermeiden, immer in Verbindung mit Kohlenhydraten genießen. Diabetiker:innen sollten nur kleine Mengen Alkohol zu sich nehmen. Symptome der Hypoglykämie ähneln jenen bei zu viel Alkoholkonsum und werden von Mitreisenden möglicherweise nicht ernst genommen.

20.2.5 Bei langen Autofahrten zu beachten

Vor allem bei Insulintherapie und bei der Einnahme von Sulfonylharnstoffen oder Gliniden (z. B. Diamicron, Gliclazid und anderen SUs oder Repaglinid) muss vor Antritt der Fahrt die Blutglukose gemessen und dokumentiert werden. Nur bei Werten im Normalbereich darf die Autofahrt angetreten werden. Wichtig ist die regelmäßige Kontrolle der Blutglukose ungefähr alle 2 Stunden. Auf regelmäßige Mahlzeiten achten und eine Jause mitführen sowie Traubenzucker und Fruchtsaft (in Reichweite im Auto aufbewahren). Keine Mahlzeiten auslassen, auf die Insulinmenge achten. Pausen einhalten, sich bewegen, essen und trinken! Bei Verdacht auf eine Hypoglykämie sofort die Fahrt unterbrechen und Maßnahmen einleiten!

Tipp:

Im Auto sollten immer schnell resorbierbare Kohlenhydrate wie Traubenzucker und Fruchtsaftpakete in Reichweite gelagert werden, außerdem verpackte Kekse, Knäckebrot oder Cracker als langsam resorbierbare Kohlenhydrate.

20.2.6 Für den Notfall

Es sollte mindestens ein Mitreisender über die Diabeteserkrankung Bescheid wissen, um im Notfall eingreifen zu können (Diabetes-Ausweis mitführen, wenn möglich auch in der Landessprache, bzw. in Deutsch und Englisch). Vor Ort erkundigen, wo sich die nächste Apotheke, eine ärztliche Versorgung oder das Krankenhaus befindet.

Krankheit im Urlaub

Wichtig ist eine gut ausgestattete Reiseapotheke für den Krankheitsfall. Bei Durchfall an die Flüssigkeitsaufnahme denken und nur leichte

Kost zu sich nehmen. Durchfälle vorbeugen – Vorsicht bei rohen Nahrungsmitteln und ungeschältem Obst. Wasser nicht aus der Leitung trinken, wenn es ungeeignet als Trinkwasser ist. Sehr empfindliche Personen sollten sich die Zähne mit Trinkwasser putzen. Bei Übelkeit und Erbrechen schluckweise Flüssigkeit zu sich nehmen, bei Besserung leichte Kost verzehren. Bei Fieber ebenso ausreichend trinken. Achtung: Bei Fieber (siehe S. 178 „Sick Day Rules") sollten einige Medikamente pausiert werden. Betroffene sollten dies vorab in einer Diabetesschulung gelernt haben. Wichtig bei Fieber ist, das Insulin nicht abzusetzen, denn der Insulinbedarf ist bei Krankheit erhöht. Die Insulindosis muss möglicherweise sogar dahingehend angepasst werden. Auf Kohlenhydratzufuhr bei fieberhaften Erkrankungen achten.

Wichtig:

Für Urlaubsreisen sind eine gute und längerfristige Planung und Vorbereitung wichtig und notwendig!

(Therapie Aktiv, 2023; Therapie Aktiv, o. D. b; diabinfo, o. D. d; VDBD, 2019, S. 24 f.; IDF-Europe, o. D.)

21 Diabetesschulung

Betroffene von chronischen Erkrankungen benötigen eine kontinuierliche Betreuung in Form von Beratungen, Coachings und strukturierten Diabetesschulungen (Gruppen- und Einzelschulungen). Ziele von Schulungen sind, Menschen mit Diabetes den Umgang mit ihrer Erkrankung im Alltag zu erleichtern, ihr Wissen aufzufrischen und zu erweitern sowie die erlernten Fertigkeiten in der Praxis umzusetzen und somit das Selbstmanagement zu übernehmen. Die Akzeptanz und der Umgang mit der eigenen Erkrankung, die Definition von eigenen Zielen und die gemeinsame Vereinbarung (zwischen Betroffenen und dem Betreuungsteam) von individuellen Zielwerten im Diabetesmanagement sollen ebenfalls Bestandteil der Schulung sein. Diabetesschulungen verbinden theoretisches Wissen und praktische Umsetzung. Es gilt, akute Komplikationen sowie Folgeerkrankungen im Sinne des Erhalts der Lebensqualität zu vermeiden. Schulungen sollen ein informatives und praxisnahes Training für Betroffene und Angehörige sein.

Tab. 33: Zielsetzungen von Diabetesschulungen laut ÖDG (ÖDG, 2023c, S. 139)

<table>
<tr><th>Wissensvermittlung und Selbstmanagement</th><td rowspan="8">→</td><td rowspan="8">Zielvereinbarungen evaluieren

und

Motivation für gelebten Alltag generieren</td><td rowspan="8">→</td><td rowspan="4">Risikoreduktion von Spätkomplikationen</td></tr>
<tr><td>Physiologie und Pathologie b. DM</td></tr>
<tr><td>Diagnostik</td></tr>
<tr><td>Selbstkontrolle</td></tr>
<tr><td>Ernährung</td><td rowspan="4">Erhaltung der Lebensqualität</td></tr>
<tr><td>Bewegung</td></tr>
<tr><td>Medikamentöse Therapie</td></tr>
<tr><td>Komplikationen und Begleiterkrankungen</td></tr>
</table>

Indikationen für Diabetesschulungen laut ÖDG:

- bei Diagnosestellung
- wenn Behandlungsziele nicht erreicht werden
- bei Therapieumstellungen (vor allem von oraler auf Injektionstherapie)
- bei Einsatz von Technologien wie z. B. Glukosesensoren
- bei Komplikationen

(ÖDG, 2023b, S. 55 ff.; ÖDG, 2023c; NVL, 2013; Schreib, 2024a; diabinfo, o. D. v)

21.1 Schulungsinhalte bei Diabetes mellitus Typ 2

Im Folgenden werden die Schulungsinhalte nach den Nationalen Versorgungsleitlinien (NVL) Diabetes* dargestellt:

- Hilfestellung zu Krankheitserleben, Krankheitsakzeptanz und Motivation
- Unterstützung zur eigenverantwortlichen Auseinandersetzung mit der chronischen Erkrankung – Stichwort Empowerment
- Beschreibung und Bewertung von individuellen Therapiezielen
- Umsetzung der Diabetestherapie im Alltag und Integration im persönlichen Umfeld
- Aneignen von Fachwissen über Grundlagen des Diabetes (Physiologie, Ursachen, Symptome, Verlauf, Prognose usw.)
- Vermittlung von Wissen und Fertigkeiten zur Diabetesbehandlung (Lebensstilmodifikation, medikamentöse Therapie, Insulinverabreichung usw.)

* Die „Schulungsinhalte nach den Nationalen Versorgungsleitlinien (NVL) Diabetes, Strukturierte Schulungsprogramme in der 1. Auflage, Version 3 aus dem Dezember 2012" sind aktuell in Überarbeitung. Die in der NVL erarbeiteten Inhalte sind nach wie vor gültig und sind in dieser Form auch in den Leitlinien der ÖDG zu finden.

- Aneignung von Maßnahmen zur Selbstkontrolle wie z. B. die Blutglukoseselbstmessung oder die Gewebsglukosemessung mit der Interpretation und Dokumentation
- Aneignung von Strategien wie die Selbstbeobachtung, die Selbstbewertung und die Selbstkontrolle im Hinblick auf für den Diabetes relevante Verhaltensweisen wie z. B. die Ernährung, die Bewegung, die Fußpflege usw.
- Feststellung, Behandlung und Prävention von Akutkomplikationen wie von Hypoglykämie, Hyperglykämie, Infekten usw.
- Feststellung, Behandlung und Prävention von Risikofaktoren wie z. B. Hypertonie, Hyperlipidämie, Nikotinabusus als Risiko für eine Makroangiopathie usw.
- Feststellung, Behandlung und Prävention von Folgeerkrankungen des Diabetes wie z. B. Nephropathie, Retinopathie, Neuropathie, erektile Dysfunktion usw.
- Gesunde Ernährung und ihre Bedeutung für den Krankheitsverlauf, einschließlich der Erarbeitung und Gestaltung von Ernährungskonzepten sowie praktischer Übungen (abhängig von der Diabetestherapie und den individuellen Lebensgewohnheiten)
- Bewegung und ihre Bedeutung für den Krankheitsverlauf, Erarbeitung eines Bewegungsplanes inklusive praktischer Übungen
- Verhalten in Sondersituationen wie z. B. bei Krankheit, bei Reisen usw.
- Hilfestellung und Lösungsstrategien bei Problemen mit dem Diabetesmanagement im Alltag
- Sozialrechtliche Aspekte wie Beruf, Führerschein, Versicherung, Behindertenstatus usw.
- Kontrolluntersuchungen (welche Untersuchungen, Häufigkeit)

(ÖDG, 2023b, S. 55 ff.; ÖDG, 2023c; NVL, 2013; Schreib, 2024a; diabinfo, o. D. v)

21.1.1 Schulungsmodule Diabetes mellitus Typ 2, ohne Insulintherapie

Die Österreichische Gesundheitskasse (ÖGK) hat für Menschen im „Disease Management Programm Diabetes mellitus Typ 2" (Therapie Aktiv) Schulungsprogramme mit und ohne Insulintherapie verfasst.

Modul 1: Basiswissen Diabetes – Blutzuckermessung:

- Was ist Diabetes?
- Symptome des Diabetes
- Blutzuckerwerte, Hyperglykämie
- Insulinwirkung
- Therapiemöglichkeiten
- Wie messe ich meinen Blutzucker?

Modul 2: Gesunde Ernährung:

- Nahrungsmittelbestandteile, Energieverteilung
- Kohlenhydrate und Blutzucker
- Optimale Fettzufuhr
- Eiweißbedarf
- Gesunder Teller
- Ernährungspyramide

Modul 3:

- Zucker und Süßes
- Bewegung
- Füße

Modul 4:

- Folgekrankheiten des Diabetes
- Gesunde Augen
- Gesunde Zähne
- Verhalten bei Krankheit

- Diabetes und Urlaub
- Wichtige Kontrolluntersuchungen
- Psychische Gesundheit

21.1.2 Schulung bei Diabetes mellitus Typ 2 mit Insulintherapie in 5 Modulen – Ergänzungen

- Hypoglykämie
- Insulintherapie
- Spritztechnik
- KE-Berechnung

(ÖDG, 2023c, S. 137 ff.; NVL, 2013; Therapie Aktiv, 2023, S. 16 ff.; Therapie Aktiv, o. D. b)

22 Selbstmanagement in der Diabetesberatung

Strukturierte Diabetesschulungen in diversen Einrichtungen, im niedergelassenen Bereich sowie im häuslichen Umfeld sind wichtiger Bestandteil des Erlernens bzw. Erweiterns der Selbstmanagementkompetenzen. Im Sinne des Empowerments, der Selbstermächtigung von Patient:innen, werden vorhandenes Wissen, die Erfahrungen mit der eigenen chronischen Erkrankung sowie vorhandene Ressourcen gefördert und erweitert. In Schulungen durch spezialisierte DGKP/Diabetesberater:innen und/oder APN Diabetes Care wird neues Wissen generiert und die Umsetzung in der Praxis vermittelt. Diese Werkzeuge ermöglichen es Betroffenen, den Umgang mit Diabetes im Alltag zu integrieren und aufgetretene Probleme selbst zu lösen. Die eigene, individuelle Bewältigung der Erkrankung fördert das Selbstbewusstsein, erhöht die Lebensqualität und die Selbstmanagementfähigkeiten (Schreib, 2024a; diabinfo, o. D. v).

Menschen mit einer chronischen Erkrankung sollen so lange wie möglich im eigenen häuslichen Umfeld bleiben. Um dies gewährleisten zu können, ist ein hohes Maß an Gesundheitskompetenz durch die Betroffenen erforderlich, um das Selbstmanagement zuhause, wenn gewünscht und notwendig unter Einbindung von Zu- und Angehörigen, zu bewältigen.

Um das persönliche Krankheitsverständnis zu ermitteln, die aktive Mitarbeit zu fördern und die Therapietreue zu gewährleisten, ist es unumgänglich, die Betroffenen in den Therapie- und Betreuungsprozess einzubinden. Gemeint ist die partizipative Entscheidungsfindung, d. h. Mediziner:innen und DGKP/Diabetesberater:innen und/oder APN Diabetes Care sollen gemeinsam mit den Patient:innen auf Augenhöhe die medikamentöse Therapie, die Therapieziele, die strukturierten Schulungen mit individuellen Schulungsinhalten usw. erarbeiten, immer unter Berücksichtigung der persönlichen Ziele und Vorstellungen der Betroffenen selbst. Wichtig sind individuelle Schulungen, abgestimmt auf die aktuellen Situationen und Bedarfe der Diabetiker:innen, denn zusätzliche Problemstellungen und Diagnosen wie Depression, chronische Schmerzen und dergleichen können zu Beeinträchtigungen in der Umsetzung des Selbstmanagements führen und haben einen erhöhten Schulungsbedarf. Im Fall von Diabetesschulungen kommen strukturierte Schulungsprogramme für Gruppen- und Einzelschulungen, Mikroschulungen, Schulungswiederholungen oder angepasste Schulungen, z. B. bei geriatrischen Patient:innen, Zu- und Angehörigenschulungen und einige mehr zur Anwendung.

Um die Patient:innen für die Umsetzung des Diabetesmanagements zu gewinnen, muss mit ihnen und nicht über sie bestimmt werden. (Schreib et al., 2023)

Das betreuende Diabetesteam muss die individuellen Erfahrungen der Diabetiker:innen immer miteinbeziehen und ernst nehmen, denn Betroffene sind die Expert:innen für ihre eigene Erkrankung. Aufmerksamkeit muss auch den persönlichen Zielen der Betroffenen entgegengebracht und diese in das Diabetesmanagement einbezogen werden.

Herausforderungen bestehen bei Betroffenen, deren Interesse an einer guten Stoffwechseleinstellung weniger stark ausgeprägt ist. Hier bedarf es guter Kommunikationsfähigkeiten und Empathie. Die regelmäßige Betreuung durch Hausärzt:innen und spezialisierte DGKP/Diabetesberater:innen und/oder APN Diabetes Care im niedergelassenen Bereich kann sich hier durch gleichbleibende Ansprechpersonen als Vorteil erweisen.

Nicht nur die regelmäßigen Diabetesschulungen für Betroffene, Zu- und Angehörige sind wichtige Maßnahmen, auch die regelmäßigen Schulungen des Pflegepersonals sind entscheidend, um evidenzbasierte Pflege zu gewährleisten und nach aktuellen, evidenzbasierten Leitlinien, Empfehlungen und Richtlinien agieren zu können.

Die Anleitung, Beratung und Schulung von Menschen mit Diabetes mellitus durch spezialisierte DGKP/Diabetesberater:innen und/oder APN Diabetes Care mit dem Ziel der Umsetzung des Diabetes-Selbstmanagements im Alltag ist zwingend notwendig, um die Lebensqualität zu erhöhen, die Selbstmanagementkompetenzen zu fördern und auch um Folgeerkrankungen und Spätkomplikationen zu verhindern bzw. zu verzögern. (Schreib, 2024a; Schreib et al., 2023; Glantschnig, 2023; diabinfo, o. D. v; Lenden et al., 2024; Winklehner, 2023)

23 Diabetes und Straßenverkehr

Ziel von Begutachtungen zur gesundheitlichen Eignung für eine Berechtigung zum Lenken eines Fahrzeugs ist die Vermeidung von Unfällen (öffentliche Sicherheit). Regelungen in Bezug auf akute und chronische Komplikationen bei Diabetes mellitus sind im Führerscheingesetz (FSG) und in der Führerscheingesetz-Gesundheitsverordnung (FSG-GV) niedergeschrieben.

Für die Sicherheit im Straßenverkehr ausschlaggebend sind Komplikationen bzw. Folgen wie:

- schwere Hypoglykämie
- ausgeprägte Hypoglykämie
- Hypoglykämiewahrnehmungsstörungen
- schwere Retinopathie
- schwere Neuropathie
- fortgeschrittene Nierenerkrankung
- bestimmte kardiovaskuläre Phänomene

Eine Abklärung auf Vorhandensein dieser Komplikationen und Folgen ist für die Untersuchung zur Eignung zum Lenken eines Fahrzeugs indiziert.

Bei einer Therapie mit Insulin sowie oralen Antidiabetika wie Sulfonylharnstoffen (z. B. Amaryl®, Glimepirid®, Diamicron®, Gliclada®, Gliclazid®, Glurenorm®, Glucobene®, Normoglucon®) und Gliniden (z. B. Repaglinid®) besteht ein erhöhtes Risiko für Hypoglykämien. Bei Insulininjektion oder oraler Medikation eben genannter Wirkstoffe besteht eine 5-Jahres-Befristung des Führerscheins.

Bei Menschen mit Diabetes mellitus Typ 1 und Typ 2 mit einer stabilen Stoffwechseleinstellung und einer guten Schulung zu dieser Thematik besteht kein Grund einer Einschränkung zum Lenken von Fahrzeugen der Gruppe 1 und 2. Ebenso gilt dies zur Personenbeförderung, z. B. mit Taxis, Bussen und anderen Verkehrsmitteln. (ÖDG, 2023c, S. 319 f.)

Beachten bei Autofahrten:
Bei einer Insulintherapie und oralen Antidiabetika wie Sulfonylharnstoffen und Gliniden ist eine Blutglukoseselbstmessung inklusive Dokumentation indiziert. Das Lenken von Kraftfahrzeugen darf nur bei Werten im Normalbereich angetreten werden.

Bei langen Autofahrten ist eine Kontrolle der Glukosewerte ungefähr alle 2 Stunden angezeigt. Die regelmäßige Einnahme von Mahlzeiten (keine Mahlzeit auslassen) ist notwendig, auf die korrekte Insulinmenge ist zu achten (Überdosierung vermeiden). Wichtig bei langen Fahrten ist das Einhalten von Pausen.

Bei Verdacht auf eine Hypoglykämie: Fahrt sofort unterbrechen und Gegenmaßnahmen einleiten!

Tipp für die Praxis:
Im Fahrzeug sollten schnell resorbierbare Kohlenhydrate wie Traubenzucker und Fruchtsaftpakete mitgeführt werden. Zusätzlich verpackte Kekse, Knäckebrot oder Cracker wirken als langsam resorbierbare Kohlenhydrate.

(ÖDG, 2023c, S. 328; Therapie Aktiv, 2023, S. 149; diabinfo, o. D. h)

24 Diabetes und Migration

Ziele der Diabetesbehandlung und -betreuung von Menschen mit und ohne Migrationshintergrund sind eine kontinuierliche Betreuung, die Wissensvermittlung sowie die Förderung des Selbstmanagements. Verschiedene Einflussfaktoren sind bei der Behandlung und Betreuung von Menschen mit Diabetes mellitus und Migrationshintergrund zu beachten. Beispielsweise können Antidiabetika bei verschiedenen Ethnien eine unterschiedliche Wirkung auf die Blutglukosesenkung sowie den HbA1c haben – das muss berücksichtigt werden.

Herausforderung in der Betreuung ist unter anderem der Fastenmonat Ramadan. In dieser Zeit werden im Islam vom Sonnenaufgang bis zum Sonnenuntergang keine Mahlzeiten und Getränke eingenommen. Für Menschen mit Diabetes mellitus, die fasten möchten, bedarf es einiger Umstellungen in der medikamentösen Therapie. Die Medikamenteneinnahme sowie die Dosierung sollen von den betreuenden Ärzt:innen während des Ramadan adaptiert werden. Bei Menschen mit hohem Risiko für z. B. Hypo- oder Hyperglykämien und andere Komplikationen sollte gemeinsam mit den Betroffenen besprochen werden, ob der Verzicht auf das Fasten aus gesundheitlichen Gründen sinnvoll ist. Keine Fastenzeit für Menschen mit akuten Erkrankungen, schweren Hypoglykämien, nach diabetischer Ketoazidose während der letzten 3 Monate sowie für schwangere Diabetikerinnen, bei Gestationsdiabetes und bei multimorbiden geriatrischen Menschen! (ÖDG, 2023b, S. 104 f.; ÖDG, 2023c, S. 286, 291 ff.; diabinfo, o. D. b)

24.1 Kultursensible Betreuung bei Diabetes mellitus

Bei Diabetiker:innen mit Migrationshintergrund sind oftmals die sprachliche Barriere, eigene Werte und ein unterschiedliches Verständnis von Gesundheit und Krankheit eine Herausforderung für Gesundheitsprofessionals. Der professionelle Einsatz von Dolmetscherdiensten in der Sprach- und Kulturvermittlung, um Missverständnisse zu vermeiden, ist oft Grundlage für die Umsetzung der Therapie und die Bildung sowie Erweiterung von Selbstmanagementkompetenzen.

Interkulturelle Kommunikation

Insbesondere im Setting der Gesundheitsversorgung kann eine mangelhafte Sprachkompetenz den weiteren medizinisch-pflegerischen Behandlungsverlauf negativ beeinflussen und stellt sich als wesentliche Zugangsbarriere für gesundheitsbezogene Dienstleistungen dar. (Herbst, 2012, zitiert nach: Herbst, 2025)

Die Behandlung und Betreuung von Patient:innen mit Migrationshintergrund erfordern ein kultursensibles Handeln von allen Gesundheitsberufen. Ein sensibler Umgang, aktives Zuhören und Nachfragen, Verständnis, Bildung einer Vertrauensbasis, ein gewisses Kulturwissen und die Akzeptanz der Wünsche und Bedürfnisse von Migrant:innen sind einige Grundvoraussetzungen für interkulturelle und transkulturelle Kompetenzen.

Der kultursensible Zugang ist ein wesentlicher Teil der Betreuung und trägt zu einem erfolgversprechenden Diabetesmanagement bei. Die Voraussetzung für eine kultursensible Betreuung durch Gesundheitsprofessionals ist die Selbstreflexion und das Bewusstsein der eigenen kulturellen Werte und Vorstellungen. (Schreiner, 2024b; Herbst, 2025; ÖDG, 2023b, S. 104; ÖDG, 2023c, S. 291 ff.; diabinfo, o. D. b)

Für eine ausführliche Darstellung der Auswirkungen der Migration auf die Gesundheit siehe Kapitel 28.

25 Kontrolluntersuchungen bei Menschen mit Diabetes mellitus

Für Diabetiker:innen sind, je nach Diabetestyp und Komplexität des Falles, regelmäßige Kontrollen bei Hausärzt:innen, Fachärzt:innen für Diabetologie, in Diabetesambulanzen sowie bei Diabetesberater:innen wichtig!

Kontrolluntersuchungen sind notwendig zur Prävention und Früherkennung von möglichen Spätfolgen und Begleiterkrankungen. Bei guter Stoffwechsellage können mögliche Folgeschäden verhindert bzw. verzögert werden. Bei bereits bestehenden Folgen des Diabetes mellitus soll durch Sekundär- und Tertiärprävention dem Fortschreiten entgegengesteuert werden.

Einen wesentlichen Beitrag leisten die (adhärenten) Betroffenen selbst. Durch Aufzeichnungen der Blutglukosewerte, gegebenenfalls auch der verabreichten Insulineinheiten, der Blutdruckwerte, von Gewichts- und Ernährungsprotokollen, Fußkontrollen mit Dokumentation und dergleichen sowie die gemeinsame Besprechung mit dem betreuenden Diabetesteam tragen Diabetiker:innen einen bedeutenden Anteil zum Gelingen des Diabetes-Selbstmanagements bei.

Tipp:

Für die chronologische Ordnung der erhobenen Befunde eignen sich diverse Mappen/Ordner und auch die Eintragung der Daten in den Diabetes-Pass.

Notwendige Kontrolluntersuchungen

Blutuntersuchungen:

- HbA1c (Langzeitzucker – Blutzuckergedächtnis), sollte je nach Ausprägung der Erkrankung 1x pro Quartal durchgeführt werden (Entscheidung obliegt behandelnder Ärztin)

- Blutglukose – Kontrolle der Nüchtern-Blutglukose bei der Blutabnahme
- Überprüfung der Nierenfunktion (Laborparameter wie Kreatinin, Glomeruläre Filtrationsrate [GFR] und Eiweiß im Harn) mindestens 1x jährlich
- Fettstoffwechsel/Blutfette (Cholesterin, Triglyceride, HDL- u. LDL-Cholesterin) – mindestens 1x jährlich

Harnuntersuchungen:

- Eiweißausscheidung im Harn – mindestens 1x jährlich!
  Schon kleine Mengen Eiweiß (Albumin) im Harn können ein Anzeichen auf eine beginnende Nierenschädigung sein. Dem kann durch eine präzise Blutdruck- und Stoffwechseleinstellung entgegengewirkt werden.
- Glukose kann im Harn nachgewiesen werden, wenn die Glukose im Blut einen Wert von ungefähr 180 mg/dl überschreitet.
  Diesen Wert nennt man die Nierenschwelle.
  Manche Medikamente (SGLT2-Hemmer und Kombinationspräparate: Forxiga®, Jardiance®, Invokana®, Synjardy®, Xigduo®, Glyxambi®, Qtern®) scheiden Zucker über den Harn aus, dies ist eine erwünschte Wirkung und dadurch ist in diesen Fällen der Test auf Glukose im Harn nicht mehr aussagekräftig.

EKG und Blutdruck in der Ordination:

- Ärztliche Vorgaben, je nach Zusatzerkrankungen – mindestens 1x jährlich

Blutglukoseselbstmessungen:

- Anzahl der Messungen je nach Ausprägung der Erkrankung – Vorgaben einhalten!
  Wichtig: Eintragung in das Blutglukosetagebuch bzw. Listen.
  Bei insulinpflichtigem Diabetes mellitus Messung unmittelbar vor jeder Insulininjektion und bei Anzeichen von Hypo- und Hyperglykämie.

Blutglukosetagebuch bzw. Liste zu den Kontrollterminen mitbringen. Ev. auch das Blutglukosemessgerät zur Kontrolle mitbringen, falls größere Abweichungen zwischen Messungen zuhause und in der Ordination aufgetreten sind. Schulung zur richtigen Selbstmessung inklusive Problembehebung sollte von Betroffenen absolviert worden sein.

Blutdruckselbstmessungen:

- Anzahl der Messungen je nach Blutdruck – Vorgaben einhalten!
  Wichtig: Eintragung in den Blutdruckpass bzw. Liste.
  Aufzeichnungen zu den Kontrollterminen mitbringen.
  Auf die richtige Manschettenbreite bei der Messung zuhause achten.
  Schulungen zur richtigen Blutdruckmessung sind sinnvoll.

Augenuntersuchung:

- Augenärztliche Kontrolle mindestens 1x jährlich, bei vorliegenden Veränderungen sind Kontrollen mehrmals jährlich notwendig.
  Wichtig sind die rechtzeitige Feststellung von Veränderungen und die Einleitung einer notwendigen Therapie.
  Information an Augenärztin über das Bestehen eines Diabetes mellitus und ev. vorhandenen Bluthochdruck.

Fußuntersuchungen:

- Durchblutungskontrolle der Füße und Beine – mindestens 1x jährlich, bei Vorliegen einer Durchblutungsstörung sind Kontrollen mehrmals jährlich notwendig.
- Kontrolle der Nervenfunktion der Füße – mindestens 1x jährlich, bei Vorliegen einer Nervenstörung sind Kontrollen mehrmals jährlich und gegebenenfalls eine Überweisung an eine Fachärztin/spezielle Einrichtung notwendig.
  - Kontrolle der Füße/Fußuntersuchung:
    - Durchblutung (Pulse)

- Untersuchung auf Nervenschäden:
  - Sensibilität/Druckempfinden (Semmes-Weinstein Monofilament-Test)
  - Vibrationsempfinden (Rydel-Seiffer Stimmgabel)
  - Temperaturempfinden (TipTherm® = Kalt-Warm-Stift)
- Hautzustand
- Zustand der Fußnägel
- Hautveränderungen
- Verformungen der Füße
- Fuß-Geschwür (Ulcus) akut und/oder abgeheilt

Wichtig sind die Selbstuntersuchungen der Betroffenen zuhause, wenn notwendig mit der Hilfe von Angehörigen. Bei Auffälligkeiten zeitnah mit behandelnder Ärztin in Kontakt treten. Fußschulungen zur richtigen Fuß-Selbstuntersuchung und dem Umgang mit Problemen sollten absolviert worden sein.

Zähne:

- Regelmäßige zahnärztliche Kontrollen (Achtung: Parodontitis ist ein Risiko für Menschen mit Diabetes!)
- Information an Zahnärztin über das Bestehen eines Diabetes mellitus

(Therapie Aktiv, 2023; Therapie Aktiv, o. D. b; ÖDG, 2023b, S. 67 ff.; VÖD, 2024d)

Wichtig:

Eine gute Blutglukoseeinstellung ermöglicht die Vermeidung bzw. wenigstens eine Verzögerung von Folgeerkrankungen des Diabetes mellitus!

Um Komplikationen des Diabetes mellitus frühzeitig zu erkennen, sind regelmäßige Vorsorge- und Kontrolluntersuchungen eine wichtige Maßnahme!

Befunde sollen chronologisch in einer Mappe/einem Ordner abgelegt und im Diabetes-Pass eingetragen werden.

Betroffene sollen ihr Blutzuckertagebuch oder geeignete Listen führen, die sie in einer Mappe mit Blutdruckpassliste sammeln.

Die persönlichen Aufzeichnungen und Befunde sollen dem betreuenden Diabetesteam von den Betroffenen bei den Kontrollterminen zur Verfügung gestellt werden.

26 Diabetesberatung in der Freiberuflichkeit

Aktuell ist die Freiberuflichkeit allein für Pflegepersonen in der Diabetesberatung nicht attraktiv genug. Neben der eigentlichen Tätigkeit des gehobenen Dienstes in der Pflege kommen zusätzlich anfallende Aufgaben der Selbstständigkeit, wie z. B. der zusätzliche administrative Aufwand der Abrechnung, das Führen eines Fahrtenbuches, Versicherungen für die Freiberuflichkeit, das Marketing usw., zu tragen. Vor allem der finanzielle Hintergrund ist meist problematisch. Zum einen ist die Diabetesberatung für Betroffene aufgrund der kostendeckenden Arbeit der Pflegeperson, zum anderen auch aufgrund der fehlenden Finanzierung durch die Sozialversicherungen und der somit resultierenden Verrechnung der Leistungen auf Honorarbasis oftmals nicht leistbar.

Der Bedarf an einer umfassenden Betreuung von Diabetiker:innen in einem niederschwelligen und wohnortnahen Setting ist mehr als gegeben. Dies machen auch die steigenden Zahlen an Menschen mit Diabetes mellitus und die Folgen der Erkrankung sichtbar. Fehlende Gesundheitskompetenz, zu wenige Schulungsangebote und mangelnde Selbstmanagementfähigkeiten der Betroffenen sind nur einige problematische Auswirkungen.

Für freiberuflich tätige Pflegepersonen ist die Vernetzung mit der eigenen Berufsgruppe sowie mit anderen Gesundheitsprofessionals eine wichtige Komponente. Der Aufbau und die Pflege eines Netzwerkes mit den unterschiedlichen Gesundheitsberufen, die an der Betreuung und Behandlung von Menschen mit Diabetes mellitus beteiligt sind, ist dabei wesentlich. Zum Netzwerk zählen Pflegeprofessionals wie die mobile Pflege, das Wundmanagement, Diabetesberater:innen aus den Diabetesambulanzen oder Reha-Einrichtungen, Kolleg:innen aus der Demenzberatung sowie andere Gesundheitsberufe wie die

Diätologie, die Physiotherapie, Psychologie und Psychotherapie, Orthopädieschuhmacher:innen, die Fußpflege und dergleichen. Ein wichtiger Teil der Freiberuflichkeit ist die Zusammenarbeit auf Augenhöhe mit Allgemeinmediziner:innen sowie Fachärzt:innen.

Die Vernetzung und der Austausch in der Diabetesberatung mit den Kolleg:innen vom Verband Österreichischer DiabetesberaterInnen (VÖD) sind in der Freiberuflichkeit von großer Bedeutung und eine wichtige Ressource für die extramurale Arbeit. Der Verband nimmt hier eine wesentliche Stellung ein und bietet (nicht nur) in der Freiberuflichkeit die Netzwerkarbeit mit Kolleg:innen, z. B. in Form von Fallbesprechungen, Weitervermittlung an andere Einrichtungen, Fort- und Weiterbildungen, Erstellung von Unterlagen für die Pflegedokumentation und Schulungsmaterialien usw., an. Der VÖD leitet Anfragen von Betroffenen und Angehörigen weiter und organisiert die Vermittlung von Vorträgen, Seminaren und Workshops.

Der VÖD hat ein Aufgaben- und Kompetenzprofil von Diabetesberater:innen sowie von APN D. C. erarbeitet. In diesem Kompetenzprofil sind die Angebote und Leistungen der DGKP/Diabetesberater:innen und/oder APN Diabetes Care in Kliniken, in der mobilen Pflege, in Primärversorgungseinheiten und Rehazentren wie auch in der Freiberuflichkeit beschrieben.

Vorteile durch die Freiberuflichkeit sind die persönliche Gestaltung der Zeitplanung und das eigenständige Arbeiten in der Betreuung von Klient:innen. Durch die Tätigkeit im häuslichen Umfeld der Betroffenen werden leichter Einblicke in die Lebensumstände gewonnen und es können hierbei die individuellen Bedarfe rascher eruiert werden. Das Diabetesmanagement wird in gewohnter Umgebung in Form der Identifizierung sowie Erweiterung von Ressourcen, der Wissensvermittlung durch Schulungen bzw. Mikroschulungseinheiten mit Schulungswiederholungen, der praktischen Umsetzung sowie des Erlernens bzw. der Erweiterung der Selbstmanagementkompetenzen umgesetzt. Das häusliche Setting bietet eine professionelle Einschätzung des Ist-Zustands im Umgang mit der Erkrankung und ermöglicht eine schnellere Umsetzung der verordneten Diabetestherapie sowie der Förderung der Gesundheitskompetenz der Betroffenen. Die Einbindung von Zu- und Angehörigen sowie sonstiger beteiligter Personen in den Betreuungsprozess ist in der häuslichen Umgebung ebenfalls leichter möglich.

Für Diabetiker:innen sind diese niederschwelligen und wohnortnahen Angebote durch Hausbesuche und/oder eine Pflegepraxis in der Umgebung vor allem bei eingeschränkter körperlicher Mobilität wie auch bei langen Anfahrtswegen in diverse Einrichtungen vorteilhaft. Weiters ist die individuelle Betreuung durch persönliche Ansprechpersonen, eine raschere Hilfestellung bei Problemen im Diabetesmanagement und die Versorgung durch eine langfristige Betreuung für die Umsetzung eines guten Selbstmanagements von wesentlicher Bedeutung.

Der Hauptanteil der Betreuung von Menschen mit Diabetes ist derzeit hauptsächlich in diversen Gesundheitseinrichtungen wie Diabetesambulanzen und dergleichen, mit langen Wartezeiten auf Termine, verortet. Die Versorgung im niedergelassenen Bereich ist überwiegend ärztlich in allgemeinmedizinischen Ordinationen und in internistischen Fachordinationen, ebenfalls mit längeren Wartezeiten auf Termine, angesiedelt, oder falls vorhanden in Primärversorgungszentren/-einrichtungen (PVZ oder PVE). Primärversorgungseinrichtungen sind noch nicht flächendeckend ausgerollt und auch Hausärzt:innen stoßen in der Betreuung von Diabetiker:innen an Grenzen, wie z. B. bei den Themen Schulungen, ausführliche Beratung und Förderung der Selbstmanagementkompetenzen der Betroffenen sowie ihrer Zu- und Angehörigen. Das „Disease Management Programm Diabetes mellitus Typ 2 (DMP DM Typ 2)", auch bekannt als „Therapie Aktiv – Diabetes im Griff", ist zwar österreichweit etabliert, aber durch die freiwillige Teilnahme von Mediziner:innen nicht flächendeckend ausgerollt. Aktuell sind im Programm rund 125.000 Menschen mit Diabetes mellitus Typ 2 eingeschrieben. Demgegenüber stehen rund 750.000 Diabetiker:innen mit Typ 2. Durch eine Studie der Medizinischen Universität Wien und des Complexity Science Hub von 2012–2017 zum Thema „Ein Drittel der Diabetiker:innen in Österreich bricht Therapie ab" wurde erstmalig die tatsächlich Zahl an Typ-2-Erkrankten in Österreich erhoben (siehe Kapitel 16 Lebensstil). Im Therapie-Aktiv-Programm ist die Pflege nicht involviert, Diabetesberater:innen wie auch Diätolog:innen können von Therapie-Aktiv-Ärzt:innen in die Schulung miteinbezogen werden, dies ist aber nicht verpflichtend. Dabei können Diabetesberater:innen als Pflegeexpert:innen in den Ordinationen vorgeschriebene Tätigkeiten des Programms übernehmen. Im österreichischen Gesundheitssystem muss der Einsatz von Pflegepersonen mit spezialisiertem, vertieftem und erweitertem Wissen, vor allem im Hinblick auf künftige Entwicklungen, neu gedacht werden.

Tab. 34: Angebote für Menschen mit Diabetes mellitus durch Pflegeexpert:innen in der Diabetesberatung (Schreib, 2021)

Angebote
Erstellen der Pflegeanamnese und Pflegediagnosen sowie die Durchführung von Pflegeassessments
Handlung nach aktuell gültigen Leitlinien
Unterstützung bei der Umsetzung der angeordneten Diabetestherapie
Individuelle Anleitung, Beratung und Schulung
Hilfestellung bei der Anwendung technischer Gerätschaften inklusive Empfehlung bei der Auswahl
Erkennen und Aufzeigen von Ressourcen (ressourcenorientierte Pflege)
Begleitung bei der Umsetzung des Selbstmanagements/Empowerment
Prävention von Folgeerkrankungen durch adäquate Schulungen und Anpassung des Lebensstils
Unterstützung bzw. Erhalt der Lebensqualität durch Aufzeigen individueller Lösungsmöglichkeiten
Möglichkeit der langfristigen Betreuung
Aussprechen von Empfehlungen
Persönliche Ansprechperson

Tab. 35: Erweiterte Angebote für Menschen mit Diabetes mellitus durch freiberufliche Pflegeexpert:innen in der Diabetesberatung (Schreib, 2021)

Erweiterte Angebote
Beratungsgespräche für Angehörige und sonstige Personen im sozialen Umfeld der Patient:innen
Anleitung/Schulung/Mikroschulungen für Angehörige und sonstige Personen im sozialen Umfeld der Patient:innen
Unterstützung von Pflegepersonen durch Fachberatung in der Langzeitpflege und sonstigen Einrichtungen
Vorträge für Kolleg:innen der Pflege (mobile Pflege, in Ordinationen oder sonstigen Einrichtungen), für andere Gesundheitsberufe, Betroffene und Angehörige, Selbsthilfegruppen usw.
Hausbesuche und/oder Besuch in der Pflegepraxis
Zusammenarbeit mit Ärzt:innen der Allgemeinordinationen, internistischen Fachordinationen sowie Einbindung von zusätzlichen fachärztlichen Disziplinen (z. B. Betreuung und Beratung von Betroffenen, Beratungen und Schulungen des Personals in Ordinationen)
Zusammenarbeit mit den mobilen Pflegediensten, der Diabetesberatung in den diversen Einrichtungen, dem Wundmanagement, der Demenzberatung, der Diätologie, der Physiotherapie, Psychologie und Psychotherapie, Orthopädieschuhmacher:innen, der Fußpflege und allen weiteren in die Diabetestherapie involvierten Gesundheitsberufen (Netzwerkarbeit)
Schulungen im Rahmen von „Therapie Aktiv – Diabetes im Griff"
Workshops und Seminare
Beratung bezüglich Prävention und Gesundheitsförderung

Die Anleitung, Beratung und Schulung von Menschen mit Diabetes mellitus und der damit verbundene Zeitaufwand sollen nicht als „Möglichkeit" gesehen werden, sondern sind vielmehr zwingend notwendig. Um die Kosten, die größtenteils durch Spätkomplikationen entstehen, zu minimieren, muss ein Umdenken in der Betreuung chronisch Kranker stattfinden.

Der Einsatz von Pflegeexpert:innen für Diabetesberatung und Advanced Practice Nurses Diabetes Care (APN D. C.) mit erweiterter, vertiefter und spezialisierter Pflegepraxis nach internationalem Vorbild wäre ein erster Schritt. (Schreib, 2021)

Fort- und Weiterbildung

Die Fort- und Weiterbildung von Gesundheitsberufen ist für die Betreuung von Patient:innen sowie für die Beratung und Schulung, für Vorträge, Seminare und Workshops Voraussetzung. Der gehobene Dienst ist laut GuKG, Pflegerische Kernkompetenzen § 14 (2), berechtigt, Beratungen zur Gesundheits- und Krankenpflege sowie die Organisation und Durchführung von Schulungen umzusetzen. Für die Betreuung, Beratung und Schulung von Menschen mit Diabetes bedarf es aber spezialisierten, erweiterten und vertieften Wissens. Dies wird in Weiterbildungslehrgängen für Diabetesberatung (wie z. B. in Graz, Linz und Innsbruck) vermittelt und ist ein wichtiger Schritt für evidenzbasiertes, den aktuellen Leitlinien entsprechendes Handeln. Der Weiterbildungslehrgang zur Advanced Practice Nurse Diabetes Care (APN D. C.) auf Hochschulniveau und weitere andere Spezialisierungen werden u. a. an der Fachhochschule Oberösterreich (FH OÖ) angeboten. Ab 2026 startet der ANP-Lehrgang an der FH Gesundheitsberufe OÖ.

Voraussetzungen für die freiberufliche Tätigkeit in der Betreuung, Beratung und Schulung von Menschen mit Diabetes mellitus und in der Vortragstätigkeit, in der Abhaltung von Seminaren und Workshops für das Pflegepersonal und andere Gesundheitsberufe sind laufende Kompetenzerweiterungen durch umfassende Fort- und Weiterbildungen, ein Agieren nach dem aktuellen Stand der Wissenschaft, die Übernahme von Verantwortung für das eigene Handeln und die Arbeit nach den gesetzlichen Vorgaben sowie die funktionierende Zusammenarbeit mit allen an der Diabetes-Betreuung beteiligten Gesundheitsberufen. Die Fort- und Weiterbildung ist für Angehörige des gehobenen Dienstes nicht nur im Gesundheits- und Krankenpflegegesetz (GuKG) gesetzlich vorgeschrieben, GuKG § 63 (1), sondern vor allem in der Freiberuflichkeit auch zwingend notwendig.

Möglichkeiten der Versorgung von Menschen mit Diabetes mellitus Typ 2 durch DGKP/Diabetesberater:innen und/oder APN Diabetes Care im niedergelassenen Bereich

1. Freiberuflich tätige DGKP/Diabetesberater:innen und/oder APN Diabetes Care in der eigenen Pflegepraxis und/oder mobile Diabetesberatung mit Hausbesuchen
2. DGKP/Diabetesberater:innen und/oder APN Diabetes Care, tätig in Primärversorgungseinheiten (PVE)
3. Dislozierte Diabetesambulanz – Einrichtung von extramuralen Diabetesstützpunkten (z. B. unter der Leitung der Diabetesambulanz am LKH Feldkirch, Projekt Diabetesversorgung in Vorarlberg)

(Schreib, 2021; Schreib, 2024b; Winklehner, 2023; GuKG; VÖD, 2021)

26.1 Pflegeanamnese und Pflegeassessment

Für die Pflegedokumentation in der Freiberuflichkeit werden unterschiedliche Software-Programme angeboten. Manche Kolleg:innen in der Freiberuflichkeit entscheiden sich aus Kostengründen gegen computergestützte Programme. Die Pflegedokumentation in Papierform hat nach wie vor seine Berechtigung.

Ein Beispiel für die Erstellung einer Pflegeanamnese und Pflegeplanung ist das Pflegemodel nach Krohwinkel, mit den ABEDLs (Aktivitäten, soziale Beziehungen und existenzielle Erfahrungen des Lebens). Das Model der Pflegewissenschaftlerin Monika Krohwinkel ist, basierend auf anderen Modellen, die Weiterentwicklung der Aktivitäten des täglichen Lebens (ATLs), die von Liliane Juchli, einer schweizerischen Ordens- und Krankenschwester, beschrieben wurden. Zusätzlich sind Diabetes-relevante Faktoren in der Pflegeanamnese zu berücksichtigen und aufzunehmen sowie klinische Assessments mit der Pflegeanamnese und der körperlichen Untersuchung von Betroffenen mit Diabetes mellitus durchzuführen.

Neben der Sozialanamnese und den medizinischen Daten werden in der Diabetes-Pflegeanamnese unter anderem der Stoffwechsel, der Hautzustand, die Ernährung, die Ausscheidung, eine eventuelle orthopädische Schuhversorgung und Schuheinlagen, die Bewegung, psychische Belastungen, das persönliche Krankheitsverständnis und das persönliche Wissen der Betroffenen selbst, die Selbstmanagementkompetenzen, die vorhandenen Ressourcen, der Schulungs- und Beratungsbedarf, bereits bestehende Probleme durch Diabetes und diabetesbezogene Pflegediagnosen sowie die Pflegeplanung erfasst. (Schreib & Winklehner, 2023; Krohwinkel, 2017; DMRZ, 2023; Hodek et al., 2014, S. 310 ff.; Ruprecht, 2020)

26.2 Pflegediagnosen

Die Erstellung und Dokumentation von Pflegediagnosen ist im Gesundheits- und Krankenpflegegesetz (GuKG) in den Pflegerischen Kernkompetenzen abgebildet (siehe unten).

Die pflegerischen Kernkompetenzen des gehobenen Dienstes für Gesundheits- und Krankenpflege umfassen die eigenverantwortliche Erhebung des Pflegebedarfes sowie Beurteilung der Pflegeabhängigkeit, die Diagnostik, Planung, Organisation, Durchführung, Kontrolle und Evaluation aller pflegerischen Maßnahmen (Pflegeprozess) in allen Versorgungsformen und Versorgungsstufen, die Prävention, Gesundheitsförderung und Gesundheitsberatung im Rahmen der Pflege sowie die Pflegeforschung. (GuKG, Pflegerische Kernkompetenzen § 14 [1])

Pflegediagnosen können frei oder nach bereits vorgegebenen Definitionen und Klassifikationen formuliert werden. Ein Beispiel für die Definitionen und Klassifikationen von Pflegediagnosen ist NANDA International (North American Nursing Diagnosis Association NANDA I).

Die Pflegediagnosen werden als „Schlüssel für evidenzbasierte, professionelle Pflege" bezeichnet. Sie sind für die fachgerechte Arbeit in der professionellen Pflege nicht mehr wegzudenken. Wichtig ist die einheitliche Fachsprache in der Pflege, diese muss in der Grundausbildung und bei Fort- und Weiterbildungen vermittelt werden. (Herdmann & Kamitsuru, 2019; GuKG)

27 Diabetesbetreuung durch spezialisierte Pflegepersonen/APN Diabetes Care im niedergelassenen Bereich

27.1 Verband Österreichischer DiabetesberaterInnen (VÖD)

Der Verband Österreichischer DiabetesberaterInnen (VÖD) hat 2019 das Positionspapier zur „Etablierung der spezialisierten Pflegeperson/APN Diabetes Care in der umfassenden Diabetesbetreuung im niedergelassenen Bereich" publiziert. Der Grund zum Handlungsbedarf ist der weltweit zu beobachtende Anstieg von Diabetes mellitus. Generell benötigen Menschen mit chronischen Krankheiten langfristig gesehen Lösungen für eine niederschwellige, wohnortnahe und umfassende Betreuung. Der VÖD beschreibt im Positionspapier den Einsatz von spezialisierten, akademisch umfangreich ausgebildeten Pflegepersonen, den Advanced Practice Nurses (APN), um eine effiziente und evidenzbasierte, langfristige Betreuung von Patient:innen sowie von deren An- und Zugehörigen zu gewährleisten. Weiters hat der VÖD im Positionspapier die Herausforderungen, aber auch die Chancen im Gesundheitswesen sowie Erfolgsfaktoren und Hürden dargestellt. Es wurden auch Lösungsperspektiven, wie beispielsweise die Ausbildung, rechtliche Aspekte und die Finanzierung (in Form von Leistungspaketen, dies sind Leistungen, die im niedergelassenen Bereich von spezialisierten Pflegepersonen/APN D. C. angeboten und abgedeckt werden können), erarbeitet. (VÖD, 2019; VÖD, 2024c)

27.2 Advanced Nursing Practice in Österreich

Im Positionspapier Advanced Nursing Practice (ANP) in Österreich (2014) wird ANP als vertiefte und erweiterte Pflegepraxis mit den Kennzeichen der Spezialisierung, der Erweiterung und des Fortschritts beschrieben. Advanced Practice Nurses (APN) sind Pflegepersonen des gehobenen Dienstes mit einer erweiterten, vertieften und spezialisierten Weiterbildung auf Hochschulniveau. Derzeit gibt es in Österreich noch keinen formalen Status der APN (Neumann-Ponesch et al., 2014).

Advanced Nursing Practice ist die erweiterte, vertiefte und spezialisierte Pflegepraxis, die direkt mit/bei Individuen, Familien oder Gruppen stattfindet.

Advanced Nursing Practice ist, wie Lehre und Pflegemanagement in der Gesundheits- und Krankenpflege, eine Entwicklungsmöglichkeit für berufserfahrene Pflegepersonen. (Neumann-Ponesch et al., 2014)

Hauptcharakteristika der APN

- Spezialisierung auf bestimmte Krankheiten (Diabetes, Demenz, onkologische Erkrankungen, Herzerkrankungen, pulmonale Erkrankungen), Alterskohorte (geriatrische Patient:innen), Phänomene (Wunden, Schmerz), Setting (Familie)
- Erweiterung (z. B. eine erweiterte klinische Verantwortung oder auch erweiterte Tätigkeiten wie das klinische Assessment)
- Fortschritt (ein evidenzbasiertes Handeln, die Weiterentwicklung der Pflegepraxis sowie die Reflexion der vertieften und erweiterten Pflegepraxis) (Neumann-Ponesch et al., 2014)

Kernkompetenzen der APN

- Spezialisierte klinische Pflegepraxis
- Zielgruppenorientierte Entwicklung von Gesundheits- und Pflegekompetenz

- Konsultation
- Fachliches Leadership
- Forschung
- Zusammenarbeit
- Ethische Entscheidungsfindung (Neumann-Ponesch et al., 2014)

Auszug aus den Aufgaben der APN D. C. anhand der eben genannten Kernkompetenzen im freiberuflichen Setting

1) Die spezialisierte klinische Pflegepraxis zählt im freiberuflichen Arbeitsfeld zu den Hauptaufgaben. Zur umfassenden Betreuung, Beratung und Schulung von Menschen mit Diabetes mellitus zählen eine ausführliche Pflegeanamnese mit einem klinischen Assessment und körperlicher Untersuchung sowie die Identifikation von Ressourcen als Ansatzpunkt für das Erlernen bzw. Erweitern der Selbstmanagementkompetenzen. Probleme in der Umsetzung der Diabetestherapie werden zur Erstellung der Pflegediagnosen herangezogen und gemeinsam mit den Klient:innen wird das weitere Prozedere beschlossen. Welche Problemstellungen haben Priorität und müssen zuerst bearbeitet werden? Betroffene müssen individuell betrachtet und alle zusätzlichen Erkrankungen, das soziale Umfeld, die Lebensweise usw. ganzheitlich berücksichtigt werden („Personenorientierung", „Steuerung von komplexen Situationen in der Betreuung", „Entwicklung und Implementierung von Veränderungsstrategien"). Die APN D. C. übernimmt die Verantwortung für den Prozess der Betreuung, Beratung, Schulung und für die mit den Klient:innen erarbeiteten Maßnahmen. Sie führt Anpassungen sowie Priorisierungen durch und ist in enger Abstimmung mit der ärztlichen Betreuung und den zusätzlich benötigten Gesundheitsberufen. Die APN fördert und stärkt die Gesundheitskompetenz und die Selbstmanagementfähigkeiten der Betroffenen.

2) Die zielgruppenorientierte Entwicklung von Gesundheits- und Pflegekompetenz nimmt einen weiteren wesentlichen Anteil in der freiberuflichen Arbeit ein. Die Beratung von Betroffenen sowie von deren

Zu- und Angehörigen ist ein zentraler Punkt, ebenso die Stärkung und Förderung der Gesundheitskompetenz sowie das Erlernen und/oder die Erweiterung des Selbstmanagements im Umgang mit der chronischen Erkrankung der Klient:innen. Die individuellen Bedürfnisse der Betroffenen müssen berücksichtigt und die vorhandenen Ressourcen herausgearbeitet und erweitert werden, um die Lebensqualität zu verbessern („Personenorientierung"). Ziel für die Betroffenen ist die Befähigung, das Selbstmanagement in die eigenen Hände zu nehmen, mit Problemen umgehen zu lernen, diese zu lösen und bei Bedarf um professionelle Hilfe zu bitten (Empowerment).

3) und 6) Konsultation und Zusammenarbeit: Die Einbringung der fachlichen Expertise der APN D. C. ist in der Arbeit im niedergelassenen Bereich eine wichtige Funktion. Durch den niederschwelligen und wohnortnahen Zugang fallen Wartezeiten auf Termine für Beratungen in den Kliniken weg. Für die Abstimmung und Zusammenarbeit mit anderen Gesundheitsberufen in der Betreuung von Menschen mit Diabetes mellitus im niedergelassenen Bereich ist eine konsequente Netzwerkarbeit und Netzwerkpflege von zentraler Bedeutung und oftmals eine große Herausforderung. Die Komplexität der Fälle erfordert eine gute, multidisziplinäre Zusammenarbeit aller beteiligten Gesundheitsberufe.

4) Das fachliche Leadership in der freiberuflichen Arbeit beinhaltet die fachliche Expertise und die Übernahme der Steuerung des Diabetesmanagements von Betroffenen im niedergelassenen Bereich. Zusätzlich ist die Erweiterung der Kompetenzen der Kolleg:innen aus der Pflege und anderen Gesundheitsberufen durch Vorträge, Schulungen, Seminare und Workshops wichtiger Bestandteil der Arbeit der APN D. C.

5) Forschung: Die Kenntnis der aktuellen Leitlinien, von Evidence-based Nursing (EBN) und Evidence-based Medicine (EBM) ist Voraussetzung in der Betreuung von Menschen mit Diabetes mellitus. Die Analyse der Pflegedokumentation, weiterer Unterlagen und notwendige Anpassungen der Strategie erfolgen unter Einbezug der aktuellen

Leitlinien und Forschungsergebnisse. Die Daten aus der Pflegedokumentation können für Evaluierungen und in weiterer Folge zu Forschungszwecken herangezogen werden.

7) Ethische Entscheidungsfindung: Durch die Tätigkeit im niedergelassenen Bereich werden Behandlungsweisen sichtbar, die nicht mehr dem Stand der Forschung entsprechen. Hier gilt es, gemeinsam mit den Betroffenen und den betreuenden Ärzt:innen nach Lösungen zu suchen. Auch die Zusammenarbeit mit bzw. Vermittlung von Selbsthilfegruppen, einer psychologischen, psychotherapeutischen, psychosozialen Betreuung und Vereinen für chronisch kranke Menschen fällt in diesen Bereich.

Zielsetzung von APN D. C. in der freiberuflichen Tätigkeit

Die Betreuung, Beratung und Schulung der Bürger:innen mit Diabetes mellitus und Prädiabetes soll möglichst niederschwellig, zeitnah, wohnortnah und hauptsächlich im häuslichen Setting oder in Pflegepraxen der APN D. C. erfolgen. Langfristig gesehen ist die Verlagerung der Betreuung vom Kliniksetting in den niedergelassenen Bereich zielführend. Aufgrund der Zeitersparnis durch den Wegfall von langen Wartezeiten auf Termine in den Ambulanzen und somit den zeitnahen Start von Diabetestherapie und Diabetesschulungen bietet der frühzeitige Zugang zur Betreuung einen Zeitgewinn. Weiters ist der geringere Aufwand durch eine niederschwellige und wohnortnahe Betreuung vor allem für immobile Menschen vorteilhaft. Auf lange Sicht bietet die Verlagerung vom Kliniksetting in den niedergelassenen Bereich eine Kostenersparnis, Voraussetzung ist eine Finanzierung der freiberuflichen Tätigkeit durch die Sozialversicherungen.

Durch einen frühzeitigen Therapiebeginn, Beratung und Schulung, eine langfristige Betreuung sowie die Förderung der Selbstmanagementfähigkeiten sollen Krankenhausaufenthalte reduziert bzw. vermieden werden (weitere Kostenersparnis). Für Betroffene wirkt sich die niederschwellige Betreuung positiv aus, vor allem im Hinblick auf eine bekannte Ansprechperson im Diabetesmanagement. Im Fall einer Veränderung bzw. Verschlechterung kann zeitnah durch notwendige Interventionen Abhilfe geschaffen werden.

Fort- und Weiterbildungen für Pflegepersonen und andere Gesundheitsberufe mit der Vermittlung von Theorie und Praxis nach aktuellen Leitlinien (Evidence-based Nursing – EBN und Evidence-based Medicine – EBM) sowie der praxisnahen Umsetzung im Pflegealltag fallen ebenfalls in den Aufgabenbereich der APN D. C. in der Freiberuflichkeit. (Neumann-Ponesch et al., 2014; Leoni-Scheiber & Neumann-Ponesch, 2024b; Schreib, 2024b; VÖD, 2024c)

27.3 ANP-Fallbeispiel Österreich

27.3.1 Komplexität meistern*

Advanced Nursing Practice ist die erweiterte, vertiefte und spezialisierte Pflegepraxis. Als Ergänzung zum ANP-Rahmenkonzept Österreich wird in der ANP-Beispielsammlung (2024) die wirksame pflegerische Betreuung und Behandlung von Patient:innen in den Mittelpunkt gestellt. Advanced Practice Nurses beschreiben in ihren Rollen als Expert:innen komplexe Fallbeispiele aus ihrer Praxis. (Leoni-Scheiber & Neumann-Ponesch, 2024).

Die ANP-Fallbeispiele Österreich sind online unter folgendem Link abrufbar: **https://fh-ooe.at/weiterbildung/master-lehrgaenge/advanced-nursing-practice/anp-beispielsammlung**

* mit freundlicher Unterstützung und Genehmigung der FH Oberösterreich
Die Herausgeberinnen und Autorinnen Claudia Leoni-Scheiber und Silvia Neumann-Ponesch haben gemeinsam mit Advanced Practice Nurses in der ANP-Beispielsammlung reale Fallbeispiele aus der Praxis publiziert. Die Fallbeispiele wurden am ANP-Kongress im November 2024 in Linz von den Advanced Practice Nurses präsentiert.

Fallbeispiel einer 83-jährigen Frau mit rezidivierenden Hypoglykämien

Setting	Diabetic Care Nursing im niedergelassenen Gesundheitsbereich in der Freiberuflichkeit
Autor:innen	Gabriele Schreib, Claudia Leoni-Scheiber & Silvia Neumann-Ponesch
Ebene	Familie, Individuum
Dominante ANP-Kern-Elemente	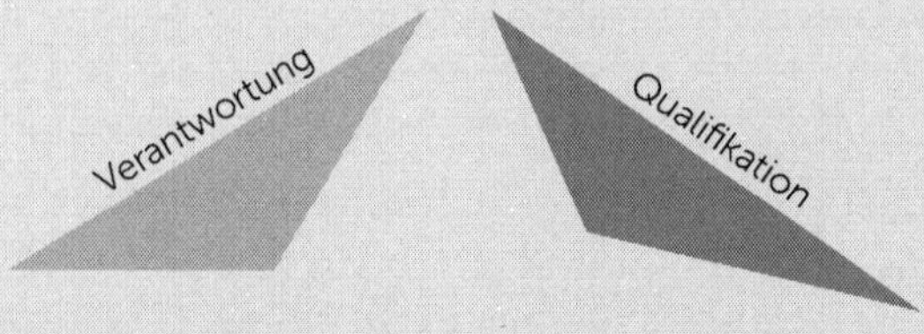 Die APN wurde in diesem Beispiel durch die Ordinationsassistenz des Hausarztes vermittelt. Die Rolle ist im handelnden Umfeld etabliert und bekannt. In weiterer Folge des Versorgungsprozesses übernimmt die APN sowohl im Familienumfeld als auch für die Betroffene Verantwortung: Leadership und Fallführung ist gelebte Praxis. Die konsequente Anwendung des Advanced Nursing Process, basierend auf einer wachsenden, gegenseitigen Vertrauensbasis, führt zur wiedergewonnenen Selbstständigkeit. Weitere „Kontrollbesuche" werden vonseiten der Klientin und der Familie nachgefragt. Dem Sicherheitsaspekt wird Rechnung getragen: ein Qualitätsmerkmal der Versorgung, das im ANP-Rahmenkonzept in der „Qualifikation" abgebildet ist.

Fallbeispiel

Assessment

Frau M., 83 Jahre, wurde im Krankenhaus wegen schweren, rezidivierenden Hypoglykämien mit zweimal täglicher Basalinsulingabe (Insulatard) stationär aufgenommen. Die Blutglukose bei der Aufnahme war 39 mg/dl, der HbA1c 5,7 %. Weitere Diagnosen neben Diabetes mellitus Typ 2 sind Polymyalgia rheumatica (Cortison- und Schmerztherapie), Diabetische Polyneuropathie, Diabetische Nephropathie, Carotisstenose bds., St. p. Insult, Depression, Hypothyreose, Hyperlipoproteinämie und Hypertonie. Bekannte Allergien auf Aspirin, Pflaster, Unverträglichkeit von Tramal. Metformin wurde aufgrund der Verschlechterung der Nierenwerte und Forxiga (SGLT2-Hemmer) wegen eines Harnwegsinfekts (Harnkultur E. coli) abgesetzt. Im Krankenhaus wurde die Patientin auf Semglee (Insulin glargin), Beginn mit 8 Einheiten abends, umgestellt.

Assessment (Fortsetzung)

Prandiales Insulin musste aufgrund von Problemen im Umgang mit der Insulinverabreichung wieder abgesetzt werden. Die Patientin hatte mehrere kurze Schulungseinheiten von den Kolleginnen der Diabetesambulanz. Aufgrund von Verwirrtheit war es Frau M. aber schwer möglich, der Schulung zu folgen, und es wurde eine Abklärung bzgl. Demenz eingeleitet. Die Ursache der Verwirrtheit konnte aber hauptsächlich den rezidivierenden Hypoglykämien zugeordnet werden. Für die Betroffene wurde eine Erstverordnung für einen FreeStyle Libre 2 Sensor (Flash-Glukose-Monitoring) angesucht. Frau M. hat kurz vor der Entlassung bei ihrem Hausarzt angerufen und gefragt, ob es im häuslichen Setting Hilfe für ihr Diabetesmanagement gibt, was wiederum gegen eine Demenz spricht. Die Ordinationsassistentin hat die Betroffene an mich als APN Diabetes Care weiterverwiesen.

Spezialisierte Pflegepraxis

Erster Hausbesuch (die Betroffene wohnt mit ihrem Ehemann in einem Haus in einer ländlichen Gegend) erfolgte am Tag der Spitalsentlassung bei Frau M. (83 Jahre) und ihrem Ehemann (86 Jahre). Nach Durchsicht der Unterlagen, einem langen Gespräch und körperlicher Untersuchung (Pflegeanamnese und klinisches Assessment) mit Frau M. und ihrem Mann konnte ich eine erste Übersicht über die Bedarfe und die Pflegediagnosen erstellen, Ressourcen identifizieren und die notwendigen Interventionen einleiten (Pflegeprozess/Dokumentation).

Pflegeanamnese und klinisches Assessment

In der Pflegeanamnese/im Assessment wurden die persönlichen und medizinischen Daten, die ärztliche Betreuung, die aktuellen Laborbefunde und weitere relevante Befunde aufgenommen. Vertieft wurde auf das aktuelle Problem – die Hauptbeschwerde – eingegangen und mit der Diabetes-Pflegeanamnese abgeklärt.

Körperliche Untersuchung der Spritzstellen, von Größe, Gewicht und Bauchumfang sowie Kontrolle/Überwachung der Blutdruck- und Blutzuckermessung. Kontrolle und Hilfestellung bei Insulinverabreichung.

Anmerkung:

Im ärztlichen Entlassungsbrief wurde der Versuch einer Basis-Bolus-Therapie mit Humalog und Semglee nicht erwähnt, auch nicht die Abklärung einer fraglichen Demenz. Diese Informationen stammen von den Kolleginnen in der Diabetesambulanz. Ein pflegerischer Entlassungsbrief wurde den Entlassungspapieren nicht beigelegt. Über eine Betreuung zuhause durch die mobile Pflege wurde im Krankenhaus ebenfalls nicht gesprochen. Laborbefunde waren den Entlassungspapieren beigelegt. Schulungsunterlagen bzgl. Diabetes mellitus Typ 2, Ernährung, Insulin, Insulininjektion mittels Pen und Hypoglykämie wurden der Patientin ausgehändigt. Mehrere kurze Schulungssequenzen wurden durch die Diabetesberaterinnen der Diabetesambulanz durchgeführt.

Pflegediagnosen

G1: Bereitschaft für eine verbesserte Selbstversorgung
(Herdman et al., 2022, S. 363)
Definition: Ein Muster der Ausübung von selbstbezogenen Aktivitäten zum Erreichen von gesundheitsbezogenen Zielen, welches gestärkt werden kann.

R1: Risiko eines instabilen Blutglukosespiegels
(Herdman et al., 2022, S. 273)
Definition: Anfälligkeit für eine Abweichung des Blutglukosespiegels vom Normbereich, welche die Gesundheit beeinträchtigen könnte.

G2: Bereitschaft für verbessertes Wissen
(Herdman et al., 2022, S. 375)
Definition: Ein Muster der kognitiven Informationen über ein spezielles Thema oder ihre Aneignung, welches gestärkt werden kann.

Ressourcen:
1. Ablauf der Blutzuckerselbstmessung, wenn das Gerät und die Materialien vorbereitet sind (durch den Ehemann), beherrscht die Patientin alleine sehr gut.
2. Ablauf der Insulininjektion, wenn die verordnete Insulindosis eingestellt ist (durch den Ehemann), kann die Patientin selbstständig durchführen.
3. Hilfe durch den Ehemann bei der Durchführung entsprechender Maßnahmen und der Mahlzeitenzubereitung.
4. Frau M. möchte unbedingt das Selbstmanagement weitestgehend wieder übernehmen.
5. Die Patientin und ihr Mann sind an weiteren Schulungen interessiert.

Pflegeergebnisse

G1: Selbstversorgungsstatus (Moorhead et al., 2013, S. 367)
Definition: Die Fähigkeit zur Durchführung grundlegender Aktivitäten der Selbstversorgung und der instrumentellen Aktivitäten des täglichen Lebens.

Persönliche Autonomie (Moorhead et al., 2013, S. 900–901)
Definition: Die persönlichen Handlungen eines geschäftsfähigen Individuums, um Kontrolle über Lebensentscheidungen auszuüben.

Ggf. weitere wie:
Compliance-Verhalten: verordnete Medikation, persönliches Wohlbefinden (Moorhead et al., 2013, S. 677–679, 871)

R1: Selbstmanagement bei Diabetes (Moorhead et al., 2013, S. 665–668)
Definition: Die persönlichen Handlungen im Umgang mit einem Diabetes mellitus, seine Behandlung und das Verhindern seines Fortschreitens.

Pflegeergebnisse (Fortsetzung)

Wissen: Leben mit Diabetes (Moorhead et al., 2013, S. 757–759)
Definition: Das Ausmaß des zum Ausdruck gebrachten Wissens über Fakten und Zusammenhänge in Bezug auf Diabetes mellitus, seine Behandlung und die Prävention von Komplikationen.

Ggf. weitere wie:
Ernährungsstatus, Gesundheitsförderndes Verhalten,
Wissen: Medikation, Blutzuckerspiegel (Moorhead et al., 2013, S. 488, 633, 731–733, 506)

G2: Wissen: Krankheitsprozess (Moorhead et al., 2013, S. 724–725)
Definition: Das Ausmaß des zum Ausdruck gebrachten Wissens über Fakten und Zusammenhänge in Bezug auf einen bestimmten Krankheitsprozess und die Prävention von Komplikationen.

Klientenzufriedenheit: Edukation (Moorhead et al., 2013, S. 943–945)
Definition: Das Ausmaß positiver Wahrnehmung von Instruktionen des Pflegepersonals, die Wissen über, Verstehen von und Beteiligung an Pflege verbessern sollen.

Ggf. weitere wie:
Wissen: Gesundheitsverhalten, Wissen: Schmerzmanagement, Konzentration, Informationsverarbeitung, Motivation (Moorhead et al., 2013, S. 728–729, 810–812, 452, 456, 563, 564)

Pflegeinterventionen

Die Besprechung beim Hausarzt am nächsten Tag erfolgte mit der Patientin, ihrem Mann und mir. Die Therapie wurde an die Bedarfe zuhause adaptiert und gemeinsam mit Frau M. wurden Ziele festgelegt. Während der Betreuungszeit wurden zusätzliche Gesundheitsprofessionals zugezogen, wie die mobile Hauskrankenpflege, das Wundmanagement (Wunde an der Ferse aufgrund von schlechtem Schuhwerk) und die Physiotherapie. Bei der Aufnahme durch den mobilen Dienst war ich als APN anwesend und konnte gemeinsam mit Frau M. die Bedarfe besprechen. Termine bei einer Internistin, einer Neurologin sowie in einer Schmerzambulanz wurden von mir vereinbart (klinisches Leadership). Die erste Woche nach dem Klinikaufenthalt verbesserte sich ihr Allgemeinzustand nicht. Frau M. gab an, dass sie unter ständiger Übelkeit und Erschöpfung litt. Nach Durchsicht der gesamten Patientenunterlagen aus den vorangegangenen Krankenhausaufenthalten bin ich auf eine Überempfindlichkeit gegen Novalgin gestoßen, die offenbar an den behandelnden Hausarzt nicht weitergeleitet wurde.

Pflegeinterventionen (Fortsetzung)

Nach sofortiger Rücksprache mit dem Hausarzt wurde die Schmerztherapie adaptiert und der Allgemeinzustand der Betroffenen verbesserte sich zunehmend. Das Basalinsulin war nicht ausreichend, deshalb musste mit prandialem Insulin begonnen werden, dies konnte durch häufige, kurze Mikroschulungseinheiten über Penanwendung und eine Hypoglykämie-Schulung unter Einbindung des Ehemannes erfolgreich umgesetzt werden (zielgruppenorientierte Entwicklung von Gesundheits- und Pflegekompetenz).

Blutglukoseschwankungen waren hauptsächlich schmerzbedingt zu erklären. Nach Rücksprache mit Frau und Herrn M. und dem behandelnden Hausarzt wurde eine neuerliche Kontrolle in der Schmerzambulanz vereinbart. Die Adaptierung der Therapie, angepasst an die diabetische Nephropathie, wurde eingeleitet. Eine Abklärung in der rheumatologischen Ambulanz bzgl. der Diagnose Polymyalgia rheumatica (PMR) vs. Differentialdiagnose Fibromyalgie wurde vereinbart, da der behandelnde Arzt die PMR bereits in Frage gestellt hatte. Bei Vorliegen einer Fibromyalgie kann die Cortisontherapie ausgeschlichen und abgesetzt und die medikamentöse Therapie angepasst werden. Die Absetzung der Cortisontherapie würde sich positiv auf das Diabetesmanagement auswirken.

In der Einschulungsphase auf die eigenständige Anwendung der Insulintherapie war ich als APN täglich bei der Familie zuhause, um die selbstständige Verabreichung zu kontrollieren. Anfangs bereiteten Frau M. das prandiale Insulinschema und die Titrationskarte für das Basalinsulin Probleme in der Umsetzung der Insulinverabreichung. Dies war jedoch kein Verständnisproblem, sondern der Verschlechterung der Sehkraft zuzuordnen. Durch die Vergrößerung des Insulinschemas und der Titrationskarte war diese Problematik behoben und es wurde zudem eine Kontrolle bei ihrem Augenarzt vereinbart. Schulungsinhalte waren, wie oben erwähnt, die Anwendung der Insulinpens, Hypoglykämie und Fußpflege im Hinblick auf die Hautkontrolle, die Hautpflege und das Schuhwerk. Weitere Inhalte waren die Einnahme der verordneten Medikamente und was dabei zu beachten ist, die Blutglukoseselbstmessung und die gesunde Ernährung. Während der gesamten Betreuungszeit gab es enge Abstimmung und Zusammenarbeit zwischen Hausarzt, mobiler Pflege und mir. Frau M. betonte, dass ihre Lebensqualität deutlich gestiegen sei. Sie äußerte, dass sie nach der Spitalsentlassung überfordert gewesen war und ihre Selbstständigkeit verloren hatte, was sie psychisch sehr belastet hatte. (Hodek & Bahrmann, 2014; Leoni-Scheiber & Neumann-Ponesch, 2024; Doenges et al., 2018)

Komplexität

Durch die Komplexität des Falles ist die Expertise einer APN sinnvoll und unterscheidet sich hier vom Aufgabenfeld der DGKP. Die Betroffene leidet an mehreren chronischen Erkrankungen und bereits an Folgeerkrankungen des Diabetes mellitus. Aus diesem Grund mussten die Maßnahmen und Interventionen priorisiert und laufend evaluiert sowie neu bewertet werden. Durch die direkte Beteiligung an der Versorgung der Betroffenen integriert die APN als spezialisierte Praktikerin fortgeschrittenes theoretisches Wissen in die Pflegepraxis. Die APN mit ihrer vertieften und erweiterten Pflegepraxis übernimmt das Management und die Einbindung der unterschiedlichen Gesundheitsberufe sowie die Absprache mit dem Hausarzt, welche fachärztlichen Kontrollen sinnvoll und zielführend sind. Sie ist erste Vertrauens- und Ansprechperson für Klient:innen, identifiziert Ressourcen, setzt Prioritäten, stärkt und fördert die Selbstmanagementkompetenzen der Betroffenen und sucht gemeinsam mit den Klient:innen nach Zielen und Lösungen, auch um die Lebensqualität zu erhalten bzw. zu steigern. Die Qualifikationsanforderungen der APN in der Praxis sind u. a. gekennzeichnet durch die Wirkungsorientierung – in diesem Fall sind es die positiven Auswirkungen und Ergebnisse durch die Versorgung und Betreuung der APN. Beispiele sind die Ausführungen der Qualitätskriterien, wie die Befähigung zum Selbstmanagement und die Vermeidung von unerwünschten Ereignissen, die Anwendung des erweiterten und vertieften Pflegeprozesses sowie der Fachkompetenz (Advanced Nursing Process) mit dem klinischen Assessment, Guidelines usw. Weiters nimmt die Beziehungs- und Vertrauensarbeit in der Tätigkeit als APN einen sehr hohen Stellenwert ein (Beispiel Gesundheitsförderung und Prävention). (Leoni-Scheiber & Neumann-Ponesch, 2024)

Klinisches Leadership

Neben der spezialisierten Pflegepraxis und der damit verbundenen Übernahme der Steuerung des Managements von Diabetes mellitus Typ 2, Begleiterkrankungen und sonstigen Erkrankungen der Klient:innen ist auch die Fachexpertise von Bedeutung. Die APN arbeitet nach dem aktuellen, evidenzbasierten Stand der Forschung, sie gibt ihr Wissen an Primärkund:innen sowie an ihre Kolleg:innen in der Pflege und an andere Gesundheitsberufe weiter.

Die APN trägt eine hohe Verantwortung durch die Übernahme der Expert:innen-Rolle und des klinischen Leaderships (Fach-/Fallführung mit den dafür notwendigen Kompetenzen). Autonomie und Eigeninitiative sind für die Versorgung und Betreuung von Betroffenen unumgänglich. Die Tätigkeit der APN mit all ihren Aufgaben und Kompetenzen muss vor allem in der Freiberuflichkeit sichtbar gemacht werden. (Leoni-Scheiber & Neumann-Ponesch, 2024)

Zusammenarbeit

Die Zusammenarbeit mit Kolleg:innen der Pflege, anderen Gesundheitsberufen und Mediziner:innen ist in der freiberuflichen Pflege eine Herausforderung. Es bedarf der Bildung und auch der „Pflege" eines Netzwerkes. Die Kolleg:innen in den umliegenden Diabetesambulanzen und der mobilen Pflege sind meist die ersten Anlaufstellen. Von medizinischer Seite sind die Hausärzt:innen der Klient:innen erste Ansprechpartner:innen. Eine multiprofessionelle Zusammenarbeit im extramuralen Bereich ist für die Betreuung der Klient:innen zwingend notwendig und erfordert eine konsequente Netzwerkarbeit.

Im vorliegenden Fallbeispiel war die Zusammenarbeit mit der Diabetesambulanz von Bedeutung. Die Kolleginnen der Diabetesambulanz waren die einzige Informationsquelle, da die pflegerische Dokumentation in den Entlassungspapieren nicht beigelegt war. Für die Versorgung der Wunde wurde das Wundmanagement eingeschaltet und die Physiotherapie für die Mobilisation.

Von mir als APN wurden das komplette Diabetesmanagement inklusive Schulung der Betroffenen und der Angehörigen, Ausbau der Selbstmanagementfähigkeiten, Ressourcenaktivierung (usw.) übernommen, die Abklärung bzgl. Demenz bei der Neurologin, die Adaptierung der Diabetestherapie bei der Internistin und dem Hausarzt, die Adaptierung der Schmerztherapie in der Schmerzambulanz und beim Hausarzt und die Abklärung Polymyalgie vs. Fibromyalgie in der Rheumaambulanz sowie eine insgesamte Verbesserung im Diabetesmanagement. Gleichzeitig zählte die Koordination zwischen den Gesundheitsberufen zu meinen Aufgaben. Die Rolle der APN Diabetes Care geht hierbei über das Krankheitsbild Diabetes mellitus hinaus, wobei die genannten Zusatzerkrankungen ebenfalls in die Kompetenzen durch die erweiterte und vertiefte Pflegepraxis sowie die Erlangung und Erweiterung von Fachwissen inkludiert sind.

Fazit

Durch meine Beratung und Schulung sowie die Unterstützung ihres Mannes konnte Frau M. ihre Selbstständigkeit in kleinen Schritten zurückgewinnen und das Management ihrer Erkrankung weitgehend wieder übernehmen. Frau M. kocht mittlerweile wieder selbst und führt mithilfe eines Rollators auch leichte Hausarbeit durch. Sie möchte trotz wiedergewonnener Selbstständigkeit nicht auf meine Beratung und Schulung verzichten, auch aus Angst vor Hypoglykämien, obwohl seit der Entlassung aus dem Krankenhaus keine Unterzuckerungen aufgetreten sind. Die Patientin fühlt sich sicherer, wenn ich ihr Diabetesmanagement weiterhin kontrolliere und mit ihr und ihrem Mann bespreche sowie mögliche notwendige Interventionen in die Wege leite. Aus diesem Grund führe ich in regelmäßigen Abständen weiterhin Hausbesuche durch.

Quellenverzeichnis zu „Fallbeispiel einer 83-jährigen Frau mit rezidivierenden Hypoglykämien"

Bulechek, G. M., Butcher, H. K., Dochterman, J. M., Wagner, C. M. (2016). Pflegeinterventionsklassifikation. Hogrefe Verlag.

Doenges, M. E., Moorhouse, M. F., Murr, A. C. (2018). Pflegediagnosen und Pflegemaßnahmen, 6. Aufl. Hogrefe Verlag.

Herdman, H., Kamitsuru, S., Takáo Lopes, C. (2022). Pflegediagnosen 2021–2023: Definitionen und Klassifikation. Recom.

Hodek, K., Bahrmann, A. (2014). Pflegewissen Diabetes: Praxistipps für die Betreuung älterer Diabetes-Patienten. Springer.

Krohwinkel, M. (2017). Pflegemodell nach Krohwinkel. ABEDL (Aktivitäten, soziale Beziehungen und existenzielle Erfahrungen des Lebens). http://www.pflegewerte.de/wp-content/uploads/2017/09/ABEDL-AEDL-nach-Krohwinkel-pdf.pdf; https://www.fachkrankenpflegegenger.de/wp-content/uploads/2015/01/Pflegemodell.pdf [Zugriff am 01.06.2023].

Leoni-Scheiber, C., Neumann-Ponesch, S. (2024). ANP-Rahmenkonzept Österreich. Der Werkzeugkoffer für Advanced Nursing Practice. Forum ANP Austria.

Moorhead, S., Johnson, M., Maas, M., Swanson, E. (2013). Pflegeergebnisklassifikation (NOC), 2. vollst. überarbeitete und erweiterte Aufl. Huber.

Neumann-Ponesch, S., Frohner, U., Herbst, H., Lottersberger, N., Kriegl, M., Kuttig, M., Kastner-Roth, C., Kolar, D., Rappold, E., Resetarics, P., Schneeweiss, S., Schobesberger, B., Schwaiger, K. (2014). Advanced Nursing Practice in Österreich. Positionspapier, 2., aktualisierte Auflage. Facultas.

Ruprecht, M. (2020). Unterlagen zur Lehrveranstaltung „Clinical Assessment" FHS St. Gallen (Fachhochschullehrgang ANP Diabetes Care an der FH OÖ in Linz).

28 Auswirkungen von Migration auf die Gesundheit: Welche Herausforderungen stellen sich für unsere Gesellschaft bzw. im Pflegebereich?

Im Handlungsfeld der freiberuflichen Diplomierten Gesundheits- und Krankenpflegerin in der Diabetesberatung, mit der Weiterbildung zur Advanced Practice Nurse Diabetes Care, sind Pflegende mit den unterschiedlichsten Menschen mit Diabetes mellitus konfrontiert. Das Leben mit einer chronischen Krankheit stellt Betroffene, Zu- und Angehörige vor große Herausforderungen und auch für Gesundheitsprofessionals ist die Beratung, Schulung und Betreuung von (nicht nur) Menschen mit Migrationshintergrund eine anspruchsvolle Aufgabe, die Fort- und Weiterbildungen in den unterschiedlichsten Themenbereichen voraussetzt. Hier werden nun die chronische Krankheit Diabetes mellitus und die Problematik, wie sie sich auf Migrant:innen sowie Teile der eigenen Tätigkeit der Autorin auswirkt, erläutert.

28.1 Migration und chronische Krankheit

Bei Menschen mit Migrationshintergrund und einer chronischen Krankheit wie z. B. Diabetes mellitus lässt sich laut dem Bundesministerium für Soziales, Gesundheit, Pflege und Konsumentenschutz eine seltenere Inanspruchnahme von Leistungen der Gesundheitsversorgung, vor allem im niedergelassenen Bereich, feststellen. Aus diesem Grund wurde das Projekt „Migration und Gesundheit" ins Leben gerufen, es gibt eine Zusammenarbeit des Gesundheitsministeriums mit der Arbeiterkammer, der Stadt Wien und der GÖG – der Gesundheit Österreich GmbH. Es muss an einer Strategie zur Verbesserung des Gesundheitssystems im Umgang mit und im Überwinden von Zugangshürden für Migrant:innen gearbeitet werden. Eine weitere Maßnahme ist die Erlangung von interkultureller Kompetenz in Aus- und Weiterbildungen von Gesundheitsprofessionals (BMSGPK, 2024).

Auch diverse Studien bestätigen, dass bei Menschen mit Migrationshintergrund und Diabetes mellitus in der Versorgung enormer Verbesserungsbedarf besteht. Die Prävalenz bei Menschen mit Diabetes mellitus Typ 2 ist bei Migrant:innen deutlich höher als bei Menschen ohne Migrationshintergrund. Häufig betroffen sind Frauen (Berger, 2018, S. 242).

Diabetes mellitus ist für Menschen oft sehr schwer als Krankheit zu erfassen, sie ist für Betroffene zu abstrakt, oftmals nicht greifbar bzw. begreifbar (Schreiner, 2024b). Dies gilt für die meisten Betroffenen von Diabetes, auch ohne Migrationshintergrund. Der Zugang zur Krankheit ist sehr individuell und muss von Gesundheitsprofessionals verstehbar gemacht werden.

Chronische Krankheiten stellen auch ein gesellschaftliches Problem dar. Sie verursachen enorme Kosten, dabei können bei Menschen mit Diabetes durch eine gute Betreuung (medizinisch, pflegerisch und durch alle am Betreuungsprozess beteiligten Gesundheitsberufe) die Folgen verringert, sogar verhindert werden. Diese Maßnahmen reduzieren schließlich die Folgekosten durch Spätschäden. „Face Diabetes" ist eine Initiative der Österreichischen Diabetes Gesellschaft (ÖDG). Es werden Zahlen und Fakten im Zusammenhang mit Diabetes mellitus aufgezeigt. Es leiden in Österreich mittlerweile rund 800.000 Menschen an Diabetes und etwa 350.000 Menschen an der Vorstufe zum Diabetes, dem sogenannten Prädiabetes. Das sind mehr als 1,1 Millionen Menschen mit einer Störung im Glukosestoffwechsel. Es erblinden ca. 200 Menschen jährlich an den Folgen von Diabetes, rund 300 Menschen mit Diabetes werden dialysepflichtig und es müssen jährlich ca. 3.000 Amputationen aufgrund von Spätfolgen durch Diabetes durchgeführt werden. Die Gesamtkosten für die Behandlung von Diabetes betragen in Österreich jährlich rund 3 Milliarden Euro, wobei der größte Teil durch Spätfolgen entsteht (ÖDG, o. D. b; ÖDG, 2019).

Die langfristige Betreuung von Menschen mit einer chronischen Krankheit setzt voraus, dass man die Betroffenen kennt. Vor allem bei Migrant:innen ist der kultursensible Umgang ausschlaggebend. Das bedeutet, dass Pflegende (und natürlich alle Gesundheitsprofessionals) über ein grundlegendes Kulturwissen verfügen müssen. Darum ist es für die unterschiedlichen Einrichtungen (Träger, Fachhochschulen usw.) wichtig, Fort- und Weiterbildungen für Mitarbeiter:innen anzubieten. Auch in den Grundausbildungen der Gesundheitsberufe muss dieses Thema einen Platz finden. Junge Pflegende (und andere Gesundheitsberufe) brauchen Wissen und Kompetenzen in der transkulturellen Pflege, im Umgang mit Ambiguitäten, im Kontext von Kulturwissen wie Religion, Tradition, dem Umgang mit Krankheit in den unterschiedlichen Kulturen und dergleichen. Einen wesentlichen Beitrag leisten auch Kolleg:innen mit Migrationshintergrund. Ihr Wissen sollte unbedingt als Ressource genutzt werden. Einige Kolleg:innen in der Diabetesberatung nutzen ihr Know-how, um Beratungen in der jeweiligen Muttersprache anzubieten, was erhebliche Vorteile in der umfassenden Diabetesbetreuung bietet.

Migrant:innen mit einer chronischen Krankheit sind mehreren Belastungen ausgesetzt. Nicht nur die Krankheit, auch die Migration ist eine große Herausforderung. Sie verlangt den Menschen eine enorme Anpassungsleistung ab. Die Krankheit und die Migration führen schon für sich allein zu vermehrtem Stress, zu Ängsten, Wut und erlebter Diskriminierung. Dies resultiert oftmals in der Flucht in gewohnte Traditionen, in die Religion, auch um dem „Zerrissensein" zwischen Herkunfts- und Ankunftsland zu entfliehen. Die veränderte Lebenssituation, ev. erlebte Traumata, Trennung von der Familie im Ursprungsland, etablierte gesundheitliche Gewohnheiten und dergleichen erfordern einen hochsensiblen Umgang mit den Betroffenen. Auch Menschen, die schon länger in Österreich leben, haben Probleme durch die Migration. Kinder und Jugendliche haben Schwierigkeiten mit der Zugehörigkeit, fühlen sich weder im Herkunfts- noch im Ankunftsland richtig „zuhause". Diese Umstände erfordern von Betreuenden ebenfalls eine hohe Sensibilität im Umgang mit den ihnen anvertrauten Klient:innen (Schreiner, 2024b).

Chronische Krankheiten sind gekennzeichnet durch die Dauerhaftigkeit, die Belastungen verursacht, durch Symptome, Untersuchungen und Therapien, sie sind irreversibel, lebensverändernd durch die Anpassung an die neue Situation, wirken sich auf das gesamte familiäre Umfeld aus und stellen jeden Tag Anforderungen an den Umgang mit und die Bewältigung der Krankheit (Austerer & Radinger, 2018, S. 35). Mieke Grypdonck, eine Pflegewissenschaftlerin aus den Niederlanden, hat in den 1990er-Jahren die Versorgung chronisch Kranker kritisch hinterfragt. Sie hat keinen defizitorientierten Zugang gewählt, sondern orientierte sich am „Erleben des Betroffenen". Grypdonck beschreibt zwei Sichtweisen der chronisch kranken Menschen: die positive und die negative Sichtweise. Die positive Sichtweise ist gekennzeichnet durch die Freude am Leben und beinhaltet den Glauben, dass die Krise überwunden werden kann. Die Betroffenen setzen sich eigene kleine Ziele, die erreicht werden können. Sie sind Manager der eigenen Krankheit und passen ihr Leben an die Einschränkungen an. Sie erleben das Krankheitsgefühl nicht ständig, sind optimistisch und ergreifen Initiative, d. h. sie leben mit der Krankheit, aber sie vereinnahmt sie nicht. Durch die positive Sichtweise werden Empfehlungen, Beratungen und Schulungen der Gesundheitsprofessionals sehr gut angenommen und akzeptiert (Austerer & Radinger, 2018, S. 71 f.). Diese positive Sichtweise ist für die Beratung und Schulung von Menschen mit Diabetes mellitus handlungsleitend. Diabetesberater:innen sind bemüht, Betroffenen durch Wissensvermittlung, Beratung, Schulung und Betreuung das nötige Know-how mitzugeben, um das Selbstmanagement ihrer chronischen Krankheit selbstständig zu meistern. (Die negative Sichtweise ist im Prinzip das Gegenteil der hier beschriebenen positiven Sichtweise und wird daher nicht weiter ausgeführt.)

28.2 Begrifflichkeiten: Kultur, interkulturelle, transkulturelle und transkategoriale Kompetenz

Kultur bzw. Kulturen sind nicht statisch und dürfen nicht als gleichbleibendes, feststehendes Konstrukt verstanden werden. Kulturen müssen immer dynamisch wahrgenommen werden, sie sind in Bewegung. In unserem eigenen Umfeld bewegen wir uns auch in den unterschiedlichen Kulturen sowie sozialen Gruppen wie beispielsweise in der Familie, im Freundeskreis, in unserer Arbeit (Teams, Netzwerke), in der Freizeit etc. Je nach Umstand schaffen wir es durch unsere Anpassungsleistung manchmal besser und manchmal auch weniger gut, mit den Menschen der verschiedenen Gruppen in Interaktion zu treten (Glatz-Schmallegger, 2023; Lenthe, 2020, S. 169).

Alexandra von Bose (2014) beschreibt die interkulturelle Kompetenz als die Befähigung und natürlich auch die Bereitschaft, dem Fremden kompetent und empathisch zu begegnen sowie mit den Menschen in Interaktion zu treten und zu kommunizieren. Der Mensch wird dabei als Individuum wahrgenommen. Kernkompetenzen hierfür sind: Kommunikation, Selbstreflexion, Empathie, Offenheit, Flexibilität, Konfliktfähigkeit, Kreativität, Wissen über das Phänomen Kultur und die Wertschätzung von kultureller Vielfalt (von Bose, 2014, zitiert nach: Rathwallner, 2024).

Um sich interkulturelle Kompetenz anzueignen, bedarf es einiger Befähigungen. Wichtige Grundvoraussetzungen sind die Selbstreflexion sowie die Fremdreflexion, Selbstvertrauen und Selbstbewusstsein, die Selbstaufmerksamkeit und das Selbstwirksamkeitsbewusstsein (Bossle, 2024). Interkulturelle Kompetenz beinhaltet weiters die Selbstkompetenz, die Sozialkompetenz und die Methodenkompetenz sowie die Sach- und Fachkompetenz. Die Aneignung von interkultureller Kompetenz ist ein Prozess, der im Sinne des Lernens, Verstehens und Reflektierens gesehen werden muss. Interkulturelle Kompetenz ist deshalb auch die Fähigkeit zur wertschätzenden und offenen Kommunikation mit Menschen mit Migrationshintergrund (Glatz-Schmallegger, 2023).

Interkulturalität und interkulturelle Kompetenz bedeuten weiters die Begegnung mit dem Verschiedenartigen, dem Vielfältigem und friedlichen Umgang miteinander. Dabei können aber auch Spannungen auftreten, es muss der Umgang mit diesen Problemen erlernt werden. Voraussetzung ist die eigene Selbstreflexion. Was löst Unbehagen oder gar Ablehnung in mir selbst aus, warum bestehen diese Vorurteile und wie können sie gelöst werden? Wie steht es um meine eigene kulturelle Haltung? Muss/Soll zusätzliches Wissen über die Normen und Werte anderer Menschen und Kulturen angeeignet werden, um fehlende Kenntnis über die Werte und Normen von Menschen aus anderen Kulturkreisen aufzufüllen?

Eine weitere Begrifflichkeit ist die transkulturelle Kompetenz. Laut Maria Wasner ist die interkulturelle Kompetenz in der Pflege zwingend notwendig, sie genügt aber noch nicht. Die transkulturelle Kompetenz wird als erforderliche Erweiterung gesehen (Wasner, 2015). Unter Transkulturalität wird erweiternd zur Interkulturalität das über die Kulturen Hinausdringende verstanden. Die Transkulturalität setzt somit die Gemeinsamkeiten in den Mittelpunkt (Domenig, 2007, S. 172 ff.).

Die transkulturelle Pflege nach Charlotte Uzarewicz bezieht die kulturellen Faktoren in die Pflege mit ein. Sie sind Grundlage für das Verständnis der unterschiedlichen Lebenswelten und auch für das Verständnis für Menschen in Ausnahmesituationen (z. B. chronische Erkrankungen) sowie für deren Verhaltensweisen (Uzarewicz, 2022, zitiert nach: Glatz-Schmallegger, 2023).

Dagmar Domenig beschäftigt sich schon seit mehr als 20 Jahren mit der transkulturellen und transkategorialen Kompetenz: „Transkategoriale Kompetenz beinhaltet die Fähigkeit, individuelle Lebenswelten in der besonderen Situation und in unterschiedlichen Kontexten zu erfassen, zu verstehen und entsprechende Handlungsweisen daraus abzuleiten." (Domenig, 2021)

Die transkulturelle und transkategoriale Kompetenz nach Domenig, mit der Fähigkeit zur Interaktion, begründet sich auf drei Säulen: die Selbstreflexion, das Hintergrundwissen und die Erfahrung sowie die narrative Empathie. Selbstreflexion setzt voraus, dass man seine eigenen Lebenswelten bzw. die eigenen kulturellen Werte und Wertvorstellungen kennt und reflektiert. Welches Hintergrundwissen haben wir bereits und welche Erfahrungen bringen wir mit, um handlungsfähig sein zu können? Selbstreflexion soll einen empathischen Zugang erlauben, Fragen zulassen, zuhören und verstehen wollen, damit Interaktion geschehen kann. Die narrative Empathie ist die Neugierde, die Offenheit und Unvoreingenommenheit gegenüber dem „Fremden". Die Akzeptanz, dass das Gegenüber anders ist und seine eigenen Vorstellungen hat, welche ich mit meinen Wertvorstellungen trotzdem annehmen kann (Domenig, 2021, S. 664 ff.; Domenig, 2007, S. 174 ff.; Wasner, 2015).

Ein kompetenter transkultureller Umgang führt zu einer Verbesserung in der Versorgung von Migrant:innen und langfristig zu einer Verringerung der entstehenden Kosten für das Gesundheitssystem. Transkulturelle Kompetenz von Gesundheitsprofessionals betrachtet die individuellen Lebenswelten der Betroffenen und geht sensibel damit um, versteht die unterschiedlichen Kontexte und passt ihre Handlungsweise an die jeweiligen Situationen an (Schreiner, 2024b). Transkulturell kompetente Gesundheitsprofessionals sind selbstreflektiert, sie vermeiden Vorurteile und Stereotypisierungen. Sie können die Perspektive des Gegenübers erfassen, verstehen und dementsprechend handeln (Domenig, zitiert nach: Schreiner, 2024b). Die kultursensible Betreuung von Migrant:innen umfasst das Wissen um die unterschiedlichen Kulturen, das Verständnis für Gesundheit in anderen Ländern sowie die Umsetzung in der Praxis. Sie bedarf einiger kommunikativer Fähigkeiten wie aktives Zuhören, Nachfragen und Spiegeln. Gespräche sollen auf Augenhöhe in verständlicher Sprache geführt werden und sichergestellt werden, dass das Gesprochene auch verstanden wurde. Der Einbezug von Angehörigen ist für Betroffene und auch für Betreuende ein sehr wichtiger Aspekt. Der Umgang mit chronisch Kranken (mit und ohne Migrationshintergrund) ist zeitintensiv, setzt eine gute Beziehung voller Vertrauen voraus, richtet sich nach den individuellen Bedürfnissen und einem respektvollen Umgang der Betreuenden mit Religion, Tradition, Werten und dergleichen (Schreiner, 2024b).

28.3 Tätigkeitsfeld APN D. C. in der Freiberuflichkeit

Die Arbeit in der freiberuflichen Diabetesberatung beinhaltet die Beratung, Schulung und oftmals die langfristige Betreuung von Menschen mit Diabetes mellitus. Durch die Weiterbildung für Diabetesberatung an der Medizinischen Universität Graz und Advanced Practice Nurse Diabetes Care (APN D. C.) an der Fachhochschule Oberösterreich in Linz wird auch die Befähigung erlangt, Wissen an Kolleg:innen aus der Pflege und an andere Gesundheitsprofessionals weiterzugeben. In der Freiberuflichkeit ist zudem ein Netzwerk von großer Bedeutung. Der Verband Österreichischer DiabetesberaterInnen (VÖD) ist im freiberuflichen Tätigkeitsfeld von hoher Relevanz. Die Netzwerkarbeit und der Austausch mit Kolleg:innen, z. B. bei Fallbesprechungen und Fortbildungen, sind eine enorme Bereicherung. Auch der Zugriff auf kollektives Wissen ist wesentlich für die freiberufliche Arbeit (siehe auch Schreiner, 2024c). Die freiberufliche Tätigkeit, sowohl in der Versorgung von Patient:innen als auch in der Wissensvermittlung, basiert stets auf den aktuellen Leitlinien und wissenschaftlichen Untersuchungen. Die Österreichische Diabetes Gesellschaft (ÖDG) und die Deutsche Diabetes Gesellschaft (DDG) bieten umfangreiche Leitlinien für Gesundheitsprofessionals zu den diversen Themen rund um Diabetes mellitus, unter anderem auch zum Thema Diabetes und Migration, für die Betreuung Betroffener. Diverse Angebote im Internet für Menschen mit Diabetes wie z. B. „Therapie Aktiv – Diabetes im Griff" (A) und „Das Diabetesinformationsportal – diabinfo" (D) sind durch den wissenschaftlichen Hintergrund sehr nützliche Informationsquellen. Diabinfo bietet auch für Fachkreise umfangreiche Literatur mit Quellenangaben – „Erkenntnis durch Wissenschaft" (siehe auch Schreiner, 2024c).

28.3.1 Beratung – Schulung – Betreuung von Menschen mit Diabetes mellitus

Die Beratung, Schulung und Betreuung von Menschen mit Diabetes mellitus stellt in der Freiberuflichkeit eine große Herausforderung dar. Der finanzielle Aspekt ist Thema, da Betroffene die erbrachte Leistung nicht durch die Sozialversicherungen erstattet bekommen, sondern diese selbst bezahlen müssen. Aufgrund dieser Tatsache können sich viele Menschen die Honorare nicht leisten. Dennoch gibt es durch unterschiedliche Angebote wie z. B. Vorträge für Betroffene, Zu- und Angehörige in diversen Einrichtungen, Schulungen über Therapie Aktiv (das „Disease Management Programm Diabetes mellitus Typ 2 – DMP DM2" der ÖGK wird von den Sozialversicherungen finanziert) und zusätzliche ehrenamtliche Tätigkeiten in der örtlichen Diabetes-Selbsthilfegruppe die Möglichkeit einer umfangreichen Wissensvermittlung für Betroffene und ihr soziales Umfeld sowie einer Weiterleitung an zuständige und verfügbare Einrichtungen.

Die Betreuung der Betroffenen erfolgt meist in enger Abstimmung mit den Hausärzt:innen sowie Internist:innen (im Bezug auf die medikamentöse Therapie, weiterführende Untersuchungen und dergleichen). Der Vorteil in den Praxen für Allgemeinmedizin liegt daran, dass Mediziner:innen wie auch das Ordinationspersonal die Patient:innen durch die langjährige Betreuung gut kennen und eine Vertrauensbasis aufbauen konnten. Eine ehemals eigene Tätigkeit in der Ordination für Allgemeinmedizin, mit der weiterhin eine enge Zusammenarbeit besteht, ist ebenfalls von großem Nutzen, da die Arbeitsabläufe gut bekannt sind. In manchen Ordinationen wird auch das Therapie-Aktiv-Programm angeboten. Betroffene werden regelmäßig zu Kontrollen und eventuell notwendigen Therapieanpassungen in die Praxis gebeten. Der niedergelassene Bereich (Medizin, Pflege) soll für Migrant:innen die erste Ansprechperson bereitstellen, um die Versorgung dieser Patient:innen zu erhöhen. Um eine Verbesserung der Betreuung von Migrant:innen mit ihrer chronischen Krankheit erreichen zu können, muss aber auch die Bereitschaft der Betroffenen vorhanden sein, die gemeinsam erarbeiteten Ziele umzusetzen und die Hilfe der Gesundheitsprofessionals anzunehmen.

Herausforderung in der Arbeit mit Migrant:innen ist oftmals die Sprache. Durch die individuelle Betreuung, meist im häuslichen Umfeld, bleibt für die Gespräche allerdings mehr Zeit als in diversen Gesundheitseinrichtungen. Professionelle Dolmetscher:innen stehen aber meist nur in größeren Einrichtungen zur Verfügung, bei den Beratungs- und Betreuungsgesprächen im niedergelassenen Bereich ist man oft auf die Hilfe von Angehörigen, meist der erwachsenen Töchter, angewiesen. Bis jetzt hat dieser oft umstrittene Einsatz von Dolmetsch durch Angehörige relativ gut funktioniert, professionelle Dolmetscher:innen sind allerdings zu bevorzugen. In der Arbeit wird oftmals Literatur in den gewünschten Sprachen verwendet, die im Internet als Download zur Verfügung steht, z. B. Literatur diverser Firmen zu Blutzuckermessgeräten oder auch Informationen für Betroffene auf den Websites von „Therapie Aktiv" und „diabinfo" (wobei eine Erweiterung des Angebotes wünschenswert wäre). Die Arbeit bei Schulungen und Mikroschulungen erfolgt oft mithilfe von Bildern und kurzen Erklärungen in Stichworten in verständlicher Sprache. Durch Wiederholungen der Betroffenen und Angehörigen in eigenen Worten kann das Verständnis gleich überprüft werden. Bedienungsanleitungen sind oft sehr umfangreich, manche Firmen bieten zwar Kurzanleitungen an, sie sind aber trotzdem manchmal für Betroffene zu kompliziert verfasst. Persönlich erstellte Kurzanleitungen, beispielsweise für die Blutglukoseselbstmessung oder die Insulininjektion, sollten auf eine A4-Seite begrenzt sein und laminiert werden (dadurch können sie gereinigt werden und entsprechen auch dem hygienischen Standard). Sie werden von Betroffenen und Angehörigen gerne genutzt, bis der Vorgang ohne „Spickzettel" durchgeführt werden kann. Der Verband der Diabetes-Beratungs- und Schulungsberufe in Deutschland (VDBD) bietet Fachliteratur und Leitlinien für Diabetesberater:innen zum Download an. Der Verband Österreichischer DiabetesberaterInnen (VÖD) hat Mikroschulungen zu den unterschiedlichen Themen erarbeitet, eine Patientendokumentation für die Freiberuflichkeit und Ähnliches, die künftig für Mitglieder zur Nutzung zur Verfügung stehen werden.

Durch unterschiedliche Lehr- und Fortbildungsveranstaltungen kann im Tätigkeitsfeld mit Migrant:innen auf umfangreiche Unterlagen zurückgegriffen werden. In den Gesprächen mit den Klient:innen wird klar, dass das persönliche Wissen und Interesse sehr positiv angenommen werden und sie sind gerne bereit, „ihre" Kultur und Wertvorstellungen näher zu erläutern, was sich wiederum auf eine gute Entwicklung im Betreuungsprozess auswirkt. Der Umgang mit Ambiguitäten ist auch für erfahrene Pflegende herausfordernd und bedarf einer guten Selbstreflexion. Die Aufgabe der DGKP/Diabetesberater:innen und/oder APN Diabetes Care ist es, den Menschen Wissen über die Krankheit zu vermitteln und mögliche Folgen (die durch eine gute Diabeteseinstellung vermieden bzw. hinausgezögert werden können) aufzuzeigen sowie gemeinsam mit den Klient:innen (eventuell auch mit den Angehörigen, je nach Wunsch) einen Betreuungsplan zu entwickeln und umzusetzen. Im Vordergrund steht die individuelle Lebensqualität. Der Umgang mit den Doppel- und Mehrdeutigkeiten durch die gesprochene Sprache und/oder die Körpersprache (Ambiguitäten) muss von Gesundheitsprofessionals erlernt werden. Unter Ambiguitätskompetenz versteht man die Befähigung, diese Vieldeutigkeiten und Unsicherheiten anzunehmen und auch ertragen zu können (Dorsch Lexikon Online, zitiert nach: Rathwallner, 2024). Wünschenswert wäre es, diesen Fähigkeiten und Fertigkeiten bereits in der Grundausbildung für Pflegepersonen einen größeren Stellenwert einzuräumen.

Grundlage in der Pflegeanamnese und im Erstgespräch ist die „Personenorientierung". In der „Patientenorientierten Kommunikation" erfolgt eine ganzheitliche Betrachtung mit der Orientierung an den Wünschen, den Bedürfnissen der Betroffenen und deren Wertvorstellungen. Die erarbeiteten Maßnahmen richten sich nach den individuellen Vorstellungen sowie nach den kognitiven Möglichkeiten der Klient:innen (von Reibnitz et al., 2017, S. 17.; Austerer & Radinger, 2018, S. 81). Im Tätigkeitsfeld der freiberuflichen Diabetesberatung steht das Aufzeigen von vorhandenen Ressourcen im häuslichen Umfeld im Vordergrund, nicht von Defiziten. Durch die Aktivierung und Erweiterung der vorhandenen Ressourcen werden die Probleme im Umgang mit der Krankheit erfasst, um die gemeinsam erarbeiteten Ziele zu erreichen. Das wichtigste Thema in der Betreuung ist das Erlernen und Fördern des Selbstmanagements sowie der Erhalt bzw. die Wiedererlangung der individuellen Lebensqualität.

Auch die „Patientenzentrierte Kommunikation" spiegelt sich bei längerfristigen Betreuungen wider. Sie beschreibt das kommunikative Verhalten und betrachtet und versteht die Betroffenen in ihren aktuellen Lebensumständen. Sie fördert die Selbstkompetenz sowie die Handlungs- und Entscheidungsfindung (von Reibnitz et al., 2017, S. 17.; Austerer & Radinger, 2018, S. 81).

Der Umgang mit Konflikten ist ein weiteres Thema in der Beratung. Betroffene haben oft Schwierigkeiten damit, ihre chronische Krankheit anzunehmen. Diabetes ist für sie meist schwer fassbar. Eine einfühlsame Gesprächsführung und aktives Zuhören sind wichtige Bestandteile der Beratung. Es darf keine Wertung vorgenommen werden. Jeder Betroffene reagiert anders und die Pflegenden müssen dies unbedingt berücksichtigen (siehe auch Schreiner, 2024a).

Hilfestellungen für die Arbeit mit Migrant:innen bieten die unterschiedlichen Unterlagen wie eine transkulturelle Pflegeanamnese, z. B. vom Schweizerischen Roten Kreuz, die transkulturelle Pflegeanamnese von Domenig, Stauffer und Georg (Domenig, 2007, S. 301 ff.), die transkategoriale Kompetenz in der Praxis (Domenig, 2021, S. 689 ff.) und der Pflege- und Versorgungsprozess in komplexen Kontexten (Georg in: Domenig, 2021, S. 524 ff.).

28.3.2 Wissensvermittlung für Kolleg:innen der Pflege und andere Gesundheitsprofessionals

Bei den Workshops und Diabetesseminaren für Pflegende und andere Gesundheitsprofessionals sind viele der Teilnehmenden Kolleg:innen mit Migrationshintergrund. Die Unterlagen sind zum besseren Verständnis und unter Berücksichtigung des aktuellen Wissensstandes aller Kolleg:innen durch eine genaue Ausformulierung des medizinischen und pflegerischen Fachvokabulars auch in deutscher Sprache gekennzeichnet. Die Teilnehmenden werden gebeten, bei Unklarheiten sofort zu unterbrechen und nachzufragen. Die Seminarunterlagen werden jährlich aktualisiert, um sie auf dem aktuellen Stand der Wissenschaft zu halten. Aktuelle Leitlinien (ÖDG, DDG, VDBD ...), einschlägige Fachliteratur und Studien kommen hier zur Anwendung.

28.4 Fazit – Lösungsvorschläge

Die Versorgung und Betreuung von Migrant:innen muss im niedergelassenen Bereich ausgebaut werden. Durch die langfristige Betreuung wird eine Vertrauensbasis aufgebaut und die Akzeptanz der Betroffenen gefördert. Migrant:innen sollten vermehrt auf die Möglichkeit des „Disease Management Programm Diabetes mellitus Typ 2" hingewiesen und dort eingeschrieben werden. Niederschwellige Schulung, Beratung und Betreuung fördern das Wissen der Patient:innen um die eigene chronische Krankheit und sparen langfristig gesehen Kosten aufgrund reduzierter Spätfolgen.

Ein weiterer, wesentlicher Aspekt wäre die Finanzierung von Leistungen der freiberuflichen Diabetesberatung (Schulung – Beratung – Betreuung) durch die Sozialversicherungen. In der Aus-, Fort- und Weiterbildung für Gesundheitsprofessionals muss zudem vermehrt auf Wissensvermittlung bei den Themen Kultursensibilität, transkulturelle Kompetenz usw. geachtet werden.

Kultursensibles Handeln aller Gesundheitsberufe ist erforderlich. Es wird nicht erwartet, dass Gesundheitsprofessionals ein umfassendes Wissen der unterschiedlichen Kulturen vorweisen können, ein sensibler Umgang und die Akzeptanz der Wünsche und Bedürfnisse der Migrant:innen sind aber notwendig.

Der Einsatz von Unterlagen zur Wissensvermittlung in der Muttersprache ist ein wichtiges Tool in der Beratung und Schulung. Wenn die Möglichkeit besteht, sollten professionelle Dolmetscher:innen zum Einsatz kommen.

Zuletzt ist auch die Bereitschaft der Betroffenen, die Empfehlungen und Therapieansätze (nach gemeinsamer Erarbeitung mit den Gesundheitsprofessionals) anzunehmen und umzusetzen, wesentlich.

29 Aktuelle Informationen und Adressen zum Nachlesen

Wissenswertes zu Diabetes mellitus ist in den unterschiedlichen aktuellen Leitlinien und Informationen für Gesundheitsprofessionals, für Betroffene, ihre Angehörigen und sonstige an der Diabetestherapie beteiligte Personen und Interessierte zu finden.

Leitlinien der Fachgesellschaften

Deutsche Diabetes Gesellschaft (DDG): Leitlinien und Praxisempfehlungen. Unter folgendem Link sind die aktuellen Leitlinien zu den unterschiedlichen Themengebieten auf Deutsch und Englisch abrufbar: **https://www.ddg.info/behandlung-leitlinien/leitlinien-praxis-empfehlungen** [Zugriff: 10.04.2025]

Österreichische Diabetes Gesellschaft (ÖDG): Leitlinien in Kurz-, Lang- sowie in Slideform. Leitlinien für die Praxis 2023, Kurzversion und die Langversion als Wiener klinische Wochenschrift, Supplement 1/2023. Zu finden unter folgendem Link: **https://www.oedg.at/oedg_leitlinien.html** [Zugriff: 10.04.2025]

Verbände der Diabetesberater:innen

Verband der Diabetes-Beratungs- und Schulungsberufe Deutschland (VDBD): Auf dieser Webseite stehen umfangreiche Informationen, Unterlagen, Publikationen und Leitfäden zur Verfügung, sowohl für Gesundheitsprofessionals als auch für Betroffene, Angehörige und Interessierte. Abrufbar unter folgendem Link: **https://www.vdbd.de/** [Zugriff: 10.04.2025]

Verband Österreichischer DiabetesberaterInnen (VÖD): Auf dieser Webseite finden Gesundheitsprofessionals, Betroffene und Angehörige unter anderem freiberuflich tätige Kolleg:innen, diverse Veranstaltungen und Fortbildungen, Podcasts und Publikationen. Es gibt auch einen Mitgliederbereich speziell für Angehörige des VÖD. Abrufbar unter folgendem Link: **https://diabetesberater.at/** [Zugriff: 10.04.2025]

DMP – „Disease Management Programm Diabetes mellitus Typ 2 – Therapie Aktiv – Diabetes im Griff"

Dieses Portal bietet eine Reihe von Informationen und Wissenswertes rund um Diabetes mellitus für Gesundheitsprofessionals, Betroffene, Angehörige und Interessierte. Es stehen eine Reihe von Informationen, Broschüren und Materialien sowie die Präsentation „Diabetes-Schulung mit und ohne Insulintherapie", der Schulungsblock als Ergänzung der Diabetes-Schulung und Schautafeln als Download zur Verfügung. Unter folgendem Link abrufbar: **https://www.therapie-aktiv.at** [Zugriff: 10.04.2025]

Diabetes-Informationsportal

Das Diabetesinformationsportal „diabinfo": Auf diesem Informationsportal findet man Wissenswertes zum Thema Diabetes mellitus für Fachkreise, Betroffene, Angehörige und Interessierte. Unter den Themenbereichen „Vorbeugen", „Leben mit Diabetes" und „Informationen für Fachkreise" stehen zahlreiche Informationen und Unterlagen sowie Downloads zur Verfügung. Informationen werden auch in mehreren Sprachen, in leichter Sprache sowie in Gebärdensprache bereitgestellt. Die Informationen sind mit Quellenangaben versehen und durch Fachexpert:innen wissenschaftlich begleitet. Unter folgendem Link abrufbar: **https://www.diabinfo.de/** [Zugriff: 10.04.2025]

Selbsthilfegruppen

Diverse Diabetes-Selbsthilfegruppen und -Verbände informieren im Internet und bei den Treffen über aktuelle Themen und Veranstaltungen rund um Diabetes mellitus.

Selbsthilfegruppen in Österreich (größte Vereinigungen):
Wir sind Diabetes: **https://www.wirsinddiabetes.at** [Zugriff: 10.04.2025]

Aktive Diabetiker Austria: **https://www.aktive-diabetiker.at** [Zugriff: 10.04.2025]

Österreichische Diabetikervereinigung: **https://www.diabetes.or.at** [Zugriff: 10.04.2025]

Es gibt in Österreich einige weitere Selbsthilfegruppen rund um das Thema Diabetes mellitus für Erwachsene und für Kinder. Auch regional sind Diabetes-Selbsthilfegruppen aktiv. (Diese Angaben erheben keinen Anspruch auf Vollständigkeit!)

Weitere Selbsthilfegruppen für chronisch kranke Menschen sind:
Verein ChronischKrank Österreich:
https://chronischkrank.at [Zugriff: 10.04.2025]

KOBV Österreich – Der größte Behindertenverband:
https://www.kobv.at [Zugriff: 10.04.2025]

Diese Vereine bieten Hilfestellung und Unterstützung für chronisch kranke Menschen in unterschiedlichen Situationen.

Advanced Nursing Practice (ANP) in Österreich

ANP-Rahmenkonzept Österreich

Leoni-Scheiber, C., Neumann-Ponesch, S., 2024. ANP-Rahmenkonzept Österreich. Der Werkzeugkoffer für Advanced Nursing Practice. Forum ANP Austria.

Das ANP-Rahmenkonzept ist neben zahlreichen Publikationen zum Thema ANP ein weiteres Produkt des Forum ANP Austria, unter Beteiligung der Fachhochschule OÖ, und wurde im Jänner 2024 veröffentlicht. Es dient als „Werkzeugkoffer" und als Hilfestellung für die nachhaltige Etablierung von Advanced Nursing Practice und der Advanced Practice Nurse in den unterschiedlichsten Settings.

Das ANP-Rahmenkonzept ist online unter folgendem Link abrufbar: **https://fh-ooe.at/weiterbildung/masterlehrgaenge/advanced-nursing-practice/anp-rahmenkonzept-oesterreich** [Zugriff: 10.04.2025]

ANP-Fallbeispiele Österreich

Komplexität meistern

Herausgeberinnen und Autorinnen:
Claudia Leoni-Scheiber & Silvia Neumann-Ponesch

Mit freundlicher Unterstützung der FH Oberösterreich.

Advanced Nursing Practice (ANP) ist die erweiterte, vertiefte und spezialisierte Pflegepraxis. Als Ergänzung zum ANP-Rahmenkonzept Österreich wird in der ANP-Beispielsammlung die wirksame pflegerische Betreuung und Behandlung von Patient:innen in den Mittelpunkt gestellt. Advanced Practice Nurses beschreiben in ihren Rollen als Expert:innen komplexe Fallbeispiele aus ihrer Praxis.

Leoni-Scheiber, C., Neumann-Ponesch, S., 2024. ANP-Fallbeispiele Österreich. Komplexität meistern. Forum ANP Austria. Online unter: **https://fh-ooe.at/weiterbildung/master-lehrgaenge/advanced-nursing-practice/anp-beispielsammlung** [Zugriff: 10.04.2025]

30 Fallbeispiele – Übersicht

Alle Fallbeispiele stammen aus der Praxis der Autorin.

31 Abbildungsverzeichnis

32 Tabellenverzeichnis

33 Abkürzungsverzeichnis

Fachspezifische Abkürzungen

ACE	Angiotensin-Converting-Enzyme
ANP	Advanced Nursing Practice
APN	Advanced Practice Nurse
APN D. C.	Advanced Practice Nurse Diabetes Care
ARB	Angiotensin II Rezeptorblocker
ASS	Acetylsalicylsäure
AWMF	Arbeitsgemeinschaft der Wissenschaftlichen Medizinischen Fachgesellschaften
BBT	Basis-Bolus-Therapie
BE	Broteinheiten
BG	Blutglukose

BGSM	Blutglukoseselbstmessung
BOT	Basalinsulin-unterstützte orale Diabetestherapie
BZ	Blutzucker
BZSM	Blutzuckerselbstmessung
C	Celsius
CCII	Kontinuierliche subkutane Insulintherapie
CGM	Continous Glucose Monitoring
CT	Computertomographie
CT od. KIT	Konventionelle Insulintherapie
D. C.	Diabetes Care
DDG	Deutsche Diabetes Gesellschaft
DFS	Diabetisches Fußsyndrom
diabinfo	das Diabetesinformationsportal
DIfE	Deutsches Institut für Ernährungsforschung
DKE	Diabetische Ketoazidose
DM	Diabetes mellitus
DM T1	Diabetes mellitus Typ 1
DM Typ 1	Diabetes mellitus Typ 1
DM T2	Diabetes mellitus Typ 2
DM Typ 2	Diabetes mellitus Typ 2
DMP	Disease Management Programm
DPP-4	Dipeptidylpeptidase-4
DZD	Deutsches Zentrum für Diabetesforschung
GDM	Gestationsdiabetes (mellitus)
EBM	Evidence-based Medicine
EBN	Evidence-based Nursing
FGM	Flash Glucose Monitoring
FIT	Funktionelle Insulintherapie
FSG	Führerscheingesetz
FSG-GV	Führerscheingesetz-Gesundheitsverordnung
GIP	Glucose-dependent Insulinotropic Peptide
GLP-1-RA	Glucagon-like Peptide-1-Rezeptoragonisten
Gluc	Glucose/Glukose
GuKG	Gesundheits- und Krankenpflegegesetz

Hb	Hämoglobin
HbA1c	Hämoglobin A1c
HHS	Hyperglykämisches hyperosmolares Syndrom
HIV	Human immunodeficiency virus (Humanes Immundefizienz-Virus)
ICT	Intensivierte konventionelle Insulintherapie
IDF-Europe	International Diabetes Federation Europe
IE	Internationale Einheiten
iscCGM	Intermittent Scanning Continous Glucose Monitoring
i. v.	Intravenös
kcal	Kilokalorie
KE/KHE	Kohlenhydrateinheiten
KH	Kohlenhydrate
KHK	Koronare Herzkrankheit
LADA	Late autoimmune diabetes in adults
mg/dl	Milligramm pro Deziliter
mmol/l	Millimol pro Liter
mmol/mol	Millimol pro Mol
MODY	Maturity Onset Diabetes of the Young
MOT	Mischinsulin-unterstützte orale Therapie
MRT	Magnetresonanztomographie
NHS	National Health Service
NPH	Neutrales Protamin Hagedorn
NSAID	Nicht steroidale Antirheumatika (non-steroidal anti-inflammatory drugs)
NVL	Nationale Versorgungsleitlinie
OAD	Orale Antidiabetika
ÖDG	Österreichische Diabetes Gesellschaft
OECD	Organisation für wirtschaftliche Zusammenarbeit und Entwicklung (Organisation for Economic Co-operation and Development)
ÖGK	Österreichische Gesundheitskasse
oGTT	Oraler Glukosetoleranztest
OP	Operation
pAVK	Periphere Arterielle Verschlusskrankheit
PCO	Polyzystisches Ovar

PIT	Prandiale Insulintherapie
PPARy	Peroxisomen-Proliferator-aktivierte Rezeptor gamma
rtCGM	Real-Time Continous Glucose Monitoring
S3-Leitlinie	S steht für das Ausmaß der angewandten Systematik in der Entwicklung einer Leitlinie. S3 entspricht der höchsten Qualitätsstufe von Leitlinien.
s. c.	Subkutan
SGLT2	Sodium Glukose Transporter 2
SH	Sulfonylharnstoffe
SHG	Selbsthilfegruppe
SIT	Supplementäre Insulintherapie
SMBG	Selbstmessung der Blutglukose (Self-Monitoring of Blood Glucose)
SSRI	Serotonin-Wiederaufnahmehemmer
SUs	Sulfonylureas
TiR	Time in Range
VDBD	Verband der Diabetes-Beratungs- und Schulungsberufe Deutschland
VÖD	Verband Österreichischer DiabetesberaterInnen

Allgemeine Abkürzungen

b.	bei/beim
Bsp.	Beispiel(e)
bzw.	beziehungsweise
ca.	circa
d. h.	das heißt
ev.	eventuell
inkl.	inklusive
lt.	laut
max.	maximal
od.	oder
u.	und
usw./etc.	und so weiter
v. a.	vor allem
vgl.	vergleiche
z. B.	zum Beispiel

34 Literaturverzeichnis

Apotheken Umschau, 2022. SOS, mein Insulin wirkt nicht! Online unter: https://www.apotheken-umschau.de/krankheiten-symptome/diabetes/diabetes-blutzucker-sinkt-nicht-ausreichend-sos-mein-insulin-wirkt-nicht-894829.html [Zugriff am 01.12.2024].

Apotheken Umschau, 2024. Welche Fehler beim Insulinspritzen passieren – und wie Sie die vermeiden. Online unter: https://www.apotheken-umschau.de/medikamente/diabetes/insulin/diabetes-wie-sie-fehler-beim-insulin-spritzen-vermeiden-1072959.html [Zugriff am 01.12.2024].

Arbeitsgemeinschaft der Wissenschaftlichen Medizinischen Fachgesellschaften (AWMF), 2023. AWMF-Leitlinienregister. S3-Leitlinie Therapie des Typ-1-Diabetes der Deutschen Diabetes Gesellschaft (DDG) 2023. Langfassung. Online unter: https://register.awmf.org/de/leitlinien/detail/057-013 und https://register.awmf.org/assets/guidelines/057-013l_S3-Therapie-Typ-1-Diabetes_2023-09_1.pdf [Zugriff am 01.10.2024].

Arbeitsgemeinschaft der Wissenschaftlichen Medizinischen Fachgesellschaften (AWMF), o. D. AWMF-Regelwerk Leitlinien. Stufenklassifikation nach Systematik. Online unter: https://www.awmf.org/regelwerk/stufenklassifikation-nach-systematik [Zugriff am 01.01.2025].

Austerer, A., Radinger, O., 2018. Leben mit chronischer Krankheit: Ein Lehrbuch für Gesundheitsberufe. Wien: Facultas.

Bahrmann, A., Bahrmann, P., Baumann, J., Bauer, J., Brückel, E., Dreyer, M., Freitag, M., Friedl, A., Gölz, S., Grundke, S., Hiddemann, S., Hodeck, K., Kern, W., Kintscher, U., Kubiak, T., Kulzer, B., Lee-Barkey, Y. H., Lobmann, R., Marx, N., Schröder, F., Tombek, A., Uebel, T., Wernecke, J., Zeyfang, A., 2018. S2k-Leitlinie Diagnostik, Therapie und Verlaufskontrolle des Diabetes mellitus im Alter. 2. Auflage. DOI: 10.1055/a-0666-0820. S. 423–489.

Berger, F., 2018. Typ-2-Diabetes und Migranten: Menschen aus verschiedenen Sprach- und Kulturräumen. New York: Georg Thieme Verlag.

Berufsverband Österreichischer Psycholog:innen (BÖP), 2019. Diabetes und Psyche. Blutzucker und Seele im Blick behalten. Online unter: https://www.boep.or.at/folder-download/Diabetes_und_Psyche.pdf [Zugriff am 03.04.2024].

big5academy, o. D. Folder. Biologie der Inkretinhormone GLP-1 und GIP.

Bossle, M., 2024. Unterlagen zur Lehrveranstaltung „Interkulturelle Wahrnehmung/Ambiguitätskompetenz" (Masterlehrgang Interkulturelles Pflegemanagement [IKM], FH OÖ, WS 2023/24).

Bulechek, G. M., Butcher, H. K., Dochterman, J. M., Wagner, C. M., 2016. Pflegeinterventionsklassifikation. Bern: Hogrefe Verlag.

Bundesministerium für Soziales, Gesundheit, Pflege und Konsumentenschutz (BMSGPK), 2024. Diabetes: Projekte Gesundheit und Migration. Online unter: https://www.sozialministerium.at/Themen/Gesundheit/Nicht-uebertragbare-Krankheiten/Diabetes.html [Zugriff am 28.07.2024].

Canadian Diabetes Association, 2013. Clinical Practice Guidelines for the Prevention and Management of Diabetes in Canada. Online unter: http://guidelines.diabetes.ca/app_themes/cdacpg/resources/cpg_2013_full_en.pdf [Zugriff am 23. Juli 2017].

Deary, I. J., Hepburn, D. A., MacLeod, K. M. et. al., 1993. Partitioning the symptoms of hypoglycaemia using multi-sample confirmatory factor analysis. Diabetologia, 1993, 36 (8): 771–7.

Deutsche Diabetes Gesellschaft (DDG), 2024. Therapie des Typ-2-Diabetes. Online unter: https://www.ddg.info/fileadmin/user_upload/DuS_2024_S02_Praxisempfehlungen_Gallwitz_TherapieTyp-2.pdf [Zugriff am 07.12.2024].

Deutsche Diabetes Gesellschaft (DDG), 2025. Online unter: https://www.ddg.info/ [Zugriff am 10.04.2025].

Deutsche Diabetes Gesellschaft (DDG), o. D. Leitlinien und Praxisempfehlungen. Online unter: https://www.ddg.info/behandlung-leitlinien/leitlinien-praxis-empfehlungen [Zugriff am 28.07.2024].

Deutsche Diabetes Hilfe, diabetesDE, 2022. Warum wirkt das Insulin nicht? Online unter: https://www.diabetesde.org/wirkt-insulin-tipps-suche [Zugriff am 01.12.2024].

Deutsche Diabetes Hilfe, diabetesDE, o. D. a. Einmalverwendung von Insulinpennadeln. Online unter: https://www.diabetesde.org/system/files/documents/flyer_nadelwechsel.pdf [Zugriff am 01.09.2024].

Deutsche Diabetes Hilfe, diabetesDE, o. D. b. Geschichte des Insulins. Online unter: https://www.diabetesde.org/100-jahre-insulin-geschichte-lebenswichtigen-hormons [Zugriff am 01.05.2024].

Deutsche Diabetes Hilfe, diabetesDE, o. D. c. Insulininjektion: Grundlagen und Durchführung. Online unter: https://www.diabetesde.org/ueber_diabetes/therapie_bei_diabetes/alles_ueber_insulin/injektionsanleitung [Zugriff am 01.09.2024].

Deutsche Diabetes Hilfe, diabetesDE, o. D. d. Sichere und sanfte Insulininjektion (BD). Online unter: https://www.diabetesde.org/system/files/documents/kleiner_leitfaden_sichere_insulininjektion_0.pdf [Zugriff am 28.07.2024].

Deutsches Ärzteblatt, SUPPLEMENT: Perspektiven der Diabetologie, 2017. Lipohypertrophien: Für Insulin therapierelevant. Online unter: https://www.aerzteblatt.de/archiv/188655/Lipohypertrophien-Fuer-Insulin-therapierelevant [Zugriff am 01.12.2024].

Diabetesinfo.de, o. D. Geschichte des Diabetes. Online unter: https://www.diabetesinfo.de/homepage/geschichte-des-diabetes/1921-1940.html [Zugriff am 01.05.2024].

Diabetesportal, o. D. Behandlung von Diabetes – Insuline – Formen der Insulintherapie. Online unter: https://www.diabetesportal.at/de/behandlung-von-diabetes/insuline/formen-der-insulintherapie/ [Zugriff am 01.10.2024].

Diabetiker. Info, o. D. Am 14. November ist Weltdiabetestag. Online unter: https://www.diabetiker.info/14-november-ist-weltdiabetestag/ [Zugriff am 28.10.2024].

diabinfo: Das Diabetesinformationsportal, o. D. a. Informationen für Fachkreise – Diabetesbedingte Begleit- und Folgeerkrankungen. Online unter: https://www.diabinfo.de/fachkreise/diabetesberaterinnen-und-berater/folgeerkrankungen.html [Zugriff am 01.10.2024].

diabinfo: Das Diabetesinformationsportal, o. D. b. Informationen für Fachkreise – Diabetes und andere Kulturkreise. Online unter: https://www.diabinfo.de/fachkreise/diabetesberaterinnen-und-berater/diabetes-im-alltag/andere-kulturkreise.html [Zugriff am 03.03.2024].

diabinfo: Das Diabetesinformationsportal, o. D. c. Informationen für Fachkreise – Grundlagen – Krankheitsbild Diabetes mellitus, Diabetesformen. Online unter: https://www.diabinfo.de/fachkreise/apothekerinnen-und-apotheker-sowie-ptas/grundlagen/krankheitsbild-diabetes-mellitus.html [Zugriff am 28.02.2024].

diabinfo: Das Diabetesinformationsportal, o. D. d. Informationen für Fachkreise – Diabetes und Reisen. Leben mit Diabetes – Diabetes im Urlaub und auf Reisen. Online unter: https://www.diabinfo.de/fachkreise/diabetesberaterinnen-und-berater/diabetes-im-alltag/diabetes-und-reisen.html und https://www.diabinfo.de/leben/diabetes-im-alltag/reisen.html [Zugriff am 01.08.2024].

diabinfo: Das Diabetesinformationsportal, o. D. e. Informationen für Fachkreise – Insulintherapie bei Diabetes mellitus. Factsheet Formen der Insulintherapie. Online unter: https://www.diabinfo.de/fachkreise/diabetesberaterinnen-und-berater/behandlung/insuline-auf-einen-blick.html und https://www.diabinfo.de/fileadmin/diabinfo/Fachkreise/Fuer_Sie_bereitgestellt/did_factsheet_insulintherapie_230111.pdf [Zugriff am 01.10.2024].

diabinfo: Das Diabetesinformationsportal, o. D. f. Leben mit Diabetes – Andere Diabetesformen. Online unter: https://www.diabinfo.de/leben/andere-diabetesformen.html [Zugriff am 28.02.2024].

diabinfo: Das Diabetesinformationsportal, o. D. g. Leben mit Diabetes – Behandlung – Blutzucker messen. Online unter: https://www.diabinfo.de/leben/behandlung/blutzucker-messen.html [Zugriff am 28.02.2024].

diabinfo: Das Diabetesinformationsportal, o. D. h. Leben mit Diabetes – Behandlung – Überzuckerung (Hyperglykämie) und diabetische Ketoazidose. Richtig handeln im Notfall bei Diabetes. Unterzuckerungen bei Diabetes (Hypoglykämie). Online unter: https://www.diabinfo.de/leben/behandlung/ueberzuckerung-und-ketoazidose.html?utm_source=perplexity und https://www.diabinfo.de/leben/behandlung/im-notfall.html und https://www.diabinfo.de/leben/behandlung/unterzuckerung.html [Zugriff am 01.08.2024].

diabinfo: Das Diabetesinformationsportal, o. D. i. Leben mit Diabetes – Behandlung – Insulintherapie bei Diabetes. Insulin richtig spritzen. Online unter: https://www.diabinfo.de/leben/behandlung/insulintherapie.html und https://www.diabinfo.de/leben/behandlung/richtig-spritzen.html [Zugriff am 01.10.2024].

diabinfo: Das Diabetesinformationsportal, o. D. j. Leben mit Diabetes – Diabetes im Alltag – Alter und Pflege: Diabetes im Alter. Factsheet Alter und Pflege. Online unter: https://www.diabinfo.de/leben/diabetes-im-alltag/alter-und-pflege.html und https://www.diabinfo.de/fileadmin/diabinfo/Fachkreise/Fuer_Sie_bereitgestellt/did_factsheet_alter_und_pflege_230110.pdf [Zugriff am 01.10.2024].

diabinfo: Das Diabetesinformationsportal, o. D. k. Leben mit Diabetes – Diabetes im Alltag – Diabetes und Infekte. Online unter: https://www.diabinfo.de/leben/diabetes-im-alltag/diabetes-und-infekte.html [Zugriff am 01.08.2024].

diabinfo: Das Diabetesinformationsportal, o. D. l. Leben mit Diabetes – Folgeerkrankungen. Online unter: https://www.diabinfo.de/leben/folgeerkrankungen.html [Zugriff am 01.10.2024].

diabinfo: Das Diabetesinformationsportal, o. D. m. Leben mit Diabetes – Typ-2-Diabetes – Behandlung – Bewegung. Online unter: https://www.diabinfo.de/leben/typ-2-diabetes/behandlung/bewegung.html [Zugriff am 30.12.2024].

diabinfo: Das Diabetesinformationsportal, o. D. n. Leben mit Diabetes – Typ-2-Diabetes – Behandlung – Ernährung. Online unter: https://www.diabinfo.de/leben/typ-2-diabetes/behandlung/ernaehrung.html [Zugriff am 30.12.2024].

diabinfo: Das Diabetesinformationsportal, o. D. o. Leben mit Diabetes – Typ-2-Diabetes – Grundlagen – Diagnose. Online unter: https://www.diabinfo.de/leben/typ-2-diabetes/grundlagen/diagnose.html [Zugriff am 11.11.2024].

diabinfo: Das Diabetesinformationsportal, o. D. p. Leben mit Diabetes – Typ-2-Diabetes – Grundlagen – Krankheitsbild und Symptome. Online unter: https://www.diabinfo.de/leben/typ-2-diabetes/grundlagen/krankheitsbild-und-symptome.html [Zugriff am 11.11.2024].

diabinfo: Das Diabetesinformationsportal, o. D. q. Leben mit Diabetes – Typ-2-Diabetes – Grundlagen – Ursachen und Entstehung. Online unter: https://www.diabinfo.de/leben/typ-2-diabetes/grundlagen/ursachen-und-entstehung.html [Zugriff am 11.11.2024].

diabinfo: Das Diabetesinformationsportal, o. D. r. Leben mit Diabetes – Zuckerstoffwechsel. Online unter: https://www.diabinfo.de/fileadmin/diabinfo/Leben_mit_Diabetes/Info-Ecke/Download/Grafik_diabinfo_Zuckerstoffwechsel_190919.pdf [Zugriff am 28.02.2024].

diabinfo: Das Diabetesinformationsportal, o. D. s. Vorbeugen – Was ist Prädiabetes? Online unter: https://www.diabinfo.de/vorbeugen/diabetes/faktencheck/was-ist-praediabetes [Zugriff am 11.11.2024].

diabinfo: Das Diabetesinformationsportal, o. D. t. Diabetes-Beratung für Menschen aus anderen Kulturkreisen. Online unter: https://www.diabinfo.de/fileadmin/diabinfo/Fachkreise/Fuer_Sie_bereitgestellt/did_factsheet_andere_kulturkreise_230306.pdf [Zugriff am 03.03.2024].

diabinfo: Das Diabetesinformationsportal, o. D. u. Leben mit Diabetes – Behandlung – Kontinuierliche Gewebezuckermessung (CGM). Online unter: https://www.diabinfo.de/leben/behandlung/kontinuierliche-gewebezuckermessung.html [Zugriff am 28.02.2024].

diabinfo: Das Diabetesinformationsportal, o. D. v. Leben mit Diabetes – Typ-2-Diabetes – Behandlung – Schulung bei Diabetes Typ 2. Online unter: https://www.diabinfo.de/leben/typ-2-diabetes/behandlung/patientenschulung.html [Zugriff am 28.02.2024].

DiabSite: Das unabhängige Diabetes-Portal, 2001. 80 Jahre Insulin. Online unter: https://www.diabsite.de/aktuelles/nachrichten/2001/010727.html [Zugriff am 01.05.2024].

DMRZ, 2023. Pflegemodelle erklärt: ATL, AEL, ABEDL und Strukturmodel (SIS). Online unter: https://www.dmrz.de/blog/pflegemodelle-erklaert-atl-aedl-abedl-und-strukturmodell-sis#:~:text=Ein%20weiteres%20Pflegemodell%20ist%20das,Einzug%20in%20das%20Pflegemodell%20nahmen [Zugriff am 30.11.2024].

Doenges, M. E., Moorhouse, M. F., Murr, A. C., 2018. Pflegediagnosen und Pflegemaßnahmen. 6. Auflage. Bern: Hogrefe Verlag.

Domenig, D., 2007. Transkulturelle Kompetenz: Lehrbuch für Pflege-, Gesundheits- und Sozialberufe. 2. Auflage. Bern: Hans Huber, Hogrefe.

Domenig, D., 2021. Transkulturelle und transkategoriale Kompetenz: Lehrbuch Umgang mit Vielfalt, Verschiedenheit und Diversity für Pflege-, Gesundheits- und Sozialberufe. 3. Auflage. Bern: Hogrefe.

Eli Lilly, 2021. Bedienungsanleitung Baqsimi® 3 mg Nasenpulver in einem Einzeldosisbehältnis. . Online unter: https://www.lilly.com/at/assets/pdf/bedienungsanleitung/at_baqsimi_bedienungsanleitung.pdf [Zugriff am 22.10.2024].

Eli Lilly, 2024. Mounjaro® Tirzepatid. Fachinformation und Gebrauchsinformation. Online unter: https://www.lilly.com/at/assets/pdf/fachinformation/at_mounjaro_fachinformation.pdf und https://www.lilly.com/at/assets/pdf/gebrauchsinformation/at_mounjaro_gebrauchsinformation.pdf [Zugriff am 30.12.2024].

ElSayed, N. A., Aleppo, G., Aroda, V., Bannuru, R., Brown, F., Bruemmer, D., Collins, B. S., Hilliard, M. E., Isaacs, D., Johnson, E. L., Kahan, S., Khunti, K., Leon, J., Lyons, S. K., Perry, M. L., Prahalad, P., Pratley, R. E., Seley, J. J., Stanton, R. C., Gabbay, R. A., 2022. Pharmacologic Approaches to Glycemic Treatment: Standards of Care in Diabetes–2023. In: American Diabetes Association, Diabetes Care, 2023, 46 (Supplement 1): 140–157. DOI: https://doi.org/10.2337/dc23-S009

Friedl, A., 2016. Diabetes und Demenz. Die zusätzliche Herausforderung. In: Diabetes aktuell, 2016, 14 (5): 234–239. DOI: 10.1055/s-0042-114749

Giesinger, R., 2021. Unterlagen zur Lehrveranstaltung „Akut- und Spätkomplikationen" (Fachhochschullehrgang ANP Diabetes Care, FH OÖ).

Glantschnig, K., 2023. Pflege fördert Gesundheit und Prävention. Schwerpunkt Diabetesversorgung für Advanced Nursing Practice. Verband österreichischer DiabetesberaterInnen. In: Procare, 2023, 3. Springer Austria.

Glatz-Schmallegger, M., 2023. Unterlagen zu den Lehrveranstaltungen „Religiöse und kulturelle Grundlagen der Pflege Teil 1 und 2", „Theorie und Geschichte der Migration", „Ergänzungen LV Grundlagen der Pflege/Migration" (Masterlehrgang Interkulturelles Pflegemanagement [IKM], FH OÖ, WS 2023/24).

Grammes, J., Kubiak, T., 2022. Diabetes im Alter – Unterstützung Pflegebedürftiger und ihres Umfeldes. In: Der Diabetologe, 2022, 18: 248–254. https://doi.org/10.1007/s11428-022-00873-w

Graveling, A. J., Frier, B. M., 2009. Hypoglycaemia: an overview. In: Prim. Care Diabetes, 2009, 3 (3): 131–9.

Gschaider, B., 2022. Aktuelle Herausforderungen in der Diabetesberatung. Neue Technologien verändern den Alltag von Patientinnen und Patienten. In: Procare, 2022, 8. Springer Austria.

Haak, T., Fritsche, A., Füchtenbusch, M., Gehr, B., Gölz, S., Kröger, J., Siegmund T., Ziegler, R., Droßel, D., Fuchs, S., Grundke, S., Haller, N., Meitner-Schellhaas, B., Spies, C., Uebel, T., Wiegand. S., 2024. Therapie des Typ-1-Diabetes. Kurzfassung der S3-Leitlinie. Version 5.0, AWMF-Registernummer: 057-013. Online unter: https://www.ddg.info/fileadmin/user_upload/DuS_2024_S02_Praxisempfehlungen_Haak_Therapie_Typ_1.pdf [Zugriff am 07.12.2024].

Haas, W., 2021. Unterlagen zur Lehrveranstaltung „Diabetisches Fußsyndrom (DFS)" (Fachhochschullehrgang ANP Diabetes Care, FH OÖ).

Herbst, H., 2025. Unterlagen zur Lehrveranstaltung „Interkulturelle Führung und Management. FB Kultursensible Führung – FH OÖ" (Masterlehrgang Interkulturelles Pflegemanagement [IKM] an der FH OÖ).

Herdmann, H., Kamitsuru, S., 2019. Pflegediagnosen: Definitionen und Klassifikation 2018–2020. Kassel: Recom.

Herdman, H., Kamitsuru, S., Takáo Lopes, C., 2022. Pflegediagnosen: Definitionen und Klassifikation 2021–2023. Kassel: Recom.

Hien, P., Böhm, B., Claudi-Böhm, S., Krämer, C., Kohlhas, K., 2013. Diabetes-Handbuch. 7. Auflage. Berlin, Heidelberg: Springer.

Hodek, K., 2012. Diabetes-Selbstmanagement. Non-compliant? Raus aus der Betreuungssackgasse. In: Heilberufe / Das Pflegemagazin, 2012, 64 (5).

Hodek, K., Bahrmann, A., 2014. Pflegewissen Diabetes. Praxistipps für die Betreuung älterer Diabetes-Patienten. Berlin, Heidelberg: Springer.

Hodek, K., Heider, N., Carstensen, S., Großkopf, V., 2014. Diabetes-Pflegequalitätsmanagement. In: Pflegewissen Diabetes. Praxistipps für die Betreuung älterer Diabetes-Patienten. Berlin, Heidelberg: Springer.

Huber, J., Smeikal, M., Saely, C., H., Stingl, H., Clodi, M., Lechleitner, M., Faschin, P., 2023. Geriatrische Aspekte bei Diabetes mellitus (Update 2023). In: Wiener klinische Wochenschrift, Supplement, 2023, 1. Online unter: https://www.oedg.at/pdf/OEDG-Leitlinien-2023.pdf [Zugriff am 01.09.2024].

International Diabetes Federation (IDF), 2025. IDF launches new type 5 diabetes working group. Online unter: https://idf.org/news/new-type-5-diabetes-working-group/ [Zugriff am 01.06.2025].

International Diabetes Federation Europe (IDF-Europe), o. D. How to manage diabetes during an illness? Online unter: https://www.landspitali.is/lisalib/getfile.aspx?itemid=c2f4025a-8933-11ea-a2ce-005056865b13#:~:text=Insulin%20treatment%20should%20never%20be%20stopped&text=*Drink%20plenty%20of%20fluids%20%E2%80%93%20120,grams%20of%20carbohydrates%20through%20food [Zugriff am 01.09.2024].

Kaleta, M., Leutner, M., Thurner, S., Endel, G., Kiss, N., Robausch, M., Klimek, P., Kautzky-Willer, A., 2023. Trends in diabetes incidence in Austria 2013–2017. In: Sci Rep, 2023, 13 (8715). Online unter: https://www.nature.com/articles/s41598-023-35806-0 [Zugriff am 22.08.2023].

Kaser, S. et al., 2019. Wiener Klinische Wochenschrift, Supplement, 2023, 1 (131), S. 196–199.

Kogler, M., 2021. Pharmakologie. Ein Lehrbuch für Pflegeassistenz- und Sozialbetreuungsberufe. 9. Auflage. Wien: Facultas.

Kopf, D., 2015. Diabetes und Demenz. In: Der Internist, 2015, 56: 520–526. DOI: 10.1007/s00108-014-3631-6

Kopf, D., 2022. Diabetes mellitus und Demenz. In: Diabetes aktuell, 2022, 20: 268–278. Auch zu finden unter: DOI: 10.1055/a-1146-7607

Krohwinkel, M., 2017. Pflegemodell nach Krohwinkel. ABEDL (Aktivitäten, soziale Beziehungen und existenzielle Erfahrungen des Lebens). Online unter: http://www.pflegewerte.de/wp-content/uploads/2017/09/ABEDL-AEDL-nach-Krohwinkel-pdf.pdf und https://www.fachkrankenpflegegenger.de/wp-content/uploads/2015/01/Pflegemodell.pdf [Zugriff am 01.06.2023].

Lenden, C., Schiffer-Walczuch, D., Grundke, S., 2024. Pflege Kolleg Procare: Was gibt es Neues in der Diabetologie? Jugendliche mit Diabetes – plötzlich erwachsen. Patienten mit Diabetes im Alter gemeinsam versorgen. In: Procare, 2024, 5. Springer.

Lenthe, U., 2020. Transkulturelle Pflege. Kulturspezifische Faktoren erkennen – verstehen – integrieren. 3. Auflage. Wien: Facultas.

Leoni-Scheiber, C., Neumann-Ponesch, S., 2024a. ANP-Fallbeispiele Österreich. Komplexität meistern. Online unter: https://fh-ooe.at/weiterbildung/master-lehrgaenge/advanced-nursing-practice/anp-beispielsammlung und https://fh-ooe.at/assets/files/col3/Lehrg%C3%A4nge/ANP/ANP-Fallbeispiele_%C3%96sterreich.pdf [Zugriff am 15.11.2024]. Forum ANP Austria.

Leoni-Scheiber, C., Neumann-Ponesch, S., 2024b. ANP-Rahmenkonzept Österreich. Der Werkzeugkoffer für Advanced Nursing Practice. Online unter: https://fh-ooe.at/weiterbildung/master-lehrgaenge/advanced-nursing-practice/anp-rahmenkonzept-oesterreich und https://fh-ooe.at/assets/files/col3/Lehrg%C3%A4nge/ANP/ANP_Rahmenkonzept_%C3%96sterreich.pdf [Zugriff am 01.06.2024]. Forum ANP Austria.

Lick, S., 2022. Unterlagen zur Lehrveranstaltung „Spezielle Pharmakologie" (Hochschullehrgang Advanced Nursing Practice Diabetes Care [ANP D. C.], FH OÖ).

Liebl A., 2017. Fallstricke bei der Injektion vermeiden. In: Deutsches Ärzteblatt SUPPLEMENT: Perspektiven der Diabetologie. Online unter: https://www.aerzteblatt.de/archiv/pdf/cf1002fb-5ed6-460f-814e-6bdf42a60260 [Zugriff am 01.12.2024].

Marx-Schütt, K., Forst, T., Birkenfeld, A. L., Zirlik, A., Müller-Wieland, D., Marx, N., 2024. Diabetes mellitus und Herz. Deutsche Diabetes Gesellschaft (DDG): Leitlinien und Praxisempfehlungen. Online unter: https://www.ddg.info/behandlung-leitlinien/leitlinien-praxisempfehlungen [Zugriff am 07.12.2024].

McAulay, V., Deary, I. J., Frier, B. M., 2001. Symptoms of hypoglycaemia in people with diabetes. In: Diabet. Med, 2001, 18 (9): 690–705.

Medizinische Universität Wien, 2023. Ein Drittel der Diabetiker:innen in Österreich bricht Therapie ab. Online unter: https://www.meduniwien.ac.at/web/ueber-uns/news/2023/default-34fee72b1e-2/ein-drittel-der-diabetikerinnen-in-oesterreich-bricht-therapie-ab/ [Zugriff am 22.08.2023].

Menschen mit Diabetes, 2020. Geschichte des Insulins. Online unter: https://menschen-mit-diabetes.de/ratgeber/geschichte-insulin# [Zugriff am 01.05.2024].

Moorhead, S., Johnson, M., Maas, M., Swanson, E., 2013. Pflegeergebnisklassifikation (NOC). 2. Auflage. Bern: Huber.

Morbach, S., Eckhard, M., Koller, A., Lobmann, R., Müller, E., Reike, H., Risse, A., Rümenapf, G., Spraul, M., 2024. Diabetisches Fußsyndrom. DDG Praxisempfehlungen. Online unter: https://www.ddg.info/fileadmin/user_upload/DuS_2024_S02_Praxisempfehlungen_Morbach_Diabetisches-Fusssyndrom.pdf [Zugriff am 30.10.2024].

Neumann-Ponesch, S., Frohner, U., Herbst, H., Lottersberger, N., Kriegl, M., Kuttig, M., Kastner-Roth, C., Kolar, D., Rappold, E., Resetarics, P., Schneeweiss, S., Schobesberger, B., Schwaiger, K., 2014. Advanced Nursing Practice in Österreich. Positionspapier. 2. Auflage. Wien: Facultas.

NHS London Clinical Networks, 2020. Sick day rules: how to manage Type 2 diabetes if you become unwell with coronavirus and what to do with your medication. Online unter: https://www.england.nhs.uk/london/wp-content/uploads/sites/8/2020/04/3.-Covid-19-Type-2-Sick-Day-Rules-Crib-Sheet-06042020.pdf [Zugriff am 01.09.2024].

NHS Sandwell & West Birmingham Clinical Commissioning Group, 2020. Sick day rules: how to manage Type 2 diabetes if you become unwell with coronavirus and what to do with your medication. Online unter: https://www.england.nhs.uk/midlands/wp-content/uploads/sites/46/2020/11/Covid-19-Sick-Day-Rules-T2DM.pdf [Zugriff am 01.11.2024].

Novo Nordisk, 2023. GlucaGen® HypoKit. Gebrauchsinformation. Online unter: https://www.novonordiskpro.de/content/dam/Germany/AFFILIATE/www-novonordiskpro-de/de_de/diabetes/gi/GI_GlucaGen_HypoKit.pdf [Zugriff am 22.10.2024].

NVL-Programm, 2013. Nationale VersorgungsLeitlinie Diabetes, Strukturierte Schulungsprogramme, Langfassung. Online unter: https://www.researchgate.net/publication/281086600 [Zugriff am 01.11.2024].

NVL-Programm, 2023. Nationale VersorgungsLeitlinie Typ-2-Diabetes Langfassung. Online unter: https://register.awmf.org/assets/guidelines/nvl-001l_S3_Typ-2-Diabetes_2023-05.pdf

Öffentliches Gesundheitsportal Österreichs, 2020. Die Bauchspeicheldrüse. Online unter: https://www.gesundheit.gv.at/krankheiten/verdauung/info/bauchspeicheldruese.html [Zugriff am 12.11.2024].

Öffentliches Gesundheitsportal Österreichs, 2022a. Glucose (GLUC). Online unter: https://www.gesundheit.gv.at/labor/laborwerte/organe-stoffwechsel/glucose.html [Zugriff am 12.11.2024].

Öffentliches Gesundheitsportal Österreichs, 2022b. HbA1c. Online unter: https://www.gesundheit.gv.at/labor/laborwerte/organe-stoffwechsel/hba1c.html [Zugriff am 12.11.2024].

Öffentliches Gesundheitsportal Österreichs, 2023a. Diabetes: Diagnose. Online unter: https://www.gesundheit.gv.at/krankheiten/stoffwechsel/diabetes/diagnose.html [Zugriff am 12.11.2024].

Öffentliches Gesundheitsportal Österreichs, 2023b. Diabetes Typ 2. Online unter: https://www.gesundheit.gv.at/krankheiten/stoffwechsel/diabetes/typ-2.html [Zugriff am 12.11.2024].

Österreichische Diabetesgesellschaft (ÖDG), 2017. Online unter: https://www.oedg.at/ [Zugriff am 10.04.2025].

Österreichische Diabetes Gesellschaft (ÖDG), 2019. Problemzone Fuß. Online unter: https://www.oedg.at/1907_PR_diabetischer-fuss.html [Zugriff am 13.04.2025].

Österreichische Diabetes Gesellschaft (ÖDG), 2020. Diabetesformen im Überblick. Online unter: https://www.oedg.at/pdf/2002-PA-Diabetesformen-im-Ueberblick.pdf [Zugriff am 01.09.2024].

Österreichische Diabetes Gesellschaft (ÖDG), 2021. Informationsbogen Prädiabetes. Online unter: https://www.oedg.at/pdf/2021-10-Informationsbogen-Praediabetes.pdf [Zugriff am 28.02.2024].

Österreichische Diabetes Gesellschaft (ÖDG), 2023a. Weltdiabetestag 2023. Online unter: https://www.ots.at/presseaussendung/OTS_20231030_OTS0080/weltdiabetestag-2023-risiko-erkennen-und-handeln [Zugriff am 30.11.2023].

Österreichische Diabetes Gesellschaft (ÖDG), 2023b. Leitlinien für die Praxis 2023 Kurzfassung. Online unter: https://www.oedg.at/pdf/OEDG-Leitlinien-2023-Kurzversion.pdf [Zugriff am 01.09.2024].

Österreichische Diabetes Gesellschaft (ÖDG), 2023c: Leitlinienupdate 2023. In: Wiener klinische Wochenschrift, Supplement, 2023, 1. Online unter: https://www.oedg.at/pdf/OEDG-Leitlinien-2023.pdf [Zugriff am 01.09.2024].

Österreichische Diabetes Gesellschaft (ÖDG), 2024a. Basisinformationen zu Diabetes. Online unter: https://www.oedg.at/pdf/2024-11-Infoblatt-Diabetes.pdf [Zugriff am 10.11.2024].

Österreichische Diabetes Gesellschaft (ÖDG), 2024b. Weltdiabetestag 2024. Online unter: https://www.oedg.at/pdf/2024-11-PR-Weltdiabetestag-2024.pdf [Zugriff am 10.11.2024].

Österreichische Diabetes Gesellschaft (ÖDG), o. D. a. Allgemeine Informationen für Patientinnen und Patienten. Online unter: https://www.oedg.at und https://www.oedg.at/patienten/ und https://www.oedg.at/2005-reisebescheinigung.html [Zugriff am 01.08.2024].

Österreichische Diabetes Gesellschaft (ÖDG), o. D. b. Face Diabetes – Zahlen und Fakten. Online unter: https://www.facediabetes.at/zahlen-und-fakten.html [Zugriff am 01.09.2024]

Österreichische Diabetes Gesellschaft (ÖDG), o. D. c. Grundlagen CGM. Online unter: https://www.oedg.at/pdf/OEDG_CGM_Vorkurs-V2.pdf [Zugriff am 09.12.2024].

Österreichische Gesundheitskasse (ÖGK), 2024. Hilfsmittel für die Diabetesbehandlung. Online unter: https://www.gesundheitskasse.at [Zugriff am 28.02.2024].

Puskuris, A., 2018. Orale Antidiabetika – Wirkungsweise, Einsatz und Kombinationen. Online unter: https://www.med.or.at/esraCMS/extension/media/f/MR_/670/MR_Dr._Puskuris_12_4_2018_Premstaetten_Orale_Antidiabetika.pdf [Zugriff am 15.09.2024].

Rathwallner, B., 2024. Unterlagen zur Lehrveranstaltung „Interkulturelle Wahrnehmung/Ambiguitätskompetenz" (Masterlehrgang Interkulturelles Pflegemanagement [IKM], FH OÖ).

Rechtsinformationssystem des Bundes (RIS), 2024. Bundesrecht konsolidiert: Gesamte Rechtsvorschrift für Gesundheits- und Krankenpflegegesetz (GuKG). Fassung vom 30.11.2024. Online unter: RIS – Gesundheits- und Krankenpflegegesetz – Bundesrecht konsolidiert, Fassung vom 30.11.2024: https://www.ris.bka.gv.at/GeltendeFassung.wxe?Abfrage=Bundesnormen&Gesetzesnummer=10011026 [Zugriff am 30.11.2024].

Ruprecht, M., 2020. Unterlagen zur Lehrveranstaltung „Clinical Assessment" an der FHS St. Gallen (Fachhochschullehrgang ANP Diabetes Care, FH OÖ).

Scheichenberger, S., Scharb, B., 2018. Spezielle validierende Pflege bei ausgewählten Situationen im Pflegealltag. 4. Auflage. Berlin, Heidelberg: Springer.

Schlüter, S., Deiss, D., Gehr, B., Lange, K., von Sengbusch, S., Thomas, A., Ziegler, R., Wiesner, T., Freckmann, G., 2024. Glukosemessung und -kontrolle bei Patienten mit Typ-1- oder Typ-2-Diabetes. Online unter: https://www.ddg.info/behandlung-leitlinien/leitlinien-praxisempfehlungen [Zugriff: 15.04.2025].

Schreib, G., 2021. Best Practice im freiberuflichen Tätigkeitsbereich. Mehr Anreize für Advanced Nursing Practice Diabetic Care (ANP DC). Verband Österreichischer Diabetesberater:innen. In: Procare, 2021, 8. Springer Austria.

Schreib, G., Emmer, E., Bader, T., 2023. Demenz und Diabetes eng verbunden. Rolle in der Versorgung durch Pflegeexpert:innen/APN. Verband Österreichischer DiabetesberaterInnen. In: Procare, 2023, 6–7. Springer Austria.

Schreib, G., 2024a. Diabetesmanagement in der Geriatrie. Pflegeexpertinnen und -experten/Advanced Practice Nurses Diabetes Care im niedergelassenen Bereich. Verband österreichischer DiabetesberaterInnen. In: Procare, 2024, 5. Springer Austria.

Schreib, G., 2024b. Freiberuflicher Tätigkeitsbereich als Advanced Practice Nurse Diabetes Care (APN D. C.) in der umfassenden Diabetesbetreuung im niedergelassenen Bereich. Unveröffentlicht.

Schreib, G., Winklehner, S., 2023. Pflegedokumentation in der freiberuflichen Diabetesberatung. Vorlage für den VÖD.

Schreiner, K., 2024a. Unterlagen zur Lehrveranstaltung „Interkulturelles Konfliktmanagement – IK" (Masterlehrgang Interkulturelles Pflegemanagement [IKM], FH OÖ, WS 2023/24).

Schreiner, K., 2024b. Unterlagen zur Lehrveranstaltung „Kulturwissen Pflege Medizin – KPM" (Masterlehrgang Interkulturelles Pflegemanagement [IKM], FH OÖ, SS 2024).

Schreiner, K., 2024c. Unterlagen zur Lehrveranstaltung „Wissensmanagement im interkulturellen Kontext – WIK" (Masterlehrgang Interkulturelles Pflegemanagement [IKM], FH OÖ, WS 2023/24).

Schweizerisches Rotes Kreuz, o. D. Transkulturelle Anamnese – Fragenkatalog. Online unter: https://www.migesplus.ch/publikationen/transkulturelle-anamnese [Zugriff am 14.01.2024].

Semlitsch, B., Cvach, S., Fleischhacker, E., Frei, C., Winklehner, S., 2023. Geführte Selbsttitration bei Diabetes mellitus Typ 2. Günstiger Einfluss auf den Krankheitsverlauf in der extramuralen Pflege. Verband Österreichischer DiabetesberaterInnen. In: Procare, 2023, 4. Springer Austria.

Statista, 2024. Anzahl der Diabeteserkrankten weltweit in den Jahren 2000 bis 2045. Online unter: https://de.statista.com/statistik/daten/studie/172637/umfrage/diabeteserkrankte-weltweit/ [Zugriff am 07.12.2024].

Therapie Aktiv – Diabetes im Griff, 2023. Diabeteshandbuch Diabetes mellitus Typ 2. Online unter: https://www.therapie-aktiv.at und https://www.gesundheitskasse.at/de/flipbook/stmk/Diabetes-Handbuch/html5/?pn=73 [Zugriff am 01.09.2024].

Therapie Aktiv – Diabetes im Griff, o. D. a. Allgemeine Informationen. Online unter: https://www.therapie-aktiv.at [Zugriff am 01.08.2024].

Therapie Aktiv – Diabetes im Griff, o. D. b. Präsentationen Diabetes-Schulung mit und ohne Insulintherapie. Schulungsblock als Ergänzung der Diabetes-Schulung. Online unter: https://www.therapie-aktiv.at [Zugriff am 01.09.2024].

Thieme (Hg.), 2020. Pflege. I care. 2. Auflage. Stuttgart: Thieme

Thieme, 2024. via medici: Bauchspeicheldrüse (Pancreas): Histologie. Online unter: https://viamedici.thieme.de/lernmodul/546910/530511/bauchspeicheldr%C3%BCse+pancreas+histologie [Zugriff am 12.11.2024].

Uzarewicz, C., 2002. Sensibilisierung für die Bedeutung von Kultur und Migration in der Altenpflege. Kurzbeschreibung. Online unter: https://www.die-bonn.de/esprid/dokumente/doc-2002/uzarewicz02_01.pdf [Zugriff am 19.10.2023].

Verband der Diabetes-Beratungs- und Schulungsberufe in Deutschland (VDBD), 2016. Leitfaden zur Injektion bei Diabetes mellitus. Online unter: https://www.vdbd.de/ueber-uns/publikationen/leitfaeden/#c1067 [Zugriff am 01.09.2024].

Verband der Diabetes-Beratungs- und Schulungsberufe in Deutschland (VDBD), 2018. Online unter: https://www.vdbd.de/ [Zugriff am 10.04.2025].

Verband der Diabetes-Beratungs- und Schulungsberufe in Deutschland (VDBD), 2019. Leitfaden zur Glukose-Selbstkontrolle in Beratung und Therapie. Online unter: https://www.vdbd.de/ueber-uns/publikationen/leitfaeden/#c1067 [Zugriff am 01.09.2024].

Verband Österreichischer DiabetesberaterInnen (VÖD), 2019. Positionspapier: Etablierung der spezialisierten Pflegeperson / APN Diabetes Care in der umfassenden Diabetesbetreuung im niedergelassenen Bereich.

Verband Österreichischer DiabetesberaterInnen (VÖD), 2021. Aufgaben und Kompetenzprofil von Diabetesberater*innen und APN Diabetic Care.

Verband Österreichischer DiabetesberaterInnen (VÖD), 2024a. Mikroschulung „Blutige Glukosemessung".

Verband Österreichischer DiabetesberaterInnen (VÖD), 2024b. Mikroschulung „Handhabung Insulinpen".

Verband Österreichischer DiabetesberaterInnen (VÖD), 2024c. Rolle Advanced Practice Nurse Diabetes Care (APN D. C.).

Verband Österreichischer DiabetesberaterInnen (VÖD), 2024d. Folgeerkrankungen und Kontrolluntersuchung.

Verband Österreichischer DiabetesberaterInnen (VÖD), o. D. Online unter: https://diabetesberater.at/ [Zugriff am 01.02.2024].

von Bose, A., 2014. Bunte Vielfalt: Interkulturelle Zusammenarbeit in Gesundheitsberufen. Berlin, Heidelberg: Springer.

von Reibnitz, C., Sonntag, K., Strackbein, D., 2017. Patientenorientierte Beratung in der Pflege: Leitfäden und Fallbeispiele. Berlin, Heidelberg: Springer.

von Reibnitz, C., Sonntag, K., 2020. Der ältere Diabetes-Patient: Multiprofessionell therapiert. In: Heilberufe, 2020, 4. DOI: https://doi.org/10.1007/s00058-020-1465-2

Wascher, T. C., Pongratz, R., 2021. Diabetes mellitus Typ 2. Wie Sie die Zeitbombe Zuckerkrankheit entschärfen. Band 6. Online unter: https://www.sozialversicherung.at/cdscontent/?contentid=10007.844508&portal=svportal [Zugriff am 01.08.2024]. 5. Auflage.

Wasner, M., 2015. Interkulturelle Pflege: alles Paletti? Notwendigkeiten und Herausforderungen. Symposium Interkulturalität & Pflege Linz 2015.

Wernecke, J., 2020. Insulintherapie bei älteren Menschen mit Typ-1- und Typ-2-Diabetes. In: Diabetes aktuell, 2020, 18: 162–167. DOI: 10.1055/a-1173-3188

Winklehner, S., 2023. Versorgung von Menschen mit Diabetes mellitus Typ 2. Pflegeexpertinnen/Advanced Practice Nurse (APN) Diabetes Care im niedergelassenen Bereich. Verband Österreichischer DiabetesberaterInnen. In: Procare, 2023, 9. Springer Austria.

World Diabetes Day (WDD), o. D. Online unter: https://worlddiabetesday.org/ [Zugriff am 30.10.2024].

Zeyfang, A., 2017. Diabetes und Kognition. Prädisposition zur Demenz. In: Deutsches Ärzteblatt. Perspektiven der Diabetologie, 2017, 2.

Zeyfang, A., Wernecke, J., Bahrmann, A., 2023. Diabetes mellitus im Alter. In: Suppl. 2 Diabetologie und Stoffwechsel, 2023, 18: 239–249. DOI: 10.1055/a-2076-0080

Zuckertante, 2016. HbA1c – alt und neu. Online unter: https://www.zuckertante.at/wp-content/uploads/2018/03/HbA1c_alt_neu_201609.pdf [Zugriff am 01.08.2024].

Zuckertante, o. D. a. HbA1c – bitte WAS? Online unter: https://www.zuckertante.at/hba1c-frisch-entdeckter-diabetes/ [Zugriff am 01.08.2024].

Zuckertante, o. D. b. HbA1c – zusätzliche Informationen. Online unter: https://www.zuckertante.at/wp-content/uploads/2023/03/HbA1c-zusatzinfos.pdf [Zugriff am 01.08.2024].

Zuckertante, o. D. c. HbA1c. Online unter: https://www.zuckertante.at/hba1c/ [Zugriff am 01.08.2024].